叶橘泉医集 · 药证三书

叶橘泉现代实用中药

（增订本）

叶橘泉　编著

中国中医药出版社

· 北京 ·

图书在版编目（CIP）数据

叶橘泉现代实用中药/叶橘泉编著．—北京：中国中医药出版社，2015.9（2022.11重印）

（叶橘泉医集）

ISBN 978 - 7 - 5132 - 2374 - 4

Ⅰ. ①叶… Ⅱ. ①叶… Ⅲ. ①中药材 - 基本知识 Ⅳ. ①R282

中国版本图书馆 CIP 数据核字（2015）第 010387 号

中 国 中 医 药 出 版 社 出 版

北京经济技术开发区科创十三街31号院二区8号楼

邮政编码 100176

传真 010-64405721

三河市同力彩印有限公司印刷

各地新华书店经销

*

开本 710×1000 1/16 印张 24.5 字数 325 千字

2015 年 9 月第 1 版 2022 年 11 月第 3 次印刷

书 号 ISBN 978 - 7 - 5132 - 2374 - 4

*

定价 75.00 元

网址 www.cptcm.com

如有印装质量问题请与本社出版部调换（010-64405510）

服务热线 010-64405510

购书热线 010-89535836

微信服务号 zgzyycbs

微商城网址 https://kdt.im/LIdUGr

官方微博 http://e.weibo.com/cptcm

天猫旗舰店网址 https://zgzyycbs.tmall.com

《叶橘泉医集》丛书编委会

主　编　叶加南

副主编　马永华　　陶沙燕　　叶雨今

编　委　叶加南　　马永华　　陶沙燕

　　　　叶雨今　　叶庭兰　　叶建南

　　　　叶晓南

内 容 提 要

　　本书是中国科学院学部委员、中医"方证药证"学说临床家叶橘泉先生的代表作之一。

　　书中选辑实用中药 545 种，以药名笔画为顺序，每药分异名、学名、科属及形态、产地、性味、成分、效用、用量及用法、附方等项目。为了沟通中西医学，特于效用项下分为 1、2 两部分：第 1 部分采用现代医学名词，以冀新用途的开展；第 2 部分采用中医学的名词，以利传统经验的探究。附方项下重点介绍编者自己的经验处方。编者的临床实践证实：只要辨证合理，小处方与小剂量也同样能见效。因此本书的附方多数是选用三至五味中药的简方，剂量也相对比较轻。此外在用量单位上，编者在上世纪 50 年代初就已经全部采用国际单位制。

　　本书适于中西医药工作者临床使用，也适于所有热爱中医药研究的人们阅读参考。

丛 书 前 言

叶橘泉先生是中国近现代中医药发展史上的重要人物之一，祖籍为浙江省吴兴县（现湖州市）。他年轻时随吴兴名医张克明学医，以后一边在家乡开业行医，一边参加上海恽铁樵中医函授学校的学习。1935 年，39 岁的叶橘泉先生受聘于苏州国医专科学校，任中医学讲师，同时在苏州挂牌行医。1949 年以后，叶橘泉先生历任江苏省中医院院长、江苏省中医研究所所长、南京中医学院副院长、南京药学院副院长等职。

叶橘泉先生在其一生的临床诊疗中善于使用经方，积累了很多成功的经验。例如从他发表的 165 例医案中可以分析出，共使用方次 220 次，其中使用经方原方 75 次，经方与其他方合方 55 次（经方与经方合方 43 次，经方与后世方合方 12 次），经方加味方 51 次，后世方 39 次。由此可见，叶橘泉先生在诊疗中既侧重经方原方，又不乏使用经方与经方及其他方合方，同时也不薄时方。

叶橘泉先生还是采用现代数理统计方法来研究经方疗效的第一人。他认为，中医学是实用之学术，绝不是纸上谈兵式的研究所能成功的。证候之鉴别、病型之断定、药物之疗效等，均在于临床之探讨，用实验统计之方法归纳其特点，才可以说是科学方式的研究。1935 年他率先提出"整理中国医药必须开设有病房的医院，进行临床研究"，主张建立设备完善的医院，根据临床观察和病历记载，统计治疗成绩，并将成果公开发表，教授给青年医师。这种学术观点推动了当时中医的发展。

1939 年，当时堪称国内领先的拥有病房的正规中医院"苏州国医医院"成立后，时任该院医务主任的叶橘泉先生带领多名学有专长的医师进行了中医药疗效的统计工作，即采用表格形式进行分析统计。他将自己使用中医"经方"后的 132 个病例进行了 11 个角度的统计研究（在医治结果之总统计表里，有效率达到 93%，其中痊愈者 62%，有一定疗效者31%），实现了以统计来核定经方疗效的目的。

1988年，年逾九旬的叶橘泉先生在"坚持中医特色，把握辨证施治"一文中仍继续强调"方证学"是中医学的灵魂和根。他认为，具有上千年历史的仲景经方已被众多医家证实其具有科学性及临床的可操作性和规范性，因此，让中医更科学而不虚玄的首要任务就是在"方证"上的"规范化"。

叶橘泉先生亦十分关注从辨证应用角度对本草学的研究。他不但写有大量关于中药的研究论文，主张统一中药名称，并不断对各种中药进行考证。他提倡改良制剂以提高有限的中药资源的利用率。他率领研究小组进行了"精简处方组合""定型方剂及小剂量研究"等临床实验，很早就建议人工种植一些重要的药用植物。1960年，他研究开发出能够替代名贵中药的202种冷门草药应用于临床，为中药的可持续发展做了很多工作。

"人不能与草木同腐"，"要用小跑步走完人生"，这是叶橘泉先生终生"身体力行之"的信条。叶先生一生行医不息，著书不止。在给后人留下的卷帙浩繁的著作后面，跃动着的是老先生对中医药事业矢志不渝的至爱情怀。

我们整理出版《叶橘泉医集》丛书，为的是将叶橘泉先生的临床经验和学术体系完善地保存和继承下来，这对于振兴祖国中医药事业，推广普及中医药知识具有现实而深远的意义。该丛书不仅对中医药专业人员有重要的参考价值，而且对西医师以及爱好中医药的人士也有很大的参考价值。

《叶橘泉医集》丛书在策划、整理、编辑、出版的过程中，得到了中国中医药出版社的大力支持和悉心指导。《医集》丛书编委会全体人员尽心竭力，精工细琢。这一切使《医集》丛书得以如期出版。在此，一并谨致诚挚的谢意。

叶加南

2013年8月

编 辑 的 话

叶橘泉先生——倡导"方证药证"学说的临床家

叶橘泉先生（1896 - 1989 年），为中国科学院学部委员（现称院士）、一级教授。是"方证药证"学说倡导者、实践者，是杰出的中医经方临床家、教育家、中药学家。

叶橘泉先生早在 20 世纪 20 年代就首次提出了"方证学"的概念，此后他不断地向中医界呼吁"应该重视中医方证学的研究"。从他对经方临床研究的成果中可以看出，他不但具备临床经方家的一般特性，而且有他自己独到的学术思想和风格。他认为："中医的主要特色是辨证论治，以及辨症求'证'，论治施'方'，方证相对，疗效卓著。"他提出的"方证学"，是现代经方研究史上的一次重大突破。

在中华中医药学会主办的"全国经方论坛"上，诸多与会专家们认为：叶橘泉先生作为"方证药证派"的代表，与"脏腑经络派"的代表刘渡舟先生、"谨守病机派"的代表胡希恕先生，构成中国现代伤寒学术史上的三座高峰。

叶橘泉先生一生著作颇丰，至 93 岁辞世时，先后编著出版 44 册著作，并发表了 500 多篇文章。最近，中国中医药出版社经过全面整理，归纳出叶先生的学术著作主要包括"医话三书""方证三书""药证三书"：其中"医话三书"包括《叶橘泉方证药证医话》《叶橘泉临症直觉诊断学》《叶橘泉点滴经验回忆录》；"方证二书"包括《叶橘泉近世国药处方集》《叶橘泉经方临床之运用》《叶橘泉临证实用方剂》；"药证三书"包括《叶橘泉现代实用中药》《叶橘泉实用经效民间单方》《叶橘泉食物中药与便方》。

随着时间的推移，叶橘泉先生关于"方证学"的理论和实践已为越来越多的人所认同。只要大家能熟练掌握这种"方证学",中医必将出现新的鼎盛时期,当今全世界悄然兴起的中医热就是证明。叶先生在大半个世纪为中医发展而奔走呼号、身体力行、充满艰辛的一页将永远留存在我国中医学的史册中。

今天我们整理出版《叶橘泉医集》,为的是将其宝贵经验和学术体系完整地保存下来,同时也为了让后继者永远怀念他。他的学术生命将在一代又一代后学者的血液中延续。

刘观涛

2013 年 12 月

自　序

自古以来，中国生药就供医疗上应用，历史悠久，效用优秀，早为各国学者所重视，如当归、大黄、麻黄等，早被欧美各国大量捆载而去。东邦日本吸收我国古代文献研究汉药尤为努力，经化学分析、药理实验，抽出有效成分，制成新药，供临床应用者已不在少数。

为什么"庖人不治庖，尸祝越俎而代"！我们应认识到我国长期处在半殖民地半封建社会，中医药未得到提倡。即使少数学者有志研究，也不为人们所重视。现在人民政府一切以人民利益为前提，新中国的建设到处呈现着蓬勃的气象，全国卫生会议制定了"面向工农兵、预防为主、中西医团结合作"的医药方针，药界以"生产自给"为原则，以前势同冰炭的中西医亦发生了较大的转变。大部分中医师都心悦诚服地在参考学习现代医学，西医师也开始研究中医中药了，这确是"团结合作"的最好象征。

编者是临床中医师，但也热衷于中药的研究，并且一贯主张以科学的方法整理和研究中药、也就是采用临床实验统计方剂和中药的疗效。1938年，编者曾写过一本《临证实用药物学》，试图把中药应用到现代医疗上。该书只印了一版，虽然有许多读者和几家书店来信询问再版，我自己觉得不甚满意，打算把它彻底修改后再印，卒以碌碌无暇，一直搁置到现在。

今年初，老同学陈仲达君来此，我和他谈及要重新编辑一册比较完整的中药书，他很赞成，力促早日实行，并愿意协助我做好这项工作。

我一边分类整理传统的本草资料，一边广为搜求新版医药杂志上有关中药的文献，开始进行编纂，并将书名定为"现代实用中药"。为了沟通中西新旧，特于效用项下分为1、2两部分：第1部分尽量采用现代医学名词，以冀新用途的开展；第2部分则载古本草的主治，以便传统经验的探究。

在本书编写过程中，感到有些问题难度较大，例如植物的科属和学名，因近缘植物的种类甚多而混淆错误，不可究诘；又如古本草所载的药物，和现在药店所售的材料未必尽同，例如银柴胡、潼蒺藜等，不胜枚举。另外，我国有关中药成分研究的参考资料尚少，有的只是日本学者的报告，而他们研究所取的材料又未必尽是我国的生药。诸如此类，不是我们中医临床医师所能解决。虽经多方考察，屡次修改，但疏漏错误势必难免，欢迎大家切实指教，容后陆续更正。

本书之成，陈仲达君协助之功最巨，如文献的节录、材料的整理、索引之排比、目录之编订等，悉赖其力。而成分之核定，外文名词之注以中文，承蒙苏州东吴大学叶克强先生担任，在此谨志谢忱。弟子金怀仁、钱吉门、殷企仁、杨孝先、杨汉权、毛剑华、吴甫祥、小儿达智等助理编校，大资帮助，附志以留纪念。

1951 年 11 月叶橘泉序于苏州存济医庐

再 版 赘 言

本书出版后，读者纷纷来信，提供了许多宝贵的意见。承蒙读者厚爱，编者趁此次再版的机会，把错误脱漏处加以改正与补充，并循多数读者的要求，增补了一百余种中药，其中有些虽不属常用药物，但在临床应用上确实有效。我们的目的是站在科学化之立场，提供学习资料，以增广见闻，充实知识，所以药物的收载范围也就越广泛越好。

编者在临床中深切体会到，在数以千计的中药品种里，具有同类作用的中药非常多，例如：含苦味素的健胃整肠药，含鞣质的止泻止血药，含皂苷的止咳祛痰药等。我们在这些同类药中选择效果最好的品种，编纂一部全国性的合乎现时的"中药药典"，这样不但中药业有所遵循，政府也便于管理药材的生产。还有一点要强调的是，应该重视民间药的资源开发，以便更好地服务于临床。当然这几项工作需要与科学界有关人士合作才有可能完成。

近年，中西医联合诊所、中医联合医院都已普遍地成立起来；不少大医院也开始吸收中医师参加工作，中药临床实验的条件日见成熟。希望中医师在临床使用中药时，尽可能地予以简化（类似经方那样简洁），掌握主要证候，配合科学诊断，选用两三味，最多四五味的处方，勿为传统习惯所束缚。在处方简化的基础上，进一步观察和统计患者服药后的效果，证实其重复性，这样总结出来的中药有效率就比较准确可靠，也就能为中药的可持续发展做出有益的工作。

1953 年 1 月叶橘泉序于苏州存济医庐

凡　例

1. 本书共收录药物 545 种，其中大部分为常用中药，也包括一部分用之有效的民间药和少数国外的中药。药物以笔画排序，但同一笔画的未严格按笔顺排序。

2. 异名：中药往往有诸多异名，本书中只收录其最常见的异名。

3. 科属及形态：中药里同名异物、同物异名的现象普遍存在，本书择其重点收录。例如，市面上被称作防己的中药有数种，本书只收录防己科的粉防己（Stephania tetrandra Moore）。

4. 产地：中药除少数种类为某处特产物以外，其他多数都按自身的生长特点分布在我国各个省区。近年来随着栽培技术的进步，南药北移、北药南移的现象已比比皆是。

5. 性味：以传统的性味而论药效，在临床上有一定的参考价值。凡是有毒药物务必在医师严格指导下使用，孕妇和幼儿更需要特别注意。

6. 成分：本书只收录了各中药的主要成分，而一些次要成分适当给以省略。

7. 效用：为了沟通中西医学，特于效用项下分为 1、2 两部分：第 1 部分采用现代医学名词，以冀新用途的开展；第 2 部分采用中医学的名词，以利传统经验的探究。

8. 用量及用法：编者的临床实践证实：只要辨证合理，小处方与小剂量也同样能见效。因此本书中的处方剂量都相对较轻。在用量单位上，全部采用国际单位制。书中"用法"里的中药，若无特别注明，都是指干燥品，剂量均为成人用量，小儿用量应按病情与年龄逐减。

9. 附方：在此项下编者重点介绍自己的经验处方，其中多数是选用三至五味中药的简方。这些只是代表性的处方，临床应用时应根据患者之症状辨证灵活地选方用药。

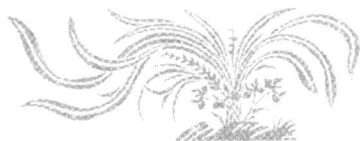

目 录

二 画

三 画

四　画

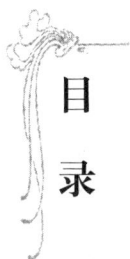

3

六　画

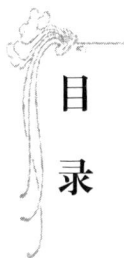

七 画

八　画

九　画

目 录

7

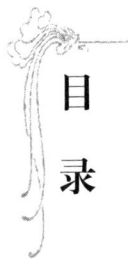

十二画

十三画

十四画

十五画

十六画

十七画

十八画

十九画

二十画

二十一画

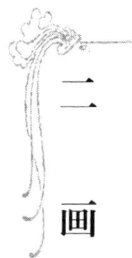

二　画

丁　香

（异名：丁子香、公丁香、母丁香）

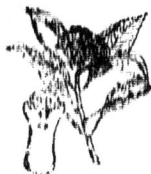

【学名】Eugenia caryophyllata Thunb.

【科属及形态】桃金娘料，常绿乔木。叶呈长椭圆形。花淡红色。果实为长球形浆果。花蕾供药用。

【产地】我国广东、广西等省区有栽培。

【性味】性温、味辛，无毒。

【成分】花蕾含挥发油，油中主要含有丁香油酚，以及水杨酸甲酯、葎草烯等。

【效用】1. 为健胃暖胃、镇痛解痉药，内服能使胃部温暖，促使嗳气及矢气，对胸闷腹痛、横膈肌痉挛等有效。

2. 暖胃，补肾，祛风，治胃冷、呃逆、呕哕、腹痛。

【用量及用法】内服一日量 1~3g，作煎剂或散剂。

【附方】丁香 3g，柿蒂 3g，芍药 3g，甘草 3g，水 500mL，煎至 300mL，一日二回分服。（治横膈肌痉挛。编者经验方）

九　香　虫

（异名：黑兜虫）

【学名】Aspongonpus chinensis Dallas

【基本】甲壳虫类，蝽科。大如小指，其头如小龟，身青黑色，吸食伞形花科及禾本科液汁的害虫，冬季伏于石下，至惊蛰后即飞出，捕得后药用。

【产地】我国大部分省区。

【性味】性温、味咸，无毒。

【成分】虫体含脂肪、蛋白质及甲壳质等。

【效用】1. 为镇痛药，有强壮之效。适用于神经性胃痛、腰膝酸痛、因精神不快而发生的胸窝滞痛等症。

2. 平肝，止痛，散胸脘滞气，补脾肾虚亏，壮元阳。

【用量及用法】内服一日量 3～9g，作煎剂或散剂。

【附方】九香虫 3（焙燥）、陈皮 2、砂仁 1、人参 2 之比例，共研细粉，每回 2～3g，每日三回，食前温开水送服。（治胃下垂、胃部痞闷胀痛等。编者经验方）

人 参

（异名：神草、别直参、高丽参、东北人参）

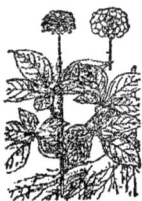

【学名】Panax ginseng C. A. Mey.

【科属及形态】五加科，多年生草木。根为直根，有肉质。茎高至一二尺许。叶呈卵形。夏日顶生淡绿色细小五瓣花。果实为扁球形浆果，熟时呈红色。根及叶供药用。

【产地】我国东北三省及河北北部的深山中。

【性味】性温、味苦甘，无毒。

【成分】根中含人参皂苷、多种维生素与氨基酸、胆碱、酶、精胺及胆胺等。人参的地上部分含黄酮类化合物等。

【效用】1. 为强壮兴奋、健胃补血药，对一般虚弱者，神经衰弱、贫血、消化不良、妇科病等有效。也用于性神经衰弱，并作祛痰剂。

2. 补五脏，安神定魂，开心益智，治虚劳内伤、胃肠中冷。

【用量及用法】内服一日量 3～9g，作煎剂或散剂。

【附方】人参 6g，柴胡 3g，黄芪 6g，水 600mL，煎至 400mL，一

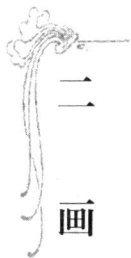

日二三回分服。（治身体虚瘦，胃肠虚弱。编者经验方）

人 中 白

（异名：、人尿白溺、千年冰、秋白霜、淡秋石）

【基本】尿壶中自然沉结之固形物，白色经久而干者供药用。

【性味】性凉、味咸，无毒。

【成分】人尿沉淀物的主成分是磷酸钙、尿酸钙等。飞人中白成分与人中白相仿；煅人中白主成分是磷酸钙，并含碳酸钙或石灰。

【效用】1. 为强壮药，以本品加入人参煎服，为解热剂，治偏头痛，止衄血。用于肺结核、潮热、咯血等症，治消耗热。又能补充钙质，治小儿软骨病。

2. 降火，散瘀，治肺痿、鼻衄、劳热、淋浊、消渴、牙疳口疮等。

秋石：亦名秋冰，系童便浸渍石膏而成。

1. 治结核患者之消耗热。

2. 主虚劳冷疾、小便白浊，润三焦，明目延年。

【用量及用法】内服一日量 3～9g，作煎剂或散剂。

【附方】人中白 9g，麝香 1g，干蟾蜍 60g，芦荟 60g，共研细末，拌匀，每回 1g，一日三回，温开水送服。（治小儿疳积，肚腹胀满。编者经验方）

人 中 黄

（异名：甘中黄）

【基本】本品系甘草粉装入竹筒中，一端有竹节，一端用新布片塞紧，冬月浸于粪坑中，春季取出，悬临风处阴干，破竹取草，漂晒干供药用。

【性味】性寒、味甘咸，无毒。

【效用】1. 为清凉缓下、消炎解热药，治丹毒、斑疹伤寒及天然痘等。用于各种热病性疾患。

2. 泻胃火，解疫毒，治天行热狂、温毒、恶疮、菌蕈毒。

【用量及用法】内服一日量 3～6g，作煎剂或散剂。

【附方】人中黄 6g，金银花 6g，丹皮 3g，生山栀 6g，水 600mL，煎至 400mL，一日二三回分服。（治丹毒。编者经验方）

八 月 札

(异名：预知子、圣知子、圣先子、仙沼子)

【学名】Akebia quinata（Thunb.）Decne.

【科属及形态】豆科，蔓生植物。叶呈三角形，7 月、8 月结实作房。每房有子五六枚，如皂角子。种子供药用。

【产地】我国大部分省区。

【性味】性寒、味苦，无毒。

【成分】种子含皂苷、脂肪油等。

【效用】1. 为利尿消食、杀虫解毒药，治浮肿伤食。外用涂敷治蛇虫咬伤。

2. 杀虫疗蛊，治诸毒，治一切蛇虫咬伤。

【用量及用法】内服一日量 3～9 粒，去皮研吞，或作煎剂。外用涂敷患部。

【附方】八月札适量捣烂外涂患部。（治蛇虫咬伤，编者经验方）

八 仙 花

(异名：绣球花、粉团花、紫阳花)

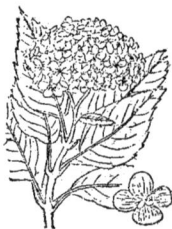

【学名】Hydrangea opuloides K. Koch.

【科属及形态】虎耳草科，落叶亚灌木。叶呈椭圆形。夏季开花，初白色，次碧色终成粉红色的次第变色。花及叶供药用。

【产地】我国大部分省区。

【性味】性寒、味辛微苦，无毒。

【成分】花及叶含八仙花素、异八仙花素等。

【效用】1. 为抗疟药，功效与常山相仿。又用于心脏病。

2. 熏臭虫，洗肾囊风，治喉烂。

【用量及用法】花及叶：内服一日量6～12g，作煎剂。

【附方】八仙花12g，黄常山6g，水300mL，煎至200mL，顿服。（治疟疾。编者经验方）

十大功劳

（异名：功劳叶、华南十大功劳）

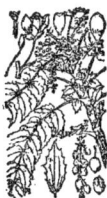

【学名】Mahonia japonica（Thunb.）DC.

【科属及形态】小檗科，常绿灌木。叶呈长椭圆形，或卵形，或广披针形。果实呈卵圆形。叶及种子均供药用。

【产地】我国湖北、江西、江苏、浙江、福建、广东、广西、四川、贵州等省区。

【性味】性凉、味苦，无毒。

【成分】全植物含异粉防己碱、小檗胺、小檗碱、掌叶防己碱、木兰碱等。

【效用】1. 为滋养强壮药，功效与女贞子相似。适用于结核性潮热、骨蒸、腰酸、膝软、头晕、耳鸣等症，久服有效。

2. 止咳，化痰，退虚热，杀虫，治肺痨。

【用量及用法】内服一日量9～18g，作煎剂或作茶剂。

【附方】十大功劳叶12g，地骨皮9g，女贞子12g，甘草3g，水600mL，煎至400mL，一日二三回分服，或用开水泡渍代茶常饮。（治结核性潮热，编者经验方）

八角金盘

（异名：金刚纂）

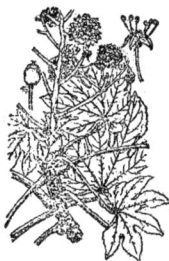

【学名】Fatsia japonica Decne et planch.

【科属及形态】五加科，常绿灌木。茎高七尺，叶为掌状复叶。秋末枝梢叶腋抽花轴，分枝生花，淡黄色，果实成熟后呈黑色。叶及根皮均供药用。

【产地】我国华北、华东及西南等省区的庭园中多有栽培，作观赏植物。

【性味】叶及根皮：性平、味苦辛，有毒。

【成分】叶及根皮含八角金盘皂苷、八角金盘皂毒素等。

【效用】1. 为刺激性祛痰药。

2. 治风毒麻痹、淋沥、打扑瘀血停积。

【用量及用法】内服一日量2～3g，作煎剂。本品有毒性，务必在医师严格指导下使用。

【附方】八角金盘叶3g，桔梗6g，甘草3g，水500mL，煎至300mL，一日二回分服。（治支气管炎咳嗽、咳痰不松。编者经验方）

三　画

三　七

（异名：山漆、金不换、参三七、田三七）

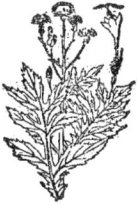

【学名】Panax notoginseng（Burk.）F. H. Chen ex C. Chow

【科属及形态】五加科，多年生草本植物。茎高二三尺，叶呈椭圆倒卵形或长圆披针形。夏季开淡黄绿色花，果实扁球形，熟时红色。根供药用。

【产地】我国广西、云南、湖北、江西等省区。

【性味】性温，味甘微苦，无毒。

【成分】根含三七皂苷、生物碱和黄酮苷等。叶含皂苷。

【效用】1. 为止血、消肿、止痛药，治外伤出血，胸腹刺痛，跌扑肿痛。（云南白药即以本品为主要原料）

2. 散瘀止血，消肿定痛，治吐血衄血、血崩血痢、跌打损伤。

【用量及用法】内服一日量9~15g，作煎剂；或内服一日量，3~9g，作散剂。外用捣烂涂敷患部。

【附方】三七100g，研细末，一回1~3g，一日二三回，温开水送服。同时取鲜三七根适量捣烂外涂患部。（治跌打损伤、胸腹刺痛。编者经验方）

三　棱

（异名：荆三棱、京三棱、草三棱）

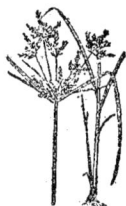

【学名】Sparganium stoloniferum Buch. – Ham

【科属及形态】黑三棱科，多年生草本植物。根茎横走，下生粗而短的块茎。茎直立。叶丛生，2 列。花茎由叶丛中抽出；花单性，集成头状花序；聚花果直径约2cm，核果倒卵状圆锥形，先端有锐尖头，花被宿存。根供药用。

【产地】我国大部分省区。

【性味】性平、味苦甘，无毒。

【成分】根含挥发油、有机酸，并含刺芒柄花素、豆甾醇、胡萝卜苷等。

【效用】1. 为通经镇痛药，治子宫肌瘤、产后腹痛、月经闭止等。其效用较香附子强，妇人怀孕期禁用。

2. 止痛，利气，下乳汁，化瘀血，通经水，治血脉不调，心腹痛，产后恶血、堕胎。功近香附子而力峻，虚者慎用。

【用量及用法】内服一日量 3~6g，作煎剂或散剂。

【附方】三棱 3g，山楂肉 6g，当归 6g，红花 3g，香附子 3g，水500mL，煎至300mL，一日二回分服。（治月经困难、痛经等。编者经验方）

土　瓜　根

（异名：王瓜根、老鸦瓜、野甜瓜、公公须）

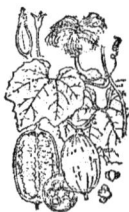

【学名】Trichosanthescucumeroides Maxim

【科属及形态】葫芦科，多年生草本植物。以卷须攀缘于他物上，叶互生，呈心脏形或掌状。夏月开花，花冠白色。根及种子均供药用。

【产地】我国湖北、湖南、江苏、浙江、江西、台湾等省区。

【性味】性寒、味苦，无毒。

【成分】根含山奈苷、氨基酸、胡萝卜素、胆碱等。

【效用】1. 根为利尿、催乳、通经药，治黄疸及下血。种子为祛痰镇呕药，治咳嗽吐血、肠出血、肠炎及赤白痢等。

2. 泻热，利水，行血，化瘀，散痈肿，下乳汁。

【用量及用法】内服一日量 3～12g，作煎剂或散剂，也可用鲜根捣汁服。

【附方】土瓜根、芍药、桂皮、茜草、丹参各等分，研细末拌匀，每回 2～3g，一日三回，温黄酒冲服。（治月经困难、小腹胀痛、子宫内膜炎。编者经验方）

土　茯　苓

（异名：山归来、地茯苓、山遗粮、刺猪苓）

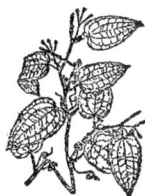

【学名】Smilax glabraRoxb.

【科属及形态】百合科，攀缘性灌木。茎细有锐刺，节屈曲，高至三五尺。叶呈卵圆形。初夏叶腋生黄绿色之小花。果实熟呈红色，为球形之浆果。根茎供药用。

【产地】我国大部分省区。

【性味】性平、味甘淡，无毒。

【成分】根茎含落新妇苷、黄杞苷、3－O－咖啡酰莽草酸、莽草酸等。

【效用】1. 为抗菌消炎药，治梅毒、瘰疬、痈肿等。

2. 健脾胃，强筋骨，利关节，止泄泻，治拘挛骨痛、恶疮痈肿，解汞粉及银朱毒。

【用量及用法】内服一日量 12～24g，作煎剂。

【附方】土茯苓 24g，忍冬 6g，防风 6g，川芎 3g，大黄 1g，水

600mL，煎至400mL，一日二三回分服。（治梅毒。编者经验方）

土 常 山

（嫩叶名甜茶）

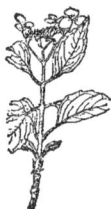

【学名】Hydrangea aspera Don.

【科属及形态】虎耳草科，落叶灌木。叶呈狭椭圆形。夏日开淡红白色花。叶供药用。

【产地】我国大部分省区。

【性味】性凉、味甘，无毒。

【成分】叶含甘味成分，为叶甜素及异叶甘素两种结晶性物质。

【效用】1. 为抗过敏、健胃药，治过敏性鼻炎、夏季疲劳、食欲不振。

2. 代茶饮，益人，多食塞气。

【用量及用法】内服一日量9～15g，作煎剂或茶剂。

【附方】土常山叶10g，代茶服。（治过敏性鼻炎。编者经验方）

大 蓟

（异名：虎蓟、刺蓟、野红花、鬼蓟）

【学名】Cirsiu japonicum Fisch. ex DC.

【科属及形态】菊科，多年生宿根草本植物。叶强而刚，叶尖之刺甚锐。秋日梢上分枝，开头状花，紫红色，大蓟花形较小蓟小，而每枝之花数多于小蓟。小蓟多生于原野间，为宿根草本植物。花及全草、根均供药用。

【产地】我国大部分省区。

【性味】大蓟：性凉、味辛，无毒。小蓟：性味同大蓟。

【成分】大蓟全草含大蓟苷、柳穿鱼素等。

【效用】1. 大蓟根及叶为利尿止血药，治热性出血病。叶治肠痈、腹脏瘀血，研细酒冲服。又外用治恶疮、疥疮，鲜者捣汁冲服，效更著。

2. 大蓟主凉血消肿，治疮痈，通乳汁。小蓟功同大蓟而力薄。

【用量及用法】大蓟：内服一日量 12~60g，作煎剂。

【附方】大蓟 30g，蒲黄 9g，棕皮（棕毛）12g，红枣 6 个，水 600mL，煎至 400mL，一日二三回分服。（治子宫出血。编者经验方）

大 风 子

（异名：大枫子）

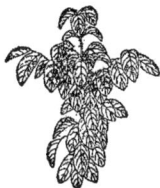

【学名】Hydnocarpus anthelmintica Pierre

【科属及形态】大风子科，常绿乔木。树高达数丈，叶长椭圆形而大，种子状如椰子而圆，其中有核数十枚。子中有白色仁，供药用。

【产地】我国福建、台湾、广东、广西、云南等省区。

【性味】性热、味辛，有毒。

【成分】种子含 D – 果糖、D – 葡萄糖、D – 蔗糖及环戊烯脂肪酸等。

【效用】1. 大风子治麻风病，又治梅毒及风癣疥疮，多作为外治药，内服常致恶心呕吐。但可制成大风子油内服。

2. 主风癣疥癞、杨梅诸疮，攻毒杀虫。

【用量及用法】大风子油内服，一日量 10~15 滴，入胶囊内吞之。也可研细末用麻油调涂患部。本品有毒性，务必在医师严格指导下使用。

【附方】大风子煅存性研细末 12g，轻粉研细 0.6g，混合后取适量用麻油调涂患部。（治麻风病疮烂，梅毒局部溃烂。编者经验方）

大 青 叶

（异名：菘蓝、大蓝）·

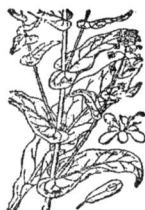

【学名】Isatisobiongata DC.

【科属及形态】十字花科，一年生或越年生草本植物。下部之叶倒卵形；上部之叶披针形。花有四花瓣，黄色。果实扁平。全草供药用。

【产地】我国大部分省区。

【性味】性寒、味苦微咸，无毒。

【成分】叶含靛蓝、菘蓝苷 B、靛玉红等。

【效用】1. 为解热解毒药，用于扁桃体炎、急性咽喉炎及丹毒、口腔炎、牙龈出血、细菌性痢疾等。

2. 主热毒痢、黄疸、喉痹、丹毒，并清心凉胃。

【用量及用法】内服一日量6～15g，作煎剂，或用鲜者捣汁服。也可同时用药液涂敷患部。

【附方】大青叶9g，黄连3g，水400mL，煎至300mL，一日二回分服。并同时用药液涂敷患部。（治口腔炎。编者经验方）

大 蒜

（异名：葫、荤菜、天师葫）

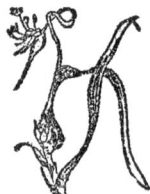

【学名】Allium scorodoprasum L

【科属及形态】百合科，多年生宿根草本植物。叶狭长似带，夏日抽出圆形肉质长花轴，上缀伞形白色带紫色花，花间杂以珠芽。地下鳞茎供药用。

【产地】我国大部分省区。

【性味】性温、味辛辣，无毒。

【成分】鳞茎含大蒜辣素、芳樟醇，以及锗与硒等，并含蛋白质、胡萝卜素等。

【效用】1. 为健胃整肠、消炎驱虫药，治肠内寄生虫、细菌性痢疾等。

2. 散痈肿痛疮，下气消谷，止腹痛、蛊毒、沙虱。疗疮癣。

【用量及用法】内服每日 12～30g，去外膜，切细或捣烂，温水冲服。或制成丸剂。

【附方】大蒜120g，阿魏60g，捣烂，水泛为丸，如绿豆大，瓷瓶密贮，每回 2～4g，一日三回，食前温开水送服。（治急慢性肠炎、下痢鼓肠及肠寄生虫等。编者经验方）

大　麻

（异名：麻仁、大麻仁）

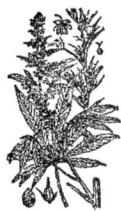

【学名】Cannabis satia L.

【科属及形态】桑科，一年生草本植物。高低不等，约三尺至丈余。茎略作五棱式，有纵纹之陷道。其叶下部对生，上部互生，为掌状复叶。入药用雌株（苴麻）。雌麻之花苞及绿萼名麻蕡，成熟种子名麻仁，均供药用。

【产地】我国各省区有栽培，或沦为野生，新疆常见野生。

【性味】麻仁：忤平，味甘，无毒。

麻蕡：性平、味辛，有毒。

【成分】麻仁含大麻蛋白、白色蕈毒碱、胆碱及胡芦巴碱等。

【效用】1. 麻仁：为滋养润燥、镇咳镇痛药，用于衰弱患者及老人、小儿或产妇，以及大病后之大便干燥、慢性便秘等。

麻蕡：有麻醉作用，主治干性咳嗽、喘息，止抽搐，止痛，安眠，调经，治腹痛及卵巢痛、癫狂、皮肤瘙痒。

2. 麻仁：润燥通便，利尿，杀虫，涂诸疮，补中益气，久服肥健。

麻蕡：五劳七伤，多服令人见鬼狂走。

【用量及用法】麻仁：内服一日量 6～15g，作煎剂或丸剂、散剂。

麻黄：内服一日量 3～6g，作煎剂或膏剂。（麻黄有麻醉性，用量宜慎）

【附方】麻黄 600g，切细，大枣 300g，加水 4000mL，煎浓去渣，熬成膏，得 300mL，每回 0.5～1mL，一日数回，开水冲服。（治哮喘。编者经验方）

大　枣

（异名：干枣、良枣、丹枣、美枣）

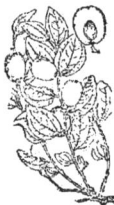

【学名】Zizyphusjujuba Mill.

【科属及形态】鼠李科，落叶小乔木。叶呈卵形，钝锯齿边。夏日叶腋生淡绿色五瓣花。果实熟呈红色，为长椭圆形之核果，供药用。

【产地】我国大部分省区。

【性味】性温、味甘，无毒。

【成分】果实含大枣皂苷、酸枣仁皂苷 B、光千金藤碱、环磷腺苷等。

【效用】1. 为安神强壮、止咳利尿药，治咳嗽声嘎、胸痛、失眠、多梦等

2. 滋脾土，润心肺，调营卫，缓阴血，生津液，悦颜色。

【用量及用法】内服一日量 6～15g，作煎剂，或为丸剂之赋形料。

【附方】大枣 12g，桔梗 6g，杏仁 9g，桑白皮 9g，麻黄 3g，水 600mL，煎至 400mL，一日二三回分服。（治支气管炎之咳嗽。编者经验方）

大 黄

（异名：黄良、将军、破门、锦纹）

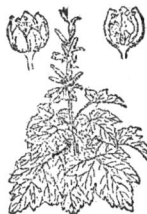

【学名】Rheum officinaleBaill.

【科属及形态】蓼科，多年生草本植物。茎直立，中有空洞。叶互生，浅裂如掌状。花带黄白色。果实为褐色之瘦果。根供药用。

【产地】我国西北、华北、中南各省均产之，以陕西、甘肃、四川、湖北、云南、贵州等省区产量为多。

【性味】性寒、味苦，无毒。

【成分】根含蒽类衍生物、苷类化合物、萘衍生物等。

【效用】1. 为泻下、消炎、健胃药，对腹痛、便秘、黄疸等有效。

2. 荡涤肠胃，下燥结，利水消肿，通经。除瘀血肿毒、便秘。

【用量及用法】内服一日量，作泻下用 3 ~ 12g，健胃用 0.1 ~ 0.6g，作煎剂、丸剂或散剂。

【附方】大黄 6 ~ 9g，甘草 3g，大枣 3g，水 300mL，煎至 100mL，空腹顿服。（治顽固性便秘。编者经验方）

大 戟

（异名：印钜、红芽大戟、龙虎草、九头狮子草）

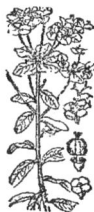

【学名】Euphorbia pekinensisRupr.

【科属及形态】大戟科，多年生草本植物。茎高尺余，有细毛。叶长椭圆形或披针形。五、六月间茎梢分枝，着花黄绿色。果实扁球形。叶和茎都含白色乳汁，有毒。全草及根供药用。

【产地】我国江苏、浙江、福建、广东、广西、贵州、云南、西藏等省区。

【性味】性寒、味苦，有毒。

【成分】根含大戟苷、生物碱、蒽醌类、丁香酸等。

【效用】1. 为峻下利尿药，用于壮实体质之腹水、全身浮肿、胸腔积水等。若用过量对孕妇有堕胎之虞。外用于颈腋淋巴结肿大。

2. 为攻逐水毒药，治悬饮、支饮、痰水潴积等症。

【用量及用法】内服一日量 2 ~ 4g，作煎剂或丸剂，也可外用。本品有毒性，务必在医师严格指导下使用。

【附方】大戟、甘遂、车前子各等分，微炒共研细末，姜汁调面粉糊适量为丸，如赤小豆大，每服 7 ~ 20 粒，温开水送服。（治壮实人之腹水、浮肿、脚气、喘咳等。编者经验方）

女 贞

（异名：贞木、鼠梓木、冬青、蜡树）

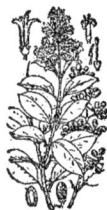

【学名】Ligustrum lucidum Ait.

【科属及形态】木犀科，常绿乔木。叶呈卵圆形或椭圆形。夏日顶生白色小花。果实为长椭圆形之核果，供药用。

【产地】我国大部分省区。

【性味】性温、味苦，无毒。

【成分】果实含女贞子苷、洋橄榄苦苷、齐墩果酸、桦木醇等。

【效用】1. 为强壮、利尿、消炎药，治颈淋巴结核、肺结核潮热、水肿、腹水等。外贴治诸疮有效。

2. 补中安五脏，明目，黑发，除百病，治诸恶疮及口舌生疮肿痛。

【用量及用法】内服一日量 6 ~ 12g，作煎剂。鲜果实捣汁涂敷患部。

【附方】女贞子 9g，地骨皮 6g，青蒿 6g，夏枯草 9g，水 600mL，煎至 400mL，一日二三回分服。（治淋巴结核、结核性潮热等。编者经验方）

小 连 翘

（异名：弟切草、乙切草、音切草）

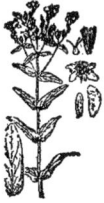

【学名】Hypericum erectum Thunb. ex Murr.

【科属及形态】金丝桃科，多年生草本植物。茎高二三尺，叶长椭圆形。夏秋顶生黄色五瓣花。果实为卵形蒴果。全草供药用。

【产地】此为日本民间药，不见载于中国本草书，但我国沿海诸省均产之。

【性味】性平、味苦，无毒。

【成分】全草含有鞣质。花含有一种挥发油名弟切草油，呈血红色。

【效用】1. 为止血镇痛药，治咯血、衄血、子宫出血等。又外用于刀伤及跌打损伤。

2. 揉新鲜茎叶贴金疮新伤及无名肿毒有效。

【用量及用法】内服一日量 6～12g，作煎剂。鲜叶捣汁涂敷患部。

【附方】鲜小连翘叶适量，捣汁涂敷患部。（治外科创伤、跌打损伤等。编者经验方）

小 麦

（异名：淮小麦，不成熟者名浮小麦）

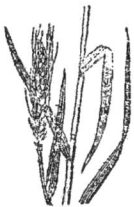

【学名】Triticum aestivumLinn.

【科属及形态】禾本科，越年或一年生𦮯本植物。叶细长而尖。呈复穗花序，由四五花而成。种子供药用。

【产地】我国大部分省区均有种植，以北方产者为最著。

【性味】性凉、味甘，无毒。

【成分】种子含碳水化合物、淀粉、蛋白质、氨基酸及 B 族维生素等。

【效用】1. 为镇静止汗药。用于衰弱患者之自汗、盗汗、心悸、潮热等症，又可用于歇斯底里等症。

2. 补心，止烦，敛汗，利小便，养肝气，令女子易孕。

【用量及用法】浮小麦：内服一日量 15～30g，作煎剂。

【附方】浮小麦 30g，生黄芪 12g，防风 6g，水 600mL，煎至 400mL，一日二三回分服。（治多汗症。编者经验方）

山 豆 根

（异名：广豆根、黄结、金锁匙）

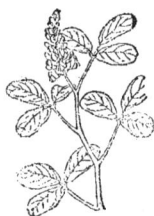

【学名】Sophora sudpros－trata Chun et T. Chen

【科属及形态】豆科植物，灌木，高 1～2 米，通体被灰色毛茸。根有分枝，圆柱形，长达 30 余厘米。单数羽状复叶互生，春末开花，总状花序顶生或腋生，长达 15 厘米。荚果圆柱形。根供药用。

【产地】我国江西、广西、广东、贵州等省区。

【性味】性寒、味苦，无毒。

【成分】根含生物碱（苦参碱、氧化苦参碱等）、黄酮类衍生物及酚类化合物。

【效用】1. 为解热、解毒、消炎、利胆药，用于急性扁桃体炎、支气管炎、细菌性痢疾、黄疸等各种炎症。

2. 清热，解毒，消肿，利咽喉，去肺火及大肠风热。

【用量及用法】内服一日量 3～12g，作煎剂，或蘸水磨汁服。

【附方】山豆根 9g，绵茵陈 6g，山栀子 6g，过路黄 15g，生大黄 1～3g，水 600mL，煎至 400mL，一日二回分服。（治急性胆囊炎、胆石症、黄疸。编者经验方）

山 茶 花

（异名：宝珠花、一捻红）

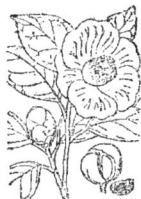

【学名】Camellia japoniea L.

【科属及形态】山茶科，常绿乔木。叶长椭圆形。春月开花，有大、小、红、白、斑、单瓣、重瓣等之别，雄蕊颇多，子房平滑。果实为蒴果。花供药用。

【产地】我国南方大部分省区，云南产者尤佳。

【性味】性微苦、味甘，无毒。

【效用】1. 为收敛止血药，用于鼻黏膜出血、胃出血、肠出血、咳血、妇人子宫出血等症。外用治烫火伤。

2. 凉血、止血，治吐血、衄血、肠风下血。

【用量及用法】内服一日量 3～9g，作煎剂或散剂。也可研细末用麻油调涂患部。

【附方】山茶花 60 g，焙燥研细末。每次取少许吹入鼻内，一日数次。（治鼻黏膜出血。编者经验方）

山 楂 肉

（异名：木桃、山里果、山楂、棠梂子）

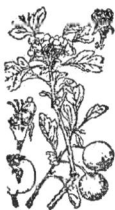

【学名】Crataegus pinnatifida Bunge

【科属及形态】蔷薇科，落叶乔木，或灌木。叶为楔形，有锯齿。春月随新叶开花，白色。果实形圆而微扁，赤色或黄色，供药用。

【产地】我国北方，如冀、鲁、辽、豫等地出产者名北山楂。我国南方，如苏、赣、浙、鄂、黔、闽等地出产者名山查子（即山楂子）。

【性味】性平、味甘酸，无毒。

【成分】果实含表儿茶精、槲皮素、金丝桃苷、绿原酸、山楂酸、柠檬酸、苦杏仁苷等。

【效用】1. 为健胃消化、收敛镇痛药，用于食积肉积、腹部胀痛、产妇之腹痛。并用于肠疝痛、脾脏肿大、睾丸疝肿、老人腰痛、肠痔便血等症。

2. 健脾，开膈，消积，散瘀，治妇人产后儿枕痛。

【用量及用法】内服一日量 3～12g，作煎剂。

【附方】山楂肉 9g，当归 6g，白芍 6g，甘草 6g，水 600mL，煎至 400mL，一日二三回分服。（治产后阵痛。编者经验方）

山 椒

（异名：花椒、秦椒、巴椒、蜀椒）

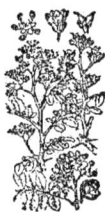

【学名】Zanthoxylumpiperitum DC.

【科属及形态】为芸香科，落叶乔木。大者树干高二丈。叶呈披针状或卵圆形。春日叶腋簇生黄绿色小花，夏秋间结实，子核曰"椒目"，均供药用。

【产地】我国四川、河南、山东、陕西、福建等省区。

【性味】性温、味辛，有小毒。

【成分】果实含精油、水芹烯、牦牛儿苗醇等。椒目含柠檬烯等。

【效用】1. 山椒：为健胃、整肠、驱虫药。能促进食欲，治胃肠冷痛及吐泻。

椒目：为利尿药，用于水肿、膀胱炎、小便不利等症。

2. 山椒：健脾，散寒湿，止冷痛、吐泻，消痰饮、肿胀，杀虫等。

椒目：行水道，消肿胀，利尿。

【用量及用法】山椒及椒目：内服一日量为 3～6g，作煎剂或散剂。

【附方】山椒 6g，干姜 3g，芍药 6g，甘草 3g，水 500mL，煎至 300mL，去渣，乘温溶化饴糖 20g，一日二回分服。（治肠管蠕动不安、腹部疼痛等。编者经验方）

山 药

（异名：薯蓣、土薯、家山药、怀山药）

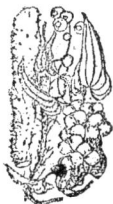

【学名】Dioscorea batalus Decne.

【科属及形态】薯蓣科，多年生蔓性草本植物。地下有长大块根，茎细有卷络，缠绕他物。叶呈心脏形。夏日叶腋生白色小花。果实为有三个翅之蒴果。根供药用。

【产地】我国大部分省区。

【性味】性平、味甘，无毒。

【成分】根含皂苷、尿囊素、胆碱、精氨酸、淀粉酶及碘质等。

【效用】1. 为滋养、强壮、收敛药，用于消化不良、慢性肠炎、遗精、夜间尿床、盗汗、糖尿病等。

2. 补虚损，益气力，长肌肉，强阴，益筋骨，治遗精。

【用量及用法】内服一日量 12～24g，作煎剂；或内服一日量，3～9g，作散剂。

【附方】山药 400g，人参 200g，地黄 300g，共研细末，混和拌匀，每回 2～3g，一日三回，温开水送服。（治慢性胃肠炎、消化异常、营养不良者。编者经验方）

山 栀 子

（异名：栀子、枝子、黄栀子、山枝）

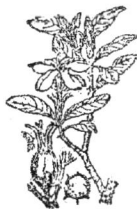

【学名】Girdenia augusta Merr.

【科属及形态】茜草科，常绿灌木，高六七尺。叶呈椭圆形。夏日开六裂回旋状花，色白，气香。果实呈长椭圆形，供药用。

【产地】我国中南、西南及江苏、安徽、浙江、江西、福建、台湾等省区。

【性味】性寒、味苦，无毒。

【成分】果实含黄酮类栀子素、果胶、鞣质、藏红花素、藏红花酸等。

【效用】1. 为消炎、解热、止血药，用于急性胆囊炎之黄疸，胃炎及食管炎，并用于吐血、衄血、急性尿道炎等。外用消肿止痛，治打扑挫伤肿痛。

2. 去风热毒，解五种黄病，利五淋，通小便，解消渴，明目。（编者按：中医习俗用焦山栀，功效大减损。作为解热，应该使用生山栀）

【用量及用法】内服一日量 6～12g，作煎剂，或研细末涂敷患部。

【附方】山栀子、桂枝、小麦各等分，共研细末拌匀，蛋白适量调和，厚贴患部。（治跌打肿痛。编者经验方）

山 茱 萸

（异名：蜀酸枣、鼠尖、鸡足、肉枣）

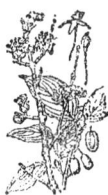

【学名】Cornus officinalis Sieb. et Zuce.

【科属及形态】山茱萸科，落叶小乔木。高至八九尺。叶呈长椭圆形，头尖锐，侧脉平行，倾向集合于叶之尖端。果实为椭圆形之核果，供药用。

【产地】我国陕西、河南、山西、山东、安徽、浙江、四川等省区。

【性味】性平、味酸，无毒。

【成分】果实含莫罗忍冬苷、獐牙菜苷、番木鳖苷等。

【效用】1. 为强壮镇静、止痛药，治阳痿、遗精、尿频等症。又治腰痛、眩晕、耳鸣等。

2. 补肾气，兴阳道，填精髓，安五脏，缩尿。治头痛、耳鸣等。

【用量及用法】内服一日量 6～9g，作煎剂或浸酒剂。

【附方】山茱萸 9g，覆盆子 6g，桑螵蛸 6g，山药 9g，水 600mL，

煎至400mL，一日二三回分服。（治中高龄者之尿频症。编者经验方）

山　奈

（异名：三奈、山辣、三赖）

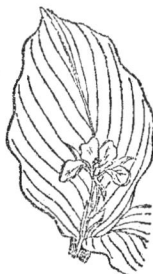

【学名】Kampferia galanga L.

【科属及形态】蘘荷科，多年生草本植物。叶呈椭圆形。6月、7月间生披针形的小苞，苞中挺出一花，白色唇瓣，中心呈紫色。根茎供药用。

【产地】我国南方大部分省区。

【性味】性温、味辛，无毒。

【成分】根茎含挥发油，主成分是对－甲氧基桂皮酸乙酯、顺式及黄酮类等。

【效用】1. 为芳香性健胃药，亦作熏香料用。

2. 辟瘴疠恶气，治心腹冷痛、寒湿霍乱。

【用量及用法】内服一日量1~3g，作散剂、丸剂，亦可作茶剂。

【附方】山奈2、桂皮1之比例，共研细末，拌匀，每回0.6~1.5g，一日二回，温开水送服。（治慢性胃炎、胃神经痛、消化不良等。编者经验方）

山　慈　菇

（异名：金灯、鬼灯檠、朱姑、无义草）

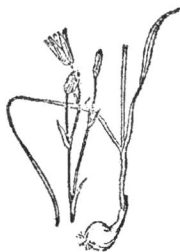

【学名】Tulipa cdulis Baker.

【科属及形态】百合科，多年生草本植物。地下茎似葱，叶细长，白绿色。早春生花，花瓣六片，白色。根供药用。

【产地】我国山东、广东、福建、湖北、江西、浙江等省区。

【性味】性凉、味甘微辛，有小毒。

【成分】根含山慈菇心脏毒素及淀粉等。

【效用】1. 为强心、消炎、解毒药，治食物中毒。

2. 外用敷痈肿，解诸蛇毒伤；内服治痈疽、疔肿、黄疸、风痰、痢疾。

【用量及用法】内服一日量 3~6g，作煎剂、丸剂、散剂。外用：取鲜根捣敷患部，或干根用陈醋磨汁涂患部。

【附方】山慈菇 60g，黄连 60g，五倍子（焙）60g，续随子 30g，共研细末，拌匀，水泛为丸，每服 2~3g，一日数回，温开水送服。（治食物中毒。编者经验方）

山 紫 苏

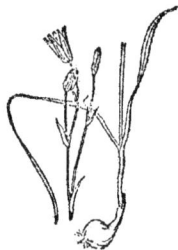

【学名】Mosla japonica Maxim.

【科属及形态】唇形科，一年生草本植物。高尺许，茎方，微带紫色，有毛茸。叶呈广椭圆形。夏秋间梢上生穗，攒簇无梗之小唇形花，淡红色。叶供药用。

【产地】我国大部分省区。

【性味】性温、味辛，有小毒。

【成分】全草含精油，主成分为麝香草酚、副麝香草酚及伞花麝香等

【效用】1. 绦虫及十二指肠虫的驱除药。

2. 治肠内异常发酵。

【用量及用法】山紫苏叶，内服一日量 3~6g，作煎剂或散剂。

【附方】山紫苏叶 100g，研细末，每回 6g，一日一回，温开水送服。（治肠道寄生虫。编者经验方）

山扁豆

（异名：茳芒、茳决明）

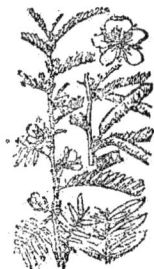

【学名】Cassia mimosoides，L.

【科属及形态】豆科，一年生草本植物。茎高一二尺，质刚而中空，叶为羽状复叶。夏秋间花生于叶腋，黄色五瓣，果实为扁平荚果，内含种数粒。其嫩茎叶可代茶用；种子供药用。

【产地】我国福建、台湾、广西、广东、云南等省区。

【性味】性平、微苦，无毒。

【成分】果实含大黄素等蒽醌类衍生物。

【效用】1. 为利尿消炎药，并有健胃整肠作用。

2. 除痰，止渴，调中，令人不睡。

【用量及用法】嫩叶代茶，适量用之。种子：内服一日量 6 ~ 12g，炒香作煎剂、丸剂或散剂。

【附方】山扁豆 12g，茅根 12g，海金沙 9g，水 600mL，煎至 400mL，一日二三回分服。（治泌尿道感染。编者经验方）

川 芎

（异名：芎穷、胡穷、杜穷、山鞠穷）

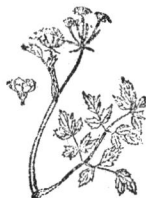

【学名】Ligusticum chuanxiong Hort.

【科属及形态】伞形科，多年生草本植物。根呈暗褐色结节块状，茎高至一二尺。叶呈卵状披针形，有齿牙边。秋日顶生白色五瓣花，果实为椭圆形。根供药用。

【产地】我国大部分省区。

【性味】性温、味苦，无毒。

【成分】根含精油，主成分为川芎内酯、川芎酸、川芎酸酯等。

【效用】1. 为镇静、镇痛、通经药，用于胃痛、头痛、高血压、眩晕等，并治妇人月经不调及脏躁等。

2. 清脑，破瘀血，搜风，调经止痛，治头痛，妇人经水不调。

【用量及用法】内服一日量 3～12g，作煎剂或浸酒剂。

【附方】川芎 9g，细辛 3g，香附子 6g，白芷 3g，水 500mL，煎至 300mL，一日二回分服。（治头痛、偏头痛。编者经验方）

川 骨

（异名：萍蓬草、骨蓬、骨髓、水粟）

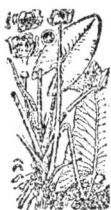

【学名】Nuphar japonicum DC.

【科属及形态】睡莲科，多年生草本植物，自生于沼泽河流等浅水中。根茎横卧地下，甚肥大。叶呈长椭圆形，质厚，浮于水面，水中之叶菲薄，色淡。夏日水面抽花茎，顶生黄色五瓣花。结实如莲如粟，其根如藕。根名川骨，子名水粟，全草名萍蓬草。根及种子供药用。

【产地】我国华南各省区。

【性味】性寒、味甘，无毒。

【成分】根含川骨碱等。

【效用】1. 根为强壮、安神、健胃、止血药，用于产前产后出血及刀创出血，又用于神经官能症等。

2. 根及种子：补虚益气力，久服厚肠胃。

【用量及用法】根及种子：内服一日量为 6～9g，作煎剂。

【附方】川骨根 9g，大枣 5 个，水 500mL，煎至 300mL，一日二回分服。（治神经官能症、失眠。编者经验方）

川 槿 皮

（异名：土槿皮、土槿根皮）

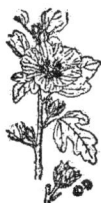

【学名】Hibiscus syracus L.

【科属及形态】锦葵科，落叶灌木。为木槿树之根皮，皮厚色红，中有丝。江、浙产者名土槿皮。其花有粉红、有白色。根皮及花均供药用。

【产地】产于我国四川者名川槿皮。又华中各省区均产之。

【性味】性温、味辛苦。

【效用】1. 外用为疗皮肤癣疮之要药，对于顽癣，煎汤洗之，有制痒灭菌之功，又用于痢疾等。

2. 杀虫，疗疮。

【用量及用法】浸酒等外用，分量不拘。

【附方】川槿皮30g，泡入50度白酒200mL中，七日后过滤去渣，再加樟脑12g，溶解后，外涂患部。（治皮肤癣疮。编者经验方）

万 年 青

（异名：千年蓝、冬不凋草）

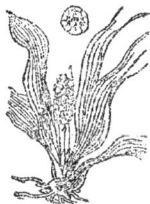

【学名】Rohdea japonica Roth.

【科属及形态】百合科，多年生常绿草本植物。根茎为不整块状，有多数须根。叶自根生，披针形或倒披针形。春日簇生淡绿色小花如穗状。果实为黄色或赤色之浆果。叶及根供药用。

【产地】我国华东、华南、西南及湖北、河南等省区。

【性味】性寒、味苦甘，有小毒。

【成分】叶及根含强心苷类（万年青苷甲、乙、丙）及皂苷等。

【效用】1. 为强心、消炎、止痛药，并有利尿作用。治跌打损伤、毒蛇咬伤、痈疖肿毒等。

2. 疗火丹，收湿热，洗脚气，治烫火伤。

【用量及用法】内服一日量9～30g，生根榨汁服或作煎剂，也可捣烂外敷患部。

【附方】鲜万年青根适量捣烂涂敷患部。（治跌打损伤、毒蛇咬伤、痈疖肿毒等。编者经验方）

马　勃

（异名：灰菰、马尼菌、马妥、牛屎菰）

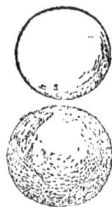

【学名】Lashiosphaera fenzli Reich.

【科属及形态】黑穗菌类，埃蕈科。夏季生于山林阴地，初生作白色球状，及长大干枯后，外面作暗褐色，质轻如棉，内含无数胞子，其老熟者，触之发尘烟，夏秋间采，曝干，供药用。

【产地】我国内蒙古、河北、陕西、甘肃、新疆、江苏、安徽、湖北、湖南、贵州等省区。

【性味】性平、味辛，无毒。

【成分】马勃含磷酸钠、马勃素、麦角甾醇、氨基酸、尿素及类脂质等。

【效用】1. 为消炎、止咳、止血药，用于咽喉炎、扁桃体炎、咳嗽失音等症；又治吐血、咯血、衄血；以蜜调涂治刀伤出血及疮疥等。

2. 疗喉痹、咽痛，开声音，止血，敷诸疮。

【用量及用法】内服一日量3～6g，作煎剂或丸剂。外用涂敷患部。

【附方】马勃捣成细粉，诃子研细粉各等分，炼蜜为丸，如龙眼核大，每回一丸，噙化，缓缓咽下。（治咽喉炎与扁桃体炎，并能止咳。编者经验方）

马 兜 铃

（异名：都淋藤、独行根、土青木香、云南根）

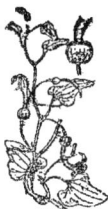

【学名】Aristolochia debilis Sieb. Et Zucc.

【科属及形态】马兜铃科，多年生缠绕草本植物。叶钝头，长心脏形。夏月叶腋抽出长梗，着生筒状花。结实为褐色卵圆形，叶脱时，其实尚垂，状如马项之铃，故名。果实供药用。

【产地】我国大部分省区。

【性味】马兜铃：性寒、味微辛，无毒。

【成分】果实含马兜铃酸。

【效用】1. 果实（马兜铃）：为镇咳祛痰、消炎解毒药，治喘息、支气管炎、咳嗽失音，外用治痔出血及蛇虫咬伤。

2. 果实（马兜铃）：开肺下气，清热化痰，治肺热喘咳、血痔瘘疮。

【用量及用法】内服一日量 3～9g，作煎剂或散剂。

【附方】马兜铃（去壳及膜）末 600g，生甘草末 300g，共研细末拌匀，每日 9g，放纱布袋中，加水 200mL 煎浓汤约 100mL，去渣，频频呷咽之。（治支气管炎、支气管喘息。编者经验方）

马 鞭 草

（异名：龙牙草、凤颈草）

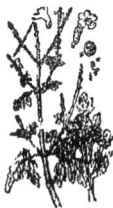

【学名】Verhena officinalis L.

【科属及形态】马鞭草科，多年生草本植物。叶深绿色，三裂。夏秋间开小花，唇形花冠，长穗状花序，其穗相集，穗类鞭鞘，故名马鞭草，全草供药用。

【产地】我国大部分省区。

【性味】性寒、味苦，无毒。

【成分】全草含马鞭草苷、戟叶马鞭草苷、羽扇豆醇、β－谷甾醇等。

【效用】1. 全草为通经、止痢、利尿药，用于月经困难、赤白痢疾、疟疾、水肿等。

2. 行血、杀虫，治癥瘕、久疟、金疮及妇人月事不下等。

【用量及用法】内服一日量 9～18g，作煎剂。

【附方】马鞭草 15g，陈茶叶 9g，水 500mL，煎至 300mL，一日二回分服。（治赤白痢。编者经验方）

马　宝

（异名：马粪石、鲊答、赭丹）

【学名】Eqruscaballus L.

【基本】为兽类的膀胱结石、肠结石等病理产物。供药用。

【产地】马在全国各省区均有饲养。

【性味】性凉、味甘咸，无毒。

【成分】马宝含磷酸镁、碳酸钙、碳酸镁等。

【效用】1. 马宝：为镇静、镇痉、解毒药，对于癫痫及小儿惊搐、失眠、歇斯底里、痉挛性咳嗽等有效。

狗宝：为解痉解毒药，用于化脓性疾患及食管痉挛有效。

2. 马宝：化痰清心，治癫痫、狂妄、痰迷惊搐。

狗宝：治噎膈、痈疽、疮疡。

【用量及用法】内服一日量 3～9g，作散剂。（狗宝与马宝相同）

【附方】马宝研成细末，每回 1～3g，一日二三分回，温开水送服。（治顽固性失眠、年轻人之精神分裂症。编者经验方）

马齿苋

（异名：马苋、五行草、五方草、长命菜）

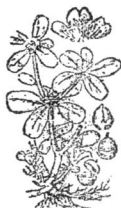

【学名】Portulacaoleracea L.

【科属及形态】马齿苋科，一年生草本植物。茎叶肉质，多汁，带赤色，平卧于地上，分枝甚多，叶小，倒卵形，夏日枝梢开小花，果实为盖果。全草供药用。

【产地】我国各省区。

【性味】性寒、味酸苦，无毒。

【成分】全草含甜菜素、异甜菜素及葡萄糖、果糖、蔗糖等。

【效用】1. 为消炎、利尿、止痛药，用于细菌性痢疾、急性关节炎、梅毒、痔肿、睾丸肿痛、赤痢、妇人带下、小儿丹毒及诸种疮毒、蛇虫咬伤等。

2. 泻热，解毒，治恶疮，散血癖，止消渴。

【用量及用法】内服一日量9～30g，作煎剂；也可捣烂外敷患部。

【附方】马齿苋24g，白蔹12g，生甘草3g，水600mL，煎至400mL，一日二三回分服。（治赤白带下、尿道炎、阴囊肿痛、小便热淋。编者经验方）

马兰

（异名：紫菊、绀菊。嫩叶即马兰头）

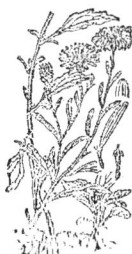

【学名】Aster indicus L.

【科属及形态】菊科，多年生草本植物。茎高不及三尺，绿色，平滑，叶呈披针形。秋日梢上分枝，枝头各生一头状花，带蓝色。嫩叶俗称马兰头，全草供药用。

【产地】我国各省区。

【性味】性凉、味微辛，无毒。

【成分】全草含挥发油，油中含乙酸龙脑酯、甲酸龙脑酯、二聚戊烯等。

【效用】1. 为止血解毒药，对于热性病之出血有效，捣汁服解菌蕈毒，捣烂外敷患部治蛇虫咬伤。

2. 止鼻衄、吐血，断血痢，合金疮，解酒疸及诸菌毒，生捣涂蛇咬。

【用量及用法】内服一日量 15 ~ 30g，作煎剂。鲜者捣汁每服 20 ~ 30mL，一日三回。外用数量不限。

【附方】鲜马兰适量捣如泥，外敷患部。（治丹毒等皮肤感染性疾患。编者经验方）

马蓝根

（异名：大叶冬蓝、山蓝、板蓝、琉球蓝）

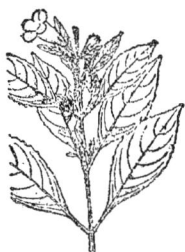

【学名】Strobilanthes flaccidifolius Nees.

【科属及形态】爵床科，常绿草本植物。茎高二三尺，叶呈椭圆形，边有锯齿。花开于茎顶和叶腑，带紫色。根供药用。

【产地】我国华南各省及江苏等省区。

【性味】性寒、味苦，无毒。

【成分】根含靛苷、β - 谷甾醇、靛红、芥子苷等。

【效用】1. 为清凉、解热、解毒药，用于丹毒、产褥热等。

2. 治大头瘟、产后伤寒、小儿游丹。

【用量及用法】内服一日量 6 ~ 21g，作煎剂；也可捣烂外敷患部。

【附方】板蓝根 15g，黄芩 3g，黄连 3g，野菊花 6g，水 600mL，煎至 400mL，一日二三回分服。（治大头瘟。编者经验方）

飞 蝗

（异名：蝗虫。幼虫名"蝻"）

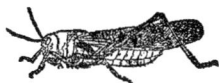

【学名】Locusta moratoria（Linnaeus）

【科属及形态】昆虫类，蝗虫科。体灰褐，前胸背之后端突出为锐角，头部有复眼二，单眼三，触角为鞭状体。有翅之成虫迁移甚速，为田禾之害虫，可供药用。

【产地】我国大部分省区。

【性味】性平、味咸，无毒。

【成分】飞蝗含蛋白质、脂肪、多种维生素，以及磷、钙、铁、铜、锰等。

【效用】1. 飞蝗去脚翅，油煎酱炒食用，或焙燥研末服，治肺结核、产后贫血、小儿百日咳、小儿疳瘦等。

2. 补血，治疳，杀虫。

【用量及用法】飞蝗 5～10 只（小儿剂量），去脚翅，作煎服或油煎酱炒食用，也可焙燥研末服。

【附方】飞蝗 5～10 只，水 500mL，煎至 300mL，一日二回分服。（治小儿百日咳。编者经验方）

四　画

五　加　皮

（异名：木骨、五佳、文章草、追风使）

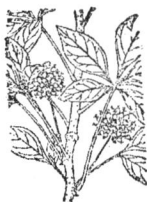

【学名】Acanthopanax gracilistylus W. W. Smith

【科属及形态】五加科，落叶灌木。干枝均有刺，叶呈掌状复叶。初夏叶腋生黄绿色小五瓣花。果实成熟时黑色，为球形浆果。根皮供药用。

【产地】我国中南、西南，以及陕西、山西、江苏、浙江、安徽、江西、福建等省区。

【性味】性温、味辛，无毒。

【成分】根皮含丁香苷、刺五加苷 B1、右旋芝麻素等。

【效用】1. 为强壮药，治阳痿及筋骨疼痛、疝气腹痛。

2. 坚骨益精，祛风胜湿，逐皮肤之瘀血，疗筋骨之拘挛。

【用量及用法】内服一日量 6～9g，作煎剂或散剂，也可制成浸酒剂。

【附方】五加皮、威灵仙、油松节、木瓜各等分，共研细末，每回 3g，一日三回，温黄酒送服。（治慢性风湿性关节痛。编者经验方）

五 倍 子

（异名：盐肤木、百虫草、木附子）

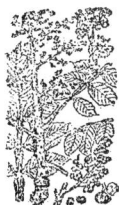

【学名】Rhus chinensis Mill.

【科属及形态】漆树科，落叶灌木。叶呈椭圆形，总叶柄有翅。夏日顶生白色小花。其叶为一种五倍子虫刺伤而生囊状赘生物，干燥后供药用。

【产地】我国大部分省区。

【性味】性寒、味酸涩，无毒。

【成分】五倍子含五倍子鞣酸、脂肪、树脂及淀粉等。

【效用】1. 为收敛药，对下利出血等有效。外用为撒布剂，作局部止血之用。

2. 疗泄痢、五痔、下血、脱肛、水肿、湿烂、子肠下坠。

【用量及用法】内服一日量 1～3g，作煎剂或散剂。外用分量不拘。

【附方】五倍子 30g，焙干研细末，取适量用豆油调填脐中，缚定。（治盗汗。编者经验方）

五 味 子

（异名：嗽神、壮味、玄及）

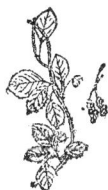

【学名】Schizandra chinensis Raill（北五味子）

【科属及形态】木兰科，落叶蔓生藤本。叶呈卵形或倒卵形，有细锯齿边。夏日开红白色小花。果实熟呈红色，为球形浆果，干则皱缩而呈紫暗色，果实供药用。

【产地】我国黑龙江、吉林、辽宁、内蒙古、河北、山西、宁夏、山东等省区。

【性味】性温、味酸微甘，无毒。

【成分】果实含挥发性成分、木脂素类、有机酸类、柠檬醛等。

【效用】1. 为滋养强壮、收敛镇咳药，治急慢性肝炎、疲劳多汗、慢性支气管炎、五更泄泻等。

2. 补虚，敛汗，止泻，宁咳，定喘。主治咳逆、劳伤、羸瘦。

【用量及用法】内服一日量 3~9g，作煎剂或散剂。

【附方】五味子 60g，吴茱萸 15g，车前子 30g，共研细末拌匀，每回 3g，一日三回，稀粥送服。（治五更泄泻。编者经验方）

五 谷 虫

（异名：屎虫、粪蛆、粪虫、元浆子）

【学名】Chrysomyia megacephala（Fabricius）

【科属及形态】双翅类，蝇科。天蝇之幼虫；夏月生于粪坑中，体为圆柱状，色白。掠此粪蛆，浸长流水中三日，漂洗洁净，晒干，供药用。

【产地】我国大部分省区。

【性味】性寒、味微苦，无毒。

【成分】五谷虫含生物碱、油脂、蛋白质及氨基酸等。

【效用】1. 本品为健胃整肠、清热解毒药。治慢性消化不良、食欲不振、大便溏泻及小儿疳疾等。

2. 清热，解毒，消疳积。

【用量及用法】内服一日量 3~6g，焙燥研细末服用，或配合他药为散剂及丸剂。

【附方】五谷虫 3、黄连 2、甘草 2 之比例，共研细末，面糊为丸，如赤豆大，每回 1~3g，一日二回，温开水送服。小儿用量递减。（治慢性消化不良及小儿疳疾等。编者经验方）

五 灵 脂

(异名：五灵芝、丹芝、龙芝)

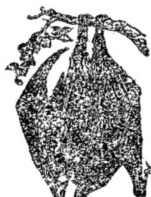

【学名】Trogopterus xanthipes Milne – Edwards

【科属及形态】五灵脂是哺乳纲、鼯鼠科动物复齿鼯鼠（寒号鸟）、飞鼠或其他近缘动物的粪便，均供药用。

【产地】我国大部分省区。

【性味】性温、味甘苦咸，无毒。

【成分】五灵脂含焦性儿茶酚、苯甲酸、五灵脂酸、原儿茶酸等。

【效用】1. 为止痛、解痉、止血药。治腹痛、疝痛、月经过多、癫痫等。

2. 治心腹、胁肋、少腹诸痛、疝痛、血痢。外用涂敷疮疥及蛇蝎诸毒。

【用量及用法】内服一日量6～15g，作煎剂、散剂或丸剂；也可外用。

【附方】五灵脂300g，侧柏叶300g，蒲黄300g，共炒研细末拌匀，每回2～3g，一日三回，温开水送服。（治腹部疝痛、月经过多等。编者经验方）

五 叶 藤

(异名：乌蔹莓、五爪龙、五叶莓、五龙草)

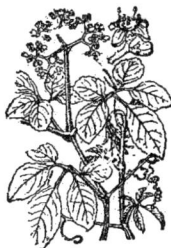

【学名】Cissus japonica Willd.

【科属及形态】葡萄科，多年生蔓草。地下茎蔓延繁殖，地上茎有卷须，能攀缘。叶为掌状复叶，小叶五片。开淡黄绿色花。果实为浆果。根粗白黄色，长一二尺，粗如指，捣之有汁，该根供药用。

【产地】我国东北、山东、江苏、江西、浙江、湖北等省区。

【性味】性寒、味酸苦，无毒。

【成分】根含植物黏液及硝酸钾等。

【效用】1. 为止痛消肿药，外敷治疗疮、痈肿、虫咬。

2. 清热毒，消痈肿，凉血解毒，利小便。

【用量及用法】内服一日量9～30g，作煎剂或捣汁作漱口用；外用取鲜根捣敷患部。

【附方】鲜五叶藤根30g洗净捣汁，鲜马兰根30g洗净捣汁，拌匀，作含漱口液。（治咽喉部之急性炎症。编者经验方）

升 麻

（异名：黑升麻、周麻）

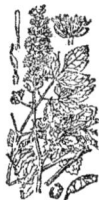

【学名】Cimicifuga foetida L.

【科属及形态】毛茛科，多年生草本植物。茎高至三尺余。叶呈椭圆形。秋日顶生白色小花。根供药用。

【产地】我国黑龙江、吉林、辽宁、河北、山西、陕西、四川、青海等省区。

【性味】性平、味苦，无毒。

【成分】根含升麻碱、水杨酸、咖啡酸、阿魏酸、鞣质等。

【效用】1. 为解热、解毒、镇静、止痛药。治麻疹、痘疮、诸疮疡、头痛发热。煎汤含漱治口腔炎、扁桃体炎等。

2. 解毒，散热，净血，疗头痛、诸肿毒、咽痛、口疮、痘疹。

【用量及用法】内服一日量3～12g，作煎剂，也可煎汤作漱口液。

【附方】升麻12g，野蔷薇根9g，甘草3g，水600mL，煎至400mL，一日二三回分服。（治口腔炎、咽喉炎、扁桃体炎等。编者经验方）

天 门 冬

（异名：天冬、天棘、万岁藤）

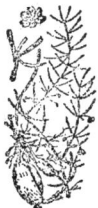

【学名】Asparaguscochinchinensis（Lour.）Merr

【科属及形态】百合科，多年生蔓性草本植物。地下茎簇聚而成肥大块根，长椭圆形。茎变形为叶状，分歧为绿色线状之枝，叶细小，鳞形。夏日叶腋生白色小花，果实为白色浆果。根供药用。

【产地】我国大部分省区。

【性味】性平、味甘苦，无毒。

【成分】根含甾体皂苷、氨基酸、多糖等。

【效用】1. 为强壮、解热、镇咳、利尿药。治肺癌放疗前后之体弱、低热、咳嗽、咳血及水肿。

2. 久服轻身，益肺气。养肌肤，利小便。主诸暴风湿、偏痹。

【用量及用法】内服一日量 6～12g，作煎剂。

【附方】天门冬 9g，麦门冬 9g，西洋参 6g，黄芩 6g，水 600mL，煎至 400mL，一日二三回分服。（治肺癌放疗期间或放疗后之体弱、咳嗽、咳血。编者经验方）

天 麻

（异名：赤箭、赤箭芝）

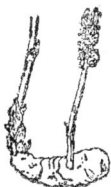

【学名】Gastrodia elata Blume.

【科属及形态】兰科植物，多年生草本植物。地下根茎肥厚，成长椭圆形。叶为黄赤色，着生鳞叶。春日顶生带黄色花，呈穗状花序。根供药用。

【产地】我国大部分省区。

【性味】性温、味微辛，无毒。

【成分】根含天麻苷、天麻醚苷、对 – 羟基苯甲基醇等。

39

【效用】1. 为止晕镇痛药，用于头痛、眩晕、四肢肌肉痛，并治中风所致之上下肢麻痹、言语障碍者。

2. 通血脉，强肌力，疏痰气。主诸风湿痹、四肢拘挛、小儿风痫惊气。

【用量及用法】内服一日量 6～15g，作煎剂、散剂或丸剂。

【附方】天麻 3、牛膝 3、杜仲 3、红花 3、羌活 2 之比例，共研细粉，水泛为丸，每回 3～6g，一日三回，温开水送服。（治脑血栓后之半身不遂、肌肉挛痛。编者经验方）

天 南 星

（异名：虎掌、虎膏、鬼蒟蒻）

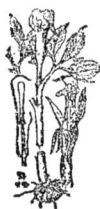

【学名】Arisaema erubescens（Wall.）Schott.

【科属及形态】天南星科，多年生草本植物。根茎肥厚成块状，茎有暗褐色斑点，高至二三尺。叶呈披针形。春日叶腋生绿色之佛焰状苞，呈肉穗花序。根供药用。

【产地】我国大部分省区。

【性味】性温、味苦辛，有毒。

【成分】根含三萜皂苷、安息香酸、淀粉、D‑谷甾醇等。

【效用】1. 为镇痉、镇痛、祛痰药，治中风痰迷、癫痫及小儿痉挛发作。捣烂外贴治胸痛、肩凝、金疮折伤瘀血等。

2. 除痰，下气，利胸膈，攻坚积，消痈肿，主中风、麻痹等。

【用量及用法】内服一日量 3～9g，作煎剂；也可捣烂外敷患部。

【附方】天南星 6g，半夏 3g，附子 1g，木香 3g，车前子 6g，水500mL，煎至 300mL，一日二回分服。（治中风痰迷、急痫及癫痫。编者经验方）

天 名 精

（异名：天门精、天蔓菁、母猪草、皱面草）

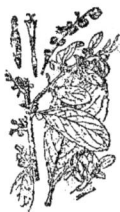

【学名】Carpesium abrotanoides L.

【科属及形态】菊科，叶自根生，就地丛生，边有锯齿。夏秋间抽茎，高二尺余，自茎分枝，叶腋出短梗，开黄色之头状花。结实为瘦果，色褐黑。根为白色。全草称天名精，种子名鹤虱，全草及种子均供药用。

【产地】我国大部分省区。

【性味】性凉、味辛甘，无毒。

【成分】全草含倍半匝萜内酯等。种子含苦味质及挥发油等。

【效用】1. 全草（天名精）为消炎止痛药，用于咽喉炎、胸膜炎、肺炎、支气管炎等症。又全草捣汁外涂治蛇虫咬伤。种子（鹤虱）治腹痛，又为绦虫、蛲虫、蛔虫之驱除剂。

2. 全草：止血，杀虫，解毒，治牙痛，外敷蛇虫咬伤。

种子：杀五脏虫，止疟，敷恶疮。

【用量及用法】全草内服一日量5～10g，作煎剂。全草捣汁外用分量不拘。种子：用量相同，作散剂或煎剂。

【附方】鲜天名精全草适量捣烂取汁，用棉签蘸少量鲜汁涂患部。（治急性咽喉炎、扁桃体炎、患部分泌物多等。编者经验方）

天 竺 黄

（异名：竹黄、竹膏、空个玄）

【学名】Bambusa textilis McClure

【科属及形态】禾本科。苦竹或淡竹节孔中生成有如石之块，为竹受一种病的变化分泌液凝成块片，似沙砾，色白灰、黑灰不等，间或略带光泽作象牙色，稍透明，质坚，水难溶解。该分泌液被称为天竺黄，可供药用。

【产地】我国广东、广西等省区。

【性味】性寒、味甘，无毒。

【成分】天竺黄含氢氧化钾、硅土、三氧化二铝、三氧化二铁等。

【效用】1. 为清凉解热、清脑镇静、祛痰镇咳药，用于各种发热所致的烦躁不眠、中风后嗜睡痰多、小儿惊痫抽搐等。

2. 明目，疗金疮，主治中风、痰壅、失音，并治小儿惊风。

【用量及用法】内服一日量 3～9g，作煎剂。或作散剂，内服一日量 1～3g。

【附方】天竺黄 2、西牛黄 1、朱砂 0.3 之比例，共研成细粉，每回 1g，一日三回，小儿用量减半，温开水送服。（治惊痫抽搐等症。编者经验方）

巴　豆

(异名：巴菽、老阳子。压榨去油名巴豆霜)

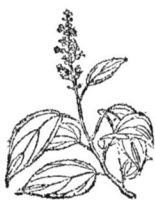

【学名】Croton tiglium L.

【科属及形态】大戟科，常绿灌木。叶呈长卵圆形。花为草性绿色小花。果实为蒴果，裹以木质果皮。种子如豆，供药用。

【产地】我国湖北、湖南、浙江、广东、广西、福建、台湾、四川、云南、贵州等省区。

【性味】性热、味辛，有毒。

【成分】种子含脂肪油，主成分为巴豆树脂、蛋白质、巴豆苷等。

【效用】1. 为顽固便秘之峻下药，惟作用猛烈，须注意。急性喉头肿闭及白喉窒息时，用此法能吐出黏液及伪膜。巴豆压榨去净油名巴豆霜，用极小量与他药合剂，治急性胃炎、小儿食积吐乳。

2. 大热、大泻，开窍宣滞，去脏腑沉寒癖积。

【用量及用法】巴豆霜：内服一回量 0.1～0.3g，作丸剂或散剂。外用适量，也可捣膏涂患部。本品有毒性，务必在医师严格指导下使用。

【附方】巴豆霜 0.5、肉桂粉 3、沉香末 2、丁香末 3 之比例，混和拌匀，每回 0.3 ~ 0.5g，一日一二回，温开水送服。（治急性胃炎、胃部剧痛。编者经验方）

巴 戟 天

（异名：巴戟、巴吉天、戟天、巴戟肉）

【学名】Morinda officinalis How

【科属及形态】茜草科，缠绕或攀缘藤本。根茎肉质肥厚，圆柱形。叶呈长椭圆形。花序头状，花 2 ~ 10 朵。浆果近球形。根供药用。

【产地】我国福建、广东、海南、广西等省区。

【性味】性温、味甘辛，无毒。

【成分】根含蒽醌、黄酮类化合物等。

【效用】1. 为强壮药，能增强脑力，旺盛性欲。用于男子阳痿早泄、女子生殖功能减退、子宫冷感、月经不调等。

2. 治男子夜梦、梦交泄精，强阴，治风癞。

【用量及用法】内服一日量 3 ~ 9g，作煎剂或流膏剂。

【附方】巴戟肉 9g，人参 6g，补骨脂 6g，小茴香 3g，水 600mL，煎至 400mL，一日二三回分服。（治老人衰弱、足膝痿痹、步履艰困等。编者经验方）

月 季 花

（异名：月月红、胜春、长春花、四季花）

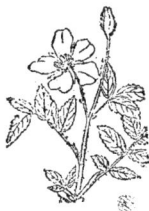

【学名】Rosa chinensis Jacq.

【科属及形态】蔷薇科，小灌木。其嫩茎有刺。叶为复叶，小叶三至五枚。花呈淡红色，供药用。

【产地】我国大部分省区。

【性味】性温、味甘，无毒。

【成分】花含芳香性精油，主成分为萜醇类化合物，以及鞣质、没食子酸等。

【效用】1. 为活血、调经、止痛药，用于月经痛、月经不调等症；外用捣敷患部。

2. 活血，消肿，敷毒。

【用量及用法】内服一日量 3 ~ 6g，作煎剂或茶剂。

【附方】月季花 6g，丹参 6g，水 500mL，煎至 300mL，一日二回，临服时加热黄酒一匙以助药力。（治月经痛、月经困难、月经不调等。编者经验方）

木　瓜

（异名：楙、宣木瓜、木桃）

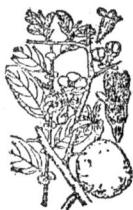

【学名】Cydonia lagenaria Lois.

【科属及形态】蔷薇科，落叶灌木。叶呈长椭圆形。春月开花。果实呈椭圆形，供药用。

【产地】我国华东、华中及西南各省区。

【性味】性温、味酸涩，无毒。

【成分】果实含苹果酸、酒石酸、柠檬酸、齐墩果酸、皂苷等。

【效用】1. 为强壮、镇痛、解痉药，治小腿腓肠肌痉挛。配合他药用于下肢痿弱无力、风湿性关节炎及腰膝酸痛等。

2. 敛肝，和脾，化湿，舒筋，治吐利转筋、脚气、湿痹等。

【用量及用法】内服一日量 6 ~ 12g，作煎剂或浸酒剂。

【附方】木瓜 12g，当归 9g，水 500mL，煎至 300mL，一日二回分服，临服时略加热黄酒以助药力。（治小腿腓肠肌痉挛、风湿性关节炎等。编者经验方）

木 天 蓼

（异名：天蓼）

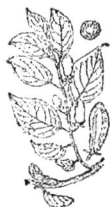

【学名】Actinidia polygama Mig.

【科属及形态】猕猴桃科，落叶灌木。叶呈椭圆形，锯齿缘；夏日开下垂白色五瓣花。果实为长椭圆形之浆果。采集其有虫瘿之果实，干燥后供药用。

【产地】我国东北、陕西、山东、湖北、湖南、浙江、安徽、四川等省区。

【性味】性温、味苦辛，无毒。

【成分】木天蓼含猕猴桃碱、木天蓼内酯及 β–苯乙醇等。

【效用】1. 为暖身止痛药，用于腰痛疝痛。

2. 主癥结、积聚、风劳、虚冷。

【用量及用法】内服一日量 6～12g，作煎剂或散剂。

【附方】木天蓼 12g，独活 6g，水 500mL，煎至 300mL，一日二回分服。（治腰痛、虚寒性坐骨神经痛等。编者经验方）

木 贼 草

（异名：锉草）

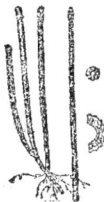

【学名】Equisetum hiemale L.

【科属及形态】木贼科，常绿多年生草本植物。茎丛生，管状，中空。叶轮生，形如鳞状，成鞘状，顶生子囊，穗为椭圆形。全草供药用。

【产地】我国大部分省区。

【性味】性温、味甘微苦，无毒。

【成分】全草含挥发油、黄酮苷类、生物碱及香草醛等。

【效用】1. 为收敛止血、利尿发汗药，治肠出血、痔出血、浮肿及眼疾等有效。

2. 治目疾，退翳膜，治疝痛、脱肛、肠风、赤痢等症。

【用量及用法】内服一日量 6～15g，作煎剂。

【附方】木贼草 15g，浮萍 12g，穿心莲 3g，赤豆 60g，水 600mL，煎至 400mL，一日二三回分服。（治溶血性链球菌感染所致的肾炎、浮肿。编者经验方）

木　　通

（异名：通草、万年藤、附支）

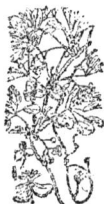

【学名】Akebia quinata Decne.

【科属及形态】木通科，落叶蔓性木本。叶掌状复叶，小叶五片。春日与新叶同时抽花茎，开暗紫色草性花。果实为椭圆形浆果。全草供药用。

【产地】我国长江流域各省区。

【性味】性寒、味苦，无毒。

【成分】全草含白桦脂醇、齐墩果酸、常春藤皂苷元、木通皂苷等。

【效用】1. 为消炎、利尿、镇痛、排脓药，治肾炎、浮肿、胃炎、眼部炎症等。

2. 除脾胃寒热，消水肿，通大小肠及膀胱，导诸湿热由小便而出。

【用量及用法】内服一日量 6～9g，作煎剂。

【附方】木通 9g，车前子 6g，小蓟 6g，黄柏 3g，水 600mL，煎至 400mL，一日二三回分服。（治尿血、小便不畅、浮肿等。编者经验方）

木　　香

（异名：青木香、川木香、广木香）

【学名】Aucklandia lappa Decne.（菊科木香）

【科属及形态】菊科植物，多年生草本植物之根茎。马兜铃科之

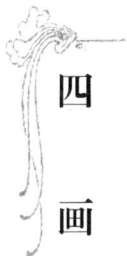

根，名青木香或土青木香，系多年生蔓草。叶有柄，夏日开紫绿色之筒状花。药店另有一种土木香，亦属菊科植物之根，均供药用。

【产地】主产于我国云南省，其他多省区亦产。土青木香（马兜铃根）随处有产。

【性味】性温、味苦辛，无毒。

【成分】木香及土木香之根均含挥发油、木香匝醛、胆胺、木香萜胺等。

【效用】1. 为健胃、利尿、发汗、祛痰、驱虫药。治急性胃肠炎之吐泻、疟疾合并胃肠炎、支气管炎等。土木香民间用以治腹痛，并外用解蛇虫毒。

2. 清肺热，行三焦气，治痰咳喘促，一切气痛。

【用量及用法】内服一日量 3~6g，作煎剂或散剂。

【附方】木香 6g，厚朴 3g，白术 3g，枳实 3g，陈皮 3g，水600mL，煎至 400mL，一日二三回分服。（治慢性胃炎。编者经验方）

木 蝴 蝶

（异名：玉蝴蝶、千张纸）

【学名】Oroxylum indicum Vent.

【科属及形态】紫葳科巨大木本植物。树皮厚，叶呈卵状椭圆形。夏秋间开化，呈钟形，紫红色。蒴果扁荚状，种子翅状，除茎部外，全部为木质的翅所包围。种子供药用。

【产地】我国四川、贵州、云南、广西、广东、海南、福建等省区。

【性味】性微寒、味微苦甘，无毒。

【成分】种子含脂肪油、苯甲酸、白杨素、木蝴蝶苷（A、B）、黄芩苷元等。

【效用】1. 为消炎、止痛、镇咳药，用于神经性胃痛、百日咳及慢性支气管炎等，亦可外用于下肢皮肤溃疡不愈。

2. 治胃脘肝气痛，下部湿热浸淫恶疮，痈疽不敛。

【用量及用法】内服一日量 3~6g，镇咳作煎剂，或焙燥研细末为散剂，治胃痛用温开水冲服。外用贴布，或研粉撒布，或豆油调涂患部。

【附方】玉蝴蝶 6g，棉花根 12g，冰糖 30g，水 500mL，煎至 300mL，一日二回分服。（治慢性支气管炎引起之咳嗽。编者经验方）

木 芙 蓉

（异名：地芙蓉、木莲、拒霜）

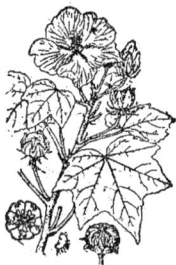

【学名】Hibiscus mutabilis L.

【科属及形态】锦葵科，落叶灌木。高丈许，叶呈心脏形。秋冬之间，梢头开花，花冠带红白色。花及叶供药用。

【产地】我国大部分省区。

【性味】性平、味微辛，无毒。

【成分】花与叶含黄酮醋、金丝桃苷、酚类等。

【效用】1. 为消肿抗炎药，多用于化脓性炎症疾患。

2. 消肿，排脓，止痛，治痈疽、肿毒、恶疮。

【用量及用法】花或叶：干燥研末，专供外用，分量不限。

【附方】芙蓉花及叶，干燥后共研细末，用豆油调涂患部。（治一切痈疽、无名肿毒。编者经验方）

毛 茛

（异名：毛健草、水茛、毛董、天灸）

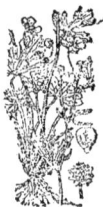

【学名】Ranunculus japonicus Thunb.

【科属及形态】毛茛科，多年生草本植物。茎有毛，单叶，掌状分裂，夏日从其根出叶，叶间抽花茎，分枝，开花于茎顶，花黄色或白色。果实为干果，集成球形。茎、叶、根皆有毒。全草供药用。

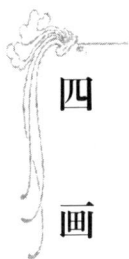

【产地】全国大部分省区。

【性味】性温、味辛，有毒。

【成分】全草含原白头翁素及维生素 C 等。

【效用】1. 为强烈之皮肤刺激药，采取新鲜之茎叶捣涂于未溃之疮肿，能促进其穿溃。疟疾患者以本品捣烂，罨包于颈后项下脊椎骨间，令发泡，以促疟疾之自愈。用于黄疸，捣敷前臂之内关穴，使起泡，以消毒之针轻轻刺破之，能流出黄水而愈。惟不宜内服。凡患恶疮痈肿疼痛之未溃者，捣叶敷之可消肿，已溃之肿物，揉嫩叶贴之，有吸出浓汁之效。

2. 恶疮痈肿，疼痛未溃，捣敷之，不得入疮令肉烂。患疟人以一握微碎缚臂上，男左女右，勿令近内，否则即成疮。和姜捣涂腹部，破冷气。

【用量及用法】用于疟疾及黄疸，每回约一二茎，捣烂如黄豆大一丸。用于痈肿，视肿处之面积而定，约如豆大至龙眼核大为止。本品有毒性，务必在医师严格指导下使用。

【附方】鲜毛茛捣烂团如丸（黄豆大），缚前臂之内关穴上一夜即起泡，用消毒之针刺破放去黄水，此本是民间单方，经编者使用确实有效。（治黄疸。编者经验方）

水　蛭

（异名：蚂蟥、马蜞、吸血虫、医用蛭）

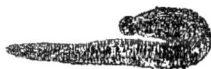

【学名】Hirudo nipponica Whitman

【科属及形态】蠕形动物，颚蛭类，水蛭科。体长，稍扁，色黑带绿，背面有黄色直纹，头端背面左右有眼五对，口在其下面，最大者长约二三寸，阔约三分，栖于池沼水田间，口有吸盘，好吸食脊椎动物之血。医生恒用此使之为排去恶血之用。古时且用其内服，为去瘀血剂。水蛭全身供药用。

【产地】我国各省区。

【性味】性寒、味苦咸，有毒。

【成分】水蛭含蛋白质、肝素、抗凝血酶等。

【效用】1. 为抗血凝药，治月经不顺、月经困难、子宫肌瘤，以及跌仆打损部之疼痛有效。

2. 消瘀，通经，治小腹胀痛、肌肤甲错、干血痨等。

【用量及用法】内服一日量 3～9g，干燥后研成细末，也可烧存性（黑烧）后，研成细末服用。本品有毒性，务必在医师严格指导下使用。

【附方】水蛭炒黄研为细末 300g，大黄、接骨木、牵牛子各 600g，共研细末，拌匀，每回 6g，一日二三回，温黄酒冲服。（治跌打损伤、瘀血不通、局部胀痛、大小便不通欲死者。编者经验方）

水　獭

（异名：水狗）

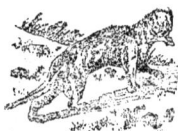

【学名】Lutra lutra

【科属及形态】哺乳类，鼬鼠科。体形似鼬，头扁而短，眼大，全体披细长柔毛，趾间有蹼，夏日黑色，冬日稍赤褐，体长三尺余，尾长约一尺余，穴居于河滨池畔间，捕鱼类为食，昼伏夜出。水獭全身及胆囊、肝均供药用。

【产地】我国大部分省区。

【性味】性寒、味甘咸，无毒。

【效用】1. 肉、肝脏及胆囊均为滋养强壮药。治肺癌放疗后之低热、咳嗽。

2. 肝脏：内服补血消毒，用于虚痨病之大便秘结。

【用量及用法】肉、肝及胆囊干燥后研成粉末，内服一日量为 3～9g。

【附方】水獭肝一二具，低温干燥（置石灰器中干燥之最适）后，研成细末，每回 1～3g，一日三回，温开水送服。（治肺癌放疗后之低

热、咳嗽。编者经验方）

水　仙

（异名：金盏银台、俪兰、雅客）

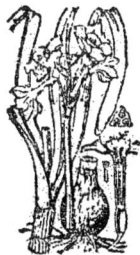

【学名】Narcissus tazetta L. var. chinensis Roem.

【科属及形态】石蒜科，多年生草本植物。鳞茎黑色卵形，下生白色须根，叶白绿色，狭长而呈线状。春日生花，伞形排列，有佳香，花白色，花被六片。球根供药用。

【产地】我国河北、山东、江苏、福建等省区。

【性味】性寒、味苦微辛，有毒。

【成分】含伪石蒜碱、石蒜碱、多花水仙碱、漳州水仙碱等。

【效用】1. 为消炎调经药，消痈肿、乳腺炎。

2. 涂痈消肿，不可内服，误食之，必腹痛暴泻。

【用量及用法】球根以外用为主。本品有毒性，务必在医师严格指导下使用。

【附方】新鲜水仙球根一个，捣敷患部。（治痈肿疮毒、蛇虫咬伤。编者经验方）

牛　蒡

（异名：恶实、蒡翁菜、便牵牛、蝙蝠刺）

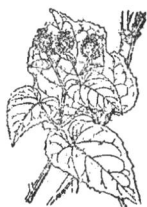

【学名】Arctium lappa L.

【科属及形态】菊科，越年生草本植物。叶呈心脏形。初夏开花，带紫色。种子有棘刺，细长扁平。种子（牛蒡子）供药用。

【产地】我国陕西、山东、河南、湖北、江苏、浙江、安徽、台湾等省区。

【性味】性平、味苦辛，无毒。

【成分】种子含牛蒡苷、硫胺素、牛蒡酚等。

【效用】1. 为利尿解热药，治浮肿及咽喉疼痛、肺炎、流行性感冒等。

2. 治风湿瘾疹、咽喉风热、疮疡肿毒、腰膝气滞。

【用量及用法】内服一日量6～9g，作煎剂或散剂。

【附方】牛蒡子（半生半炒）、浮萍（焙燥）等分，共研细末，拌匀。每回3～6g，一日三回，温开水送服。（治急性肾炎浮肿及咽喉水肿。编者经验方）

牛 虻

（异名：虻虫）

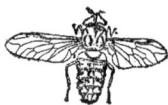

【学名】Tabanus bovinus.

【科属及形态】昆虫类，虻科。体长约一寸，色黑褐，腹凹而扁，微黄绿色。翅带淡黄褐色，口有棘刺。夏季栖于牧场中，叮吸牛马体之血。全虫去翅焙燥供药用。

【产地】我国大部分省区。

【性味】性微寒、味苦，有毒。

【效用】1. 为活血调经、消炎止痛药，治妇人月经困难、瘀血、子宫良性肿瘤、小腹硬满；又外用能吸出肿毒。

2. 通经逐瘀，治小腹胀痛、肌肤甲错等。

【用量及用法】内服一日量3～6g，作散剂或丸剂。本品有毒性，务必在医师严格指导下使用。

【附方】虻虫10、水蛭10、干漆8、生甘草10之比例，共为细末，炼蜜为丸，如赤豆大，每回2g，一日三回，温开水送服。（治子宫肌瘤、月经闭止。编者经验方）

牛　黄

（异名：丑宝、西黄）

【学名】Bos taurus domesticus Gmelin

【基本】本品系野牛或山羊、羚羊等胆囊中之结石，产于我国及印度、波斯等地。以中国产者为上品。波斯称牛黄为披速阿石，含有消毒之意。结石供药用。

【产地】我国各省区均有野生或饲养的野牛、山羊、羚羊。牛黄多产于病牛胆中。

【性味】性凉、味苦，无毒。

【成分】牛黄含胆红素、胆汁酸、脱氧胆酸、胆汁酸盐等。

【效用】1. 为强心、解热、镇痉、利胆药。治癫狂及小儿惊风搐搦等症。本品适宜于肺炎等热病之神昏。

2. 清心，解热，利痰，治惊痫，益肝胆。

【用量及用法】内服一日量0.3～1g，作散剂或丸剂。

【附方】人参、牛黄、猴枣各等分，为散，每回0.3～1g，一日数回，薄荷水调服。（治小儿惊热。编者经验方）

牛　膝

（异名：牛茎、百倍、对节菜、山苋菜）

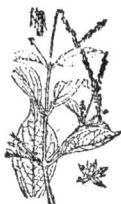

【学名】Achyranthes bidentata Bl.

【科属及形态】苋科，多年生草本植物。茎高至二三尺。叶呈椭圆形，头尖锐。夏日顶生或叶腋生绿色小花。果实为椭圆形苞果。茎方形，有节胀大，状如牛之膝，故名。根供药用。

【产地】我国大部分省区。河南产的怀牛膝为道地药材。

【性味】性平、味苦酸，无毒。

【成分】根含皂苷，并含脱皮甾酮和牛膝甾酮等。

【效用】1. 为利尿、通经、止痛药。治浮肿、关节炎、腰痛、跌打损伤等。

2. 益肝肾，强筋骨，疗男子阳痿、老人失溺、关节肌肉痛。

【用量及用法】内服一日量6~9g，作煎剂。

【附方】牛膝9g，防己6g，接骨木6g，桂枝3g，水600mL，煎至400mL，一日二三回分服。（治关节炎、腰痛、跌打损伤等。编者经验方）

王 不 留 行

（异名：禁宫花、剪金花、金盏银台）

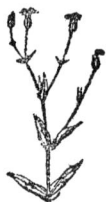

【学名】Vaccaria segetalis（Neck.）Garcke.

【科属及形态】石竹科，一年生或越年生草本植物。叶披针形，淡绿色，对生。初夏分桠，开花，有五花瓣，淡红色。果实为蒴果，供药用。

【产地】我国大部分省区。

【性味】性平、味苦甘辛，无毒。

【成分】果实含多种皂苷。另含异肥皂草苷及棉子糖等。

【效用】1. 为止血、镇痛、催乳药。外用治刀创伤，出竹木刺。

2. 通经，利尿，主诸疮痈肿、乳汁壅积胀痛。

【用量及用法】内服一日量6~12g，作煎剂或散剂。

【附方】王不留行子9g，穿山甲（炙）12g，蒲公英根9g，水600mL，煎至400mL，一日二三回分服，温黄酒和服。（治乳汁不通及乳少。编者经验方）

丹　参

（异名：赤参、山参、紫丹参、木羊乳）

【学名】Salvia miltiorrhiza Bunge.

【科属及形态】属唇形科，草本植物。茎作方形，高尺余。叶呈心脏形。花为青紫色或白色。其根名丹参，全体棕色。根供药用。

【产地】我国大部分省区。

【性味】性微寒、味苦涩，无毒。

【成分】根含丹参酮、异丹参酮、隐丹参酮、异隐丹参酮等。

【效用】1. 为强壮、活血、止痛药，治月经不调、腹痛、疝痛、关节痛等。

2. 破癥除瘕，益气养血，治心腹邪气、寒热积聚，强腰脊。

【用量及用法】内服一日量 6～12g，作煎剂或酒剂。

【附方】丹参 9g，香附 6g，当归 9g，白芍 6g，川芎 6g，水 600mL，煎至 400mL，一日二三回分服。（治月经困难、月经痛。编者经验方）

凤　仙　子

（异名：急性子、金凤花、小桃红）

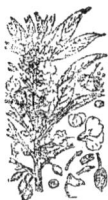

【学名】Impatiens balsamina L

【科属及形态】凤仙花科，一年生草本植物。叶呈长椭圆形或广披针形。夏月分枝开花。果实为朔果，熟则裂开甚烈，散布种子，故名急性子。种子及根均供药用。

【产地】我国大部分省区。

【性味】性温、味苦，有小毒。

【成分】种子含皂苷及脂肪油等。

【效用】1. 种子为解毒、通经、催产、祛痰药，用于月经困难、月经闭止、临产时阵缩微弱，并能消顽痰。根治跌打损伤。

2. 种了：治难产、积块、噎膈。根：散血通经，软坚透骨，治杖扑肿痛。

【用量及用法】种子：内服一日量 3～9g，作煎剂或散剂。

根：内服一日量 15～30g，作煎剂或丸剂，也可打汁以黄酒冲服。

【附方】凤仙子 100g，研细末，炼蜜为丸，每回 1～3g，一日三回，温开水送服。（治月经困难、月经闭止、临产时阵缩微弱。编者经验方）

凤　尾　蕉

（异名：凤尾松、苏铁、铁树、火蕉）

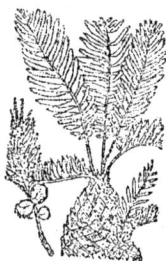

【学名】Cycas revolute Thunb.

【科属及形态】苏铁科，常绿小乔木。茎高十尺许，表面被有鳞片状叶痕，叶簇生于茎顶，狭披针形而尖。夏日茎头出花穗。结果似桃，外皮光滑，呈红色。果实名无漏子、无漏果。果实及叶均供药用。

【产地】我国大部分省区。

【性味】性平、味苦酸涩，无毒。

【成分】果实含甘露醇、甘露聚糖酶及阿拉伯胶乳糖等。

【效用】1. 果实：为收敛、止血、镇咳、祛痰药。治各种出血、痢疾等。

2. 叶：收敛止血，平肝理气，治各种出血、一切肝气、难产。

【用量及用法】果实：内服一日量6～12g，作煎剂；或一日量1～3g作散剂顿服。叶：内服一日量9～21g，作煎剂。

【附方】凤尾蕉叶21g，水600mL，煎至400mL，一日二三回分服。（治痢疾及各种出血。编者经验方）

云　实

（异名：员实、天豆、马豆、羊石子）

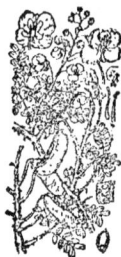

【学名】Caesalpinia sepiaria Roxb.

【科属及形态】豆科，蔓性落叶灌木。茎高八九尺，叶为二回羽状复叶。初夏开黄色花，结荚果如扁豆，中有黑色种子，可制念珠。种子与根供药用。

【产地】我国大部分省区。

【性味】性温、味辛，有小毒。

【成分】种子含油量 35%，油色金黄，并含鞣质 30%～40%。

【效用】1. 种子：为泻下药，治寒热及赤痢，并作寄生虫之驱除药。根：内服与外用治蛇虫咬伤。

2. 治泄痢肠澼，杀虫蛊毒，除寒热，去邪恶结气。

【用量及用法】种子：内服一日量 3～9g。根：内服一日量 9～18g。均作煎剂或浸酒剂。

【附方】云实根 200g，娃儿藤根 100g，放入 50% 白酒 2000mL 中，浸 7 天后，每回服 5～10mL，一日数回。另用鲜云实根、鲜半枝莲各适量，捣烂外敷患部。（治蛇虫咬伤。编者经验方）

无 花 果

（异名：映日果、优昙钵、阿驵）

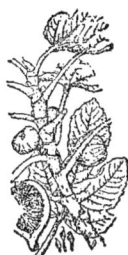

【学名】Ficus carica L.

【科属及形态】桑科，落叶灌木。茎高十余尺，叶形大，有掌状脉。春夏间生淡红白色花。果实呈倒卵形，盛夏成熟呈暗紫色，供药用。

【产地】我国大部分省区。

【性味】性平、味甘，无毒。

【成分】果实含葡萄糖和果糖、蛋白质、各种维生素及多种脂类物质。

【效用】1. 为止痛、消肿药，并有缓下作用，煎汁治痔疮。

2. 治五痔，利咽喉，润大肠。

【用量及用法】果实：内服一日量 6～8 个，作煎剂；也可外用贴敷患部。

【附方】取将熟之无花果，加热劈开，取内肉摊布上，作贴布剂。（治热疖，能止痛、消肿。编者经验方）

无 名 异

（异名：黑石子、土子）

【基本】本品为氧化物类矿物软锰矿的矿石，光泽黑褐色之圆球形块，磨成粉末，则作茶褐色。供药用。

【产地】我国山东、山西、陕西、青海、四川、湖北、广东、广西等省区。

【性味】性平、味甘，无毒。

【成分】无名异含二氧化锰，其中含锰、氧以外，尚含铁、钴、镍等。

【效用】1. 为止血、消炎药，治金疮、创伤及由打扑而致的皮下溢血及骨折。外用治肿毒、痈疽。

2. 止痛，生肌肉，治金疮折伤、无名肿毒。

【用量及用法】内服一日量 3~6g，作散剂；也可外用贴敷患部。

【附方】无名异适量研细末，葱汁调涂患部。（治丹毒、臁疮等。编者经验方）

无 患 子

（异名：菩提子、油珠子、噤娄、肥珠子）

【学名】Sapindus mukorossi Gaertn.

【科属及形态】无患子科，落叶乔木。干高三丈许，叶呈椭圆形。6 月开淡绿色小花，结球形肉果，种子坚硬而色黑。厚肉质状果皮供药用。

【产地】我国大部分省区。

【性味】性平、味微苦，有小毒。

【成分】果皮含无患子皂苷、脂肪油、蛋白质等。

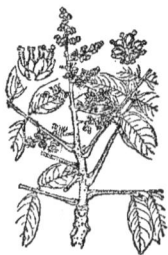

【效用】1. 为消炎药，也可代肥皂用，作洗涤剂，可供皮肤消毒之用。

2. 涤垢，去颜面黑斑；喉痹研纳喉中，立开。

【用量与用法】多作外用，数量不限。

【附方】无患子适量烧存性（黑烧）研末，取适量吹喉。（治各种咽喉部疾患、声哑等。编者经验方）

乌 贼 骨

（异名：柔鱼、墨鱼、乌侧骨、海螵蛸）

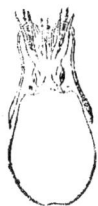

【学名】Sepia esculenta Hoyle.

【科属及形态】乌贼科。全体分头及躯干两部，头大，躯干成囊状，卵形而扁，体长约六七寸，栖于海底礁石，捕捞期在立夏后六十天，其脊骨供药用。

【产地】我国沿海各省区。

【性味】性温、味咸，无毒。

【成分】脊骨含磷酸钙、碳酸钙、胶质、有机物质及氯化钠等。

【效用】1. 为制酸止血、消炎抗过敏药，对于胃酸过多、胃溃疡、小儿软骨病、孕妇带下、子宫出血等有效。磨成细粉，撒布于伤口包扎止血有效。外用于下疳、阴囊湿疹等。

2. 温经，止带、治女子赤白漏下、血枯经闭、瘰疬、痰嗽。

【用量及用法】内服一日量 3 ~ 9g，作散剂或丸剂。

【附方】乌贼骨磨细粉（愈细愈好），每回 1 ~ 3g，白及 10 ~ 20g，水 500mL，煎至 300mL，一日分数回送服。（治胃溃疡出血、呼吸道疾患咳血等。编者经验方）

乌　梅

（异名：白梅、乌楳、盐梅、桔梅肉）

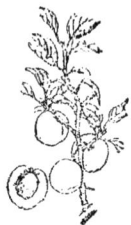

【学名】Prunus mume Sieb. et Zucc.

【科属及形态】蔷薇科，落叶乔木。叶卵圆形，锯齿边。早春开白色或红色五瓣花。果实熟呈黄色。采集其未熟之果（青梅），熏制而成为乌梅，供药用。

【产地】我国各省区均产，以长江流域以南各区域最多。

【性味】性平、味酸涩，无毒。

【成分】果实含枸橼酸、苹果酸、草酸、琥珀酸、延胡索酸等。

【效用】1. 为解热、消炎、驱虫、镇咳、祛痰药，治蛔虫症、细菌性痢疾。制为浓流浸膏，每日食后服 1g，可预防消化道传染病等。

2. 敛肺，涩肠，杀虫，柔肝，下气，除热，宁心。

【用量及用法】内服一日量 3～9g，作煎剂、流膏剂或丸剂。

【附方】乌梅 120g，地锦草 60g，香附 60g，加水 1000mL 煎熬，浓缩至 600mL 时过滤。每回 10～20mL，一日二回。（治细菌性痢疾。编者经验方）

乌　药

（异名：矮樟、旁其）

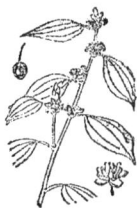

【学名】天台乌药：Lindera strychnifolia ViII.

衡州乌药：Cocculus lawifolius DC.

【科属及形态】天台乌药属樟科，衡州乌药属防己科，都为常绿灌木。天台乌药叶呈卵圆形，全缘，春开淡黄色花，后结椭圆形浆果。衡州乌药叶呈长椭圆状，披针形，夏日叶腋生黄绿色小花，果实为球形细小之核果。根供药用。

【产地】天台乌药产于我国大部分省区。衡州乌药产于湖北、湖南、江苏等省区。

【性味】性温、味辛，无毒。

【成分】天台乌药之根含挥发油、异喹啉生物碱、呋喃倍半萜及其内酯等。衡州乌药之根含衡州乌药碱等。

【效用】1. 天台乌药为芳香性健胃药，治胃痉挛、喘息、疝气、小儿肠寄生虫等。对于头痛、脑充血、夜尿症、腹痛等有效。衡州乌药为驱虫及利尿药，治脑溢血后之感觉钝麻、头痛等。

2. 活血散风，治中风、中气及膀胱冷气、反胃、吐食。

【用量及用法】内服一日量3～9g，作煎剂或散剂。

【附方】乌药末1、当归末1之比例，拌匀，每回3g，一日三回，温开水送服。（治胃痉挛、腹痛等。编者经验方）

乌　头

（异名：双兰菊、鸳鸯）

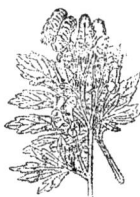

【学名】Aconitum sinense Sieb.

【科属及形态】为毛茛科，多年生草本植物。根部球形如萝卜状，叶呈深绿色，深裂如掌状。夏日顶端开紫色或白色兜状花，果实为蓇葖。药用部分系采其干燥之根块，其母根名乌头，旁生一个或数个之幼根名附子；不生幼者名天雄。母根及幼根皆于8月、9月采集。附子盐渍或曝干。乌头及附子均供药用。

【产地】产于我国四川、辽宁及陕西等省者良，其他各省区野生者亦多。

【性味】性温、味辛，有毒。

【成分】乌头含乌头碱、中乌头碱及次乌头碱等。附子含乌头碱及乌头酸等。

【效用】1. 乌头：为镇痛解痉药，有麻醉性，对神经痛、风湿性关节炎等有一定效果。

附子：用小量兴奋迷走神经中枢，强心，用于贫血衰弱者之体温低落、畏寒、足胫拘挛、慢性下痢、结核性慢性化脓病及化脓后收口延迟等有效。

2. 乌头：搜风，胜湿，开顽痰，治顽疮、恶风、寒热、历节掣引。

附子：补命门真火，逐风寒湿邪，治恶寒、身体四肢骨节沉重或不仁、厥冷、腹痛、失精、下利。

【用量及用法】乌头：内服一日量 0.3 ~ 1.2g，作煎剂或酒剂。附子：内服一日量 3 ~ 6g，作煎剂。本品有毒性，务必在医师严格指导下使用。

【附方】乌头 1、接骨木 1、威灵仙 1、甘草 1、芍药 2 之比例，放入 50°白酒适量，浸七日后，去渣，每回 5 ~ 10mL，一日二三回，频频饮之。（治慢性风湿性关节炎之疼痛。编者经验方）

乌　柏

（异名：鸦臼、柏树）

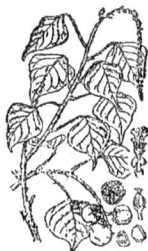

【学名】Sapium sebiferum（L.）Roxb.

【科属及形态】大戟科，落叶乔木。茎高丈许，叶呈广卵形而尖。初夏开花，色黄。果实直径约二三分，裂开露出白色种子。根皮供药用。

【产地】我国山东、江苏、浙江、江西、福建、广东、四川、云南等省区。

【性味】性微温、味苦，有毒。

【成分】根皮含黄酮类、香豆素类、三萜类、二萜类、氨基酸等。

【效用】1. 为利尿泻下药，治血吸虫病之腹水症有效。惟有呕吐腹痛等副反应尚须研究改进。

2. 泻热毒，消水肿，通大小便，治暴水、癥结、积聚。

【用量及用法】内服一日量 3 ~ 9g，作煎剂。本品有毒性，务必在医师严格指导下使用。

【附方】乌桕根皮 9g，槟榔 6g，车前子 6g，木通 3g，水 600mL，煎至 400mL，一日二三回分服。（治脚气水肿、大小便不下者。编者经验方）

贝　母

川贝母（异名：商草、勃母、母龙精）

浙贝母（异名：象贝、土贝、大贝）

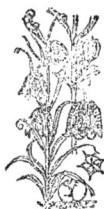

【学名】川贝母 FritillariacirrhosaD. Don，

浙贝母 Fritillaria thunbergii Miq.

【科属及形态】百合科，多年生草本植物。茎高至二三尺。叶呈长披针形。春日叶腋下垂钟状六瓣花，外面淡黄绿色，结实为蒴果。地下鳞状茎根，形如集贝子，故名贝母，供药用。

【产地】川贝母主产于我国四川、云南、甘肃等省区。浙贝母主产于我国浙江、江苏、安徽等省区。

【性味】川贝母：性微寒、味苦甘，无毒。浙贝母：性寒、味苦，无毒。

【成分】川贝母含甲种贝母碱、乙种贝母碱等。浙贝母含甲种象贝素及乙种象贝素等。

【效用】1. 为镇咳、祛痰、止血、催乳药，治支气管炎咳嗽、衄血、咯血等。

2. 散肺郁，润心肺，清虚痰，治虚劳、烦热、咳嗽、上气、吐血等。

【用量及用法】内服一日量 3～9g，作煎剂或散剂。

【附方】川贝母 9g，桔梗 6g，甘草 3g，水 500mL，煎至 300mL，一日二三回分服。（治支气管炎。编者经验方）

车 前

（异名：车轮菜、当道、蛤蟆衣、地衣）

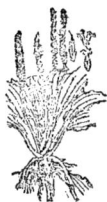

【学名】Plantago asiatica L.

【科属及形态】车前科，多年生草本植物。叶自根生，长卵形。夏日开淡紫色小花，果实为小纺锤形之蒴果。种子及全草均供药用。

【产地】我国大部分省区。

【性味】性寒、味微苦，无毒。

【成分】种子及全草含黏液质、桃叶珊瑚苷、车前子酸、胆碱等。

【效用】1. 种子：为利尿、镇咳、祛痰、降压、止泻药，治泌尿道感染、支气管炎、高血压病等。全草之效用同种子，并能治炎症性目疾等。

2. 种子：清肺肝风热，渗膀胱湿气，利小便。叶揉贴疮痍。

【用量及用法】全草及种子：内服一日量为 6～15g，作煎剂。也可用全草捣烂外敷患部。

【附方】车前子 15g，甘草 3g，桔梗 6g，水 600mL，煎至 400mL，一日二三回分服。（治支气管炎咳嗽、痰不易咳出。编者经验方）

五　　画

仙　茅

（异名：独茅、茅瓜子、婆罗门参）

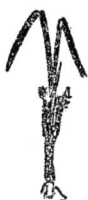

【学名】Curculigo orchioides Gaertn.

【科属及形态】石蒜科。春初生叶，青如茅而软，叶腹略阔，面有纵纹。3月开黄色花。其根独茎而直，大如小指，供药用。

【产地】我国南方各省区。

【性味】性温、味苦辛，有小毒。

【成分】根含环菠萝蜜烷型三萜皂苷等。

【效用】1. 为强壮药，用于性功能减退、步行无力、老人失溺等。

2. 补火，散寒，除痹，暖精，壮阳，助筋骨，益肌肤。

【用量及用法】内服一日量6～12g，作煎剂。久服须注意防止中毒。

【附方】仙茅12g，仙灵脾9g，枸杞子9g，水600mL，煎至400mL，一日二三回分服。（治男子阳痿、失眠。编者经验方）

仙　鹤　草

（异名：龙芽草、石打穿）

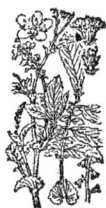

【学名】Agrimonia pilosa Ledeb.

【科属及形态】蔷薇科，多年生草本植物。叶为羽状复叶。夏月茎梢开花，花小、黄色。果实有许多刺毛，能附着于他物之上。全草供药用。

【产地】我国大部分省区。

【性味】性微温、味苦涩，无毒。

【成分】全草含仙鹤草素、仙鹤草内酯、鞣质、甾醇等。

【效用】1. 为强壮、收敛、止血、强心药。用于贫血衰弱、精力委顿、肺出血、肠出血、胃出血、子宫出血、痔出血等。

2. 治吐血、咯血、瘰疬、肠风下血、血崩、赤痢、带下。

【用量及用法】内服一日量 9～24g，作煎剂。

【附方】仙鹤草 24g，红枣 10 个，水 600mL，煎至 400mL，一日二三回分服。（治贫血衰弱、精力委顿。编者经验方）

仙 人 掌

（异名：仙巴掌、霸王树、火掌、玉芙蓉）

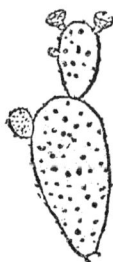

【学名】Opuntia dillenii（Ker – Gawl.）Haw.

【科属及形态】仙人掌科，多年生常绿植物。茎扁如叶状，长椭圆形，而肉质多浆汁，多数连接，互相层叠，外面有棘刺。夏日开花黄赤色，结椭圆形果实。全植物供药用。

【产地】我国南方各省区。

【性味】性凉、味苦微涩，无毒。

【成分】仙人掌含 β – 谷甾醇、豆甾醇、仙人掌醇、胡萝卜苷等。

【效用】1. 为消炎解毒、健胃止痛药。用于胃溃疡、痢疾、咳嗽。外用治乳腺炎、痈疖肿毒、蛇虫咬伤、烫火伤。

2. 清热解毒，散瘀消肿，凉血止痛，健胃止痛，镇咳。

【用量及用法】全植物：内服一日量 30～60g，作煎剂。外用去刺后捣烂敷患部。

【附方】鲜仙人掌适量，去刺，捣烂外敷患部。（治疮疖痈肿、乳腺炎、腮腺炎等。编者经验方）

代 赭 石

（异名：土朱、赭石）

【科属及形态】为赤铁矿之矿石。块状或纤维状，质硬，碎之则成赤褐色之粉末。半结晶者，为赤铁矿赭石；结晶者，为辉铁矿赭石；表面作疣瘤状者，为钉头代赭石，均供药用。

【产地】我国河北、山西、山东、河南、湖南、广东、四川等省区。

【性味】性寒、味苦，无毒。

【成分】代赭石含三氧化二铁，其中铁占70%，氧占30%。

【效用】1. 为镇呕、收敛、止血药，用于胃病呕吐、胃出血、妇女子宫出血、带下、怀孕呕吐、慢性下痢、咳嗽咯血、鼻出血等症。

2. 平肝火，镇气逆，安胎，健脾，治反胃吐血、月经不止、泻痢脱肛。

【用量及用法】内服一日量6～21g，作煎剂或丸剂。

【附方】代赭石300g（火烧、醋淬二次），地榆200g，共研细末，水泛为丸，如绿豆大，每回3～6g，一日二回，米汤送服。（治肠风血痢久不愈。编者经验方）

冬 瓜 子

（异名：白瓜、水芝、地芝）

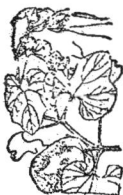

【学名】Benincasa hispida（Thunb.）Cogn.

【科属及形态】葫芦科。一年生蔓草，茎有卷须，攀登他物上。叶呈心脏形，往往五裂如掌状。花单性，雌雄同株，黄或白色。果实为大浆果，椭圆形，外皮有毛密生。种子及皮均供药用。

【产地】我国大部分省区。

【性味】性微寒、味甘，无毒。

【成分】种子的脂肪油中含亚油酸、油酸、饱和脂肪酸等。

【效用】1. 种子：为利尿缓下药，适用于内脏脓疡，如阑尾炎、阑尾脓肿、肺脓疡等。

皮：为利尿药，用于肾炎、浮肿。

2. 种子：益脾利水，润大便，消肠痈，清热淋，治肺痈。

皮：利湿，消暑，和脾。

【用量及用法】种子：内服一日量 15～30g。皮：内服一日量 9～21g，均作煎剂。

【附方】冬瓜皮21g，西瓜皮21g，白茅根15g，玉蜀黍蕊15g，赤豆12g，水1000mL，煎至700mL，一日三四回分服。（治急性肾炎、小便不利、全身浮肿。编者经验方）

冬 虫 夏 草

（异名：虫草）

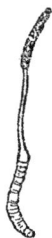

【学名】Cordyceps sinensis Sacc.

【科属及形态】肉座菌科，麦角菌属。寄生于昆虫类鳞翅目之幼虫体中，菌丝体蔓延其内，消尽其软弱之部分，乃抽出分生子柄，或有柄之子实体于体外，冬虫夏草菌即为此类，其下部是虫，上部是草，乃虫菌合成之体。全体供药用。

【产地】我国西藏、青海、四川、云南、甘肃、贵州等省区。

【性味】性平、味甘酸，无毒。

【成分】冬虫夏草含核苷类化合物、多糖类、甾醇及糖醇类等。

【效用】1. 为强壮、收敛、镇静药，用于肺结核、老人衰弱之慢性咳嗽、气喘、吐血、盗汗、自汗等；又用于贫血虚弱、神经性胃病、胃痉挛、呕吐反胃、食欲不振，以及坐骨神经痛、腰膝痛、阳痿、遗精、病后虚弱、老人畏寒等症。

2. 益肺肾，补精髓，止血，化痰，疗劳嗽、膈症。

【用量及用法】内服一日量6～12g，作煎剂或酒剂。民间用冬虫夏草与老鸭一起煮食。

【附方】冬虫夏草 9g，款冬花 6g，桑白皮 9g，小茴香 3g，水 600mL，煎至 400mL，一日二三回分服。（治老人体力衰弱、慢性支气管炎。编者经验方）

冬 葵 子

（异名：滑菜、露葵、冬葵）

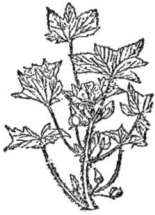

【学名】Malva verticillata L.

【科属及形态】锦葵科，越年生草本植物。茎直立，叶有长柄，掌状五裂至七裂。冬月或春月自叶腋簇生淡白色有淡紫晕之小花，结实为灰黑色扁圆形。根及叶、种子均供药用。

【产地】我国南方各省区。

【性味】性寒、味甘，无毒。

【成分】种子含脂肪油及蛋白质。

【效用】1. 为利尿、通乳、通便、消炎药，用于小便涩痛、大便干燥、妊娠时水肿、产后胎盘残留等症，并治乳腺炎等。

2. 滑利尿窍，利湿热，通荣卫，行津液，疗妇人乳闭肿痛。

【用量及用法】内服一日量 9～21g，作煎剂。

【附方】冬葵子 18g，牛膝 15g，水 600mL，煎至 400mL，一日二三回分服。（治胎盘残留、胞衣不下。编者经验方）

半 夏

（异名：和姑、地文、守田、水玉）

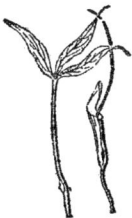

【学名】Pinellia ternata（Thunb.）Breit.

【科属及形态】天南星科，多年生草本植物。其地下茎呈白色小球块。顶生披针状之三小叶，有柄，叶柄茎部有肉芽。初夏叶腋生黄绿色之佛焰苞，而呈肉穗花序，肉穗之尖端延长而呈鼠尾状。根供药用。

【产地】我国大部分省区。

【性味】性温、味辛，有毒。

【成分】根含挥发油、多种氨基酸、β－谷甾醇、胆碱、生物碱等。

【效用】1. 为健胃、镇呕、祛痰、镇静药，用于胃炎、妇人妊娠呕吐，并治咽喉肿痛。

2. 燥湿痰，健脾，下逆气，疗咽喉肿痛、肠鸣、白带。

【用量及用法】内服一日量 3～12g，作煎剂或散剂。半夏使用不当可引起中毒，务必在医师严格指导下使用。

【附方】半夏 9g，陈皮 6g，生姜 3g，茯苓 6g，水 600mL，煎至 400mL，一日二三回分服。（治各种呕吐。编者经验方）

半 边 莲

（异名：急解索）

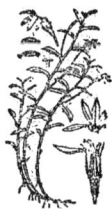

【学名】Lobelia chinensis Lour.

【科属及形态】桔梗科，一年生草本。茎就地延长，自各节出线根，深入地中。叶呈长椭圆形。开淡红色或淡紫色花。全草供药用。

【产地】我国大部分省区。

【性味】性平、味辛，无毒。

【成分】全草含 L－山梗菜碱、山梗菜酮、山梗菜醇碱、黄酮苷、皂苷等。

【效用】1. 为消炎、抗过敏药，对于蛇虫咬伤有效，也用于疔疮初起及皮肤疾患。

2. 消炎、解毒，治蛇虫咬伤、皮肤瘙痒等。捣汁饮，以滓围涂之。又治寒齁气喘。

【用量及用法】内服一日量 9～15g，作煎剂，或捣汁饮服；也可以鲜草捣烂外敷患部。

【附方】鲜半边莲适量，作煎剂，同时用鲜半边莲捣烂外敷患部。

（治蛇虫咬伤、疗疮初起、急性湿疹、手足癣之糜烂。编者经验方）

玉蜀黍蕊

（异名：玉高粱、玉米、包谷、玉蜀秫）

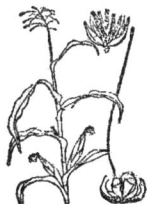

【学名】Zea mays L.

【科属及形态】禾本科，一年生草本植物。叶带状披针形，长至六七尺。夏日生单性花，呈大穗状，包以大苞，有赤色毛状之长花柱，露出苞之顶端。花柱（蕊）、所结子实及根叶均供药用。

【产地】我国东北、河北、山东、四川等省区。

【性味】性平、味甘，无毒。

【成分】花柱（蕊）含过氧化酶、木聚糖、失水乳糖及植物甾醇等。

【效用】1. 花柱为利尿、利胆药，治肾炎浮肿、糖尿病，又用于胆囊炎、胆石症、肝炎性黄疸等。根及叶治小便淋漓、尿道结石等有效。子实：为健胃剂。

2. 调中，开胃，治小便淋漓、砂石、痛不可忍。

【用量及用法】花柱：内服一日量 6～9g，作煎剂。根及叶：内服一日量 9～21g，作煎剂。子实：内服一日量 6～9g，

【附方】玉蜀黍蕊 9g，商陆 1.5g，水 500mL，煎至 300mL，一日二回分服。（治浮肿、小便不利。编者经验方）

玄 参

（异名：黑参、玄台、重台、野脂麻）

【学名】Scrophularia ningponensis Hemsl.

【科属及形态】玄参科，多年生草本植物，方茎。叶长卵形而尖。夏月梢头开花，圆椎花序，淡绿黄色。根供药用。

【产地】我国大部分省区。

【性味】性微寒、味苦咸，无毒。

【成分】根含生物碱、甾醇、脂肪酸、微量挥发油等。

【效用】1. 为强心、解热、消炎药，治咽喉炎、扁桃体炎、眼结膜炎、睾丸炎，以及各种热性病之口干舌燥；又可用于急性口腔炎、咽喉痛、丹毒等。

2. 滋阴液，清肾火，明目，主治腹中寒热积聚，止烦渴。

【用量及用法】内服一日量9~21g，作煎剂。

【附方】玄参12g，甘草3g，桔梗6g，麦门冬9g，升麻3g，水600mL，煎至400mL，一日二三回分服，或作含漱剂。(治急性咽喉炎、扁桃体炎等。编者经验方)

玄　精　石

（异名：玄英石）

【来源】为年久所结的小形石膏，单晶或双晶晶体矿石。全年可采，除去泥土供药用。

【产地】我国大部分省区。

【性味】性温、味咸，无毒。

【成分】玄精石含水硫酸钙，还夹杂铁、钠等离子及少量硅酸盐。

【效用】1. 解热，治伤寒所发的高热。

2. 泻热，滋阴。

【用量及用法】内服一日量6~9g，作煎剂或散剂。

【附方】玄精石12g，生石膏24g，甘草3g，水500mL，煎至300mL，一日二回分服。(治高热、便秘、口渴、唇舌燥裂等。编者经验方)

瓜 蒂

（异名：甜瓜蒂、苦丁香、香瓜蒂）

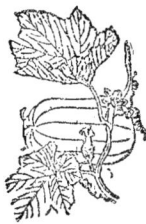

【学名】Cucumis melo L.

【科属及形态】葫芦科，一年生草木。茎有长粗毛，以卷须缠绕他物而成长。叶柄颇长，花呈黄色。果实为浆果，成熟呈黄色，其蒂之熟者苦味少而效力薄，故入药宜以未熟瓜之蒂。

【产地】我国各省区。

【性味】性寒、味苦、无毒。

【成分】瓜蒂含杂醇、皂苷、氨基酸、α－菠菜甾醇等。

【效用】1. 为催吐、利尿、祛痰药，对于食伤之胃炎，有催吐黏痰之效；亦可作救治服毒之催吐药。

2. 主大水、身面四肢浮肿，下水，杀蛊毒，吐热痰，治风痫、咳逆上气。

【用量及用法】内服催吐一次量1～3g，作散剂，如不吐，隔15分至30分钟再服，以快吐为度。如供祛痰之目的，一次用0.6～1.2g。如重症需速吐者，一次用4.5～9g，作煎剂，顿服，以快吐为度。

【附方】取未成熟之瓜蒂若干，焙燥研细粉，瓷瓶密贮。（黄疸时用以吹鼻内，流出黄水而愈。鼻中息肉，用此粉涂之。食伤欲吐不得吐者，本品和赤豆粉等分，顿服2～3g，以吐出黏液为度。编者经验方）

甘 草

（异名：国老、灵草、蜜草）

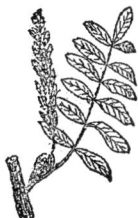

【学名】Glycyrrhiza glabra L.

【科属及形态】豆科植物，多年生草本植物。高二三尺，叶呈长卵圆形，叶茎俱有毛茸。夏秋间于叶腋开淡紫色蝶形花，花后结荚状果实。直根无髓，呈圆柱形。根供药用。

【产地】我国内蒙古、四川、陕西、山西、甘肃、青海、新疆等省区。

【性味】性平、味甘，无毒。

【成分】根含甘草甜素、甘草苷、甘草苷元、异甘草苷等。

【效用】1. 为镇咳祛痰、镇痛解痉药，用于干咳、咽喉燥痛、腹部拘挛疝痛、痢疾之里急后重、小便赤涩淋痛等。

2. 止咳，润痰，缓中，和百药，疗急迫，止挛痛。

【用量及用法】内服一日量，缓急迫用 3~9g；润咽喉，止咳嗽用 2~5g，均作煎剂、丸剂及膏剂。

【附方】甘草、桔梗、玄参、牛蒡子、瓜蒌根各9g，水600mL，煎至 400mL，一日二三回分服。（治咽喉炎、急慢性支气管炎。编者经验方）

甘　松

（异名：麝男、人身香、苦弥哆）

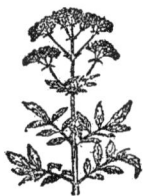

【学名】Nardostachys jatamansi DC.

【科属及形态】败酱科，多年生草本植物。茎高一尺余，叶有刺毛，全缘。花顶生，呈伞形花序。根供药用。

【产地】我国四川、云南、西藏等省区。

【性味】性温、味甘，有小毒。

【成分】根含挥发油，主成分为倍半萜等。

【效用】1. 为芳香健胃、镇痉镇静药，用于头痛、腹痛及精神忧郁等症，并能驱蛔；又精神系统受感情触动而发搐掣者亦效。

2. 理诸气，开脾郁，治猝中恶风、心腹满痛，下气。

【用量及用法】内服一日量 3~6g，作煎剂、散剂或酒剂。

【附方】甘松1、香附2、沉香1 之比例，共研细末拌匀，每服 1~3g，一日三回，温开水送服。（治神经性胃痛。编者经验方）

甘 遂

（异名：甘藁、重泽、鬼丑、甘泽）

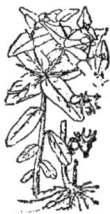

【学名】Euphorbia kansui T. N. Liouex T. P. Wang

【科属及形态】大戟科，多年生有毒草本植物。种类与大戟相近，茎较短，叶长椭圆形，全边，花下之叶较为阔大，总苞之腺如钩月状而尖，果实无疣状之突起，均与大戟相异之处。根供药用。

【产地】我国甘肃、陕西、山西、河北、河南等省区。

【性味】性寒、味苦，有毒。

【成分】根茎含 α – 大戟甾醇、γ – 大戟甾醇、甘遂甾醇、13 – 氧化巨大戟萜醇等。

【效用】1. 根为利尿、整肠、通便药，治面目浮肿、全身水肿、腹满、脚气肿痛。

2. 主疝气偏肿、大小便不利，为攻逐水毒之要药。

【用量及用法】内服一日量 1～3g，作煎剂或散剂、酒浸剂。本品有毒性，务必在医师严格指导下使用。

【附方】甘遂（炒）2、黑丑 3 之比例，二味研细末拌匀，每回1～2g，一日二三回。另用红枣 10 个煎汤送服。（治强壮体质者之肾炎及浮肿型脚气、浮肿、腹胀、大便秘结。编者经验方）

生姜 附：干姜

（异名：勾粒因、地辛、百辣云）

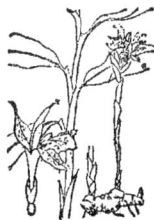

【学名】Zingiber officinale Rosc.

【科属及形态】襄荷科，多年生草本植物。叶有柄，长披针形。夏日顶生黄绿色小花。块根如掌状，供药用。

【产地】我国大部分省区。

【性味】性温、味辛，无毒。

【成分】根含结晶性之辛辣成分姜酮及油状之辛味成分生姜酚等。

【效用】1. 鲜生姜与干姜均为健胃镇呕、止咳祛痰药，对恶心呕吐、咳嗽痰多及肠疝痛等有效。

2. 散寒，发表，调中，消痰。治头痛、鼻塞、咳逆、呕吐。

【用量及用法】鲜生姜：内服一日量 3 ~ 9g，作煎剂。干姜：内服一日量 1 ~ 3g，作煎剂或散剂。

【附方】将适量的鲜生姜洗净后捣烂，绞取其汁，每次 5 至 10 滴，温开水冲服。（治恶心呕吐及咳嗽痰多等症。编者经验方）

白 豆 蔻

（异名：小豆蔻、白蔻仁、多骨）

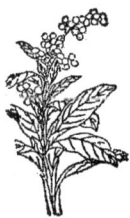

【学名】Amomun kravanh Pierre ex Gagnep

【科属及形态】蘘荷科。草形如芭蕉，叶似杜若，冬夏不凋。花浅黄色，子作朵如葡萄，7 月采之，有辛辣香气，其形似豆，凡物之茂盛者曰蔻，豆蔻之名或出此义。果实供药用。

【产地】我国广东、广西、云南等省区。

【性味】性温、味苦辛，无毒。

【成分】果实含挥发油，主成分有 d – 龙脑、d – 樟脑、葎草烯及月桂烯等。

【效用】1. 为健胃、镇呕、祛风药，对于消化不良、呕吐及胸腹部膨胀有效，并能解酒毒，治宿醉。

2. 暖胃，行气，止吐逆、反胃，消谷，散肺中滞气。

【用量及用法】内服一日量 3 ~ 9g，作煎剂或散剂。

【附方】白豆蔻 9g，姜半夏 6g，佛手 6g，鲜生姜 6g，水 500mL，煎至 300mL，一日二三回分服。（治酒客之慢性胃炎所致的呕吐反胃，或晨起呕吐清涎。编者经验方）

白 附 子

（异名：新罗白肉、白波串）

【学名】Aconitum coreanum（Lévl.）Rapaics

【科属及形态】毛茛科，生于沙碛下湿地。独茎似鼠尾草，细叶周匝生于穗间，其根正如草乌头之小者，长寸许，干者皱纹有节，与乌头附子同种，根供药用。

【产地】我国黑龙江、吉林、辽宁、河北、河南等省区。

【性味】性温、味辛，有毒。

【成分】根含次乌头碱等。

【效用】1. 为镇痉止痛药，治中风失音、偏正头痛、喉痹肿痛等。

2. 逐寒湿，祛风痰及一切风冷；又治心痛、血痹。

【用量及用法】内服一日量 1～3g，作煎剂或散剂。本品有毒性，务必在医师严格指导下使用。

【附方】白附子、白芷各 1，细辛、藁本各 0.5 之比例，共研细粉，炼蜜为丸，每回 3～6g，一日三回，温开水送服。（治三叉神经痛、偏头痛、齿痛等。编者经验方）

白 果

（异名：银杏、公孙树）

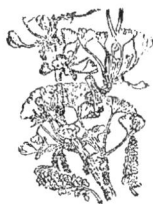

【学名】Ginkgo biloba L.

【科属及形态】公孙树科，落叶乔木。叶扁圆，作鸭脚形。夏季开淡青色花。结实如杏桃状，中有绿白色仁肉，果实供药用。

【产地】我国大部分省区。

【性味】性平、味甘苦涩，有毒。

【成分】果实含少量氰苷、赤霉素和动力精样物质等。

【效用】1. 为收敛、镇静、镇咳药，治喘息、头晕、耳鸣、慢性淋浊及妇人带下；又为皮肤刺激药，捣碎作贴布剂，有发泡作用。

2. 敛肺，定痰喘，温肺益气，平喘嗽，缩小便。生食降痰、杀虫。

【用量及用法】内服一日量9~21g，去核壳，作煎剂或散剂，炒熟食之亦可。果肉不可生食，油浸一年以上者，每日服三四个。本品有毒性，务必在医师严格指导下使用。

【附方】白果炒熟去壳，淮山药等分，焙燥研细末，混和拌匀，每日15~21g，分三四回，米汤或温开水调服。（治慢性淋浊、妇女带下。编者经验方）

白　芷

（异名：白茞、会芷、泽芬、苻蓠）

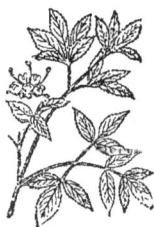

【学名】Angelica dahurica（Fisch. ex Hoffm.）（杭白芷）

【科属及形态】伞形科，多年生草本植物。茎高二三尺，密生毛茸，呈紫色。叶呈卵形。夏日顶生白色五瓣花。果实细小，为长椭圆形。根供药用。

【产地】我国江苏、安徽、浙江、江西、湖北、湖南、四川等省区。

【性味】性温、味辛，无毒。

【成分】根含白芷毒素、挥发油、树脂、白芷酸等。

【效用】1. 为镇痛止血、抗过敏药，用于感冒及产前产后之头痛、眩晕、齿痛、颜面神经痛等；对便血、鼻衄等有效；又可作痔及诸疮之浴汤料。

2. 解表，祛风，散湿，治产后伤风、血虚头痛，解砒毒、蛇伤毒。

【用量及用法】内服一日量6~9g，作煎剂或散剂。

【附方】白芷2、防风1、辛夷1、苍耳1.5、薄荷1之比例，共研细末拌匀，每回1~3g，一日二三回，另用葱白头4个，雨前茶2g，泡汤冲服。（治慢性鼻炎、过敏性鼻炎及头痛。编者经验方）

白　前

（异名：石蓝、嗽药）

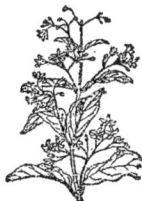

【学名】Cynanchum stauntonii（Decne.）Schltr. ex Levl.（柳叶白前）

Cynanchum glaucescens（Decne.）Hand. – Mazz.（芫花叶白前）

【科属及形态】萝藦科，多年生草本植物。叶呈长椭圆形。夏秋间叶腋抽花茎，花有淡红色、白色二种。其根白色，长而坚实，中空易断，此根供药用。

【产地】我国大部分省区。

【性味】性微温、味苦辛，无毒。

【成分】根含三萜皂苷、海罂粟苷元（A、B）、海罂粟苷 A 等。

【效用】1. 为祛痰镇咳药，适用于感冒之咳嗽、慢性支气管炎等。

2. 宣肺，降气，下痰，止嗽，治痰饮等。

【用量及用法】内服一日量 6 ~ 12g，作煎剂。

【附方】白前 12g，桔梗 6g，桑白皮 9g，生甘草 6g，水 600mL，煎至 400mL，一日二三回分服。（治慢性支气管炎。编者经验方）

白　头　翁

（异名：野丈人、奈何草、胡王使者、翁草）

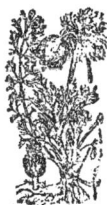

【学名】Anemone cernua Thunb.

【科属及形态】毛茛科，多年生草本植物。茎高至尺许，叶自根生，深裂二回羽状，茎叶均密生白毛，春日开暗紫色之花。果实为瘦果，近根处有白茸，状如老人之白发，故名。根供药用。

【产地】我国东北、内蒙古、安徽、江苏等省区。

【性味】性寒、味苦，无毒。

【成分】根含皂苷、白头翁素等。

【效用】1. 为消炎、收敛、止泻药，治赤痢之里急后重及外痔肿痛等。

2. 治热痢，疗咽肿，涂外痔肿痛。

【用量及用法】内服一日量6～15g，作煎剂；也可取鲜根捣烂外敷患部。

【附方】鲜白头翁根适量捣烂涂患部。（治外痔肿痛。编者经验方）

白　及

（异名：白根、甘根、连及草、紫兰）

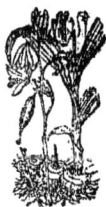

【学名】Bletilla striata（Thunb.）Reichb. F.

【科属及形态】兰科，多年生草本植物。地下有鳞茎之根。叶自根生，四至五片，多纵皱，广披针形。初夏顶生紫红色之花。根供药用。

【产地】我国大部分省区。

【性味】性平、味苦，无毒。

【成分】根含联苄类化合物、二氧菲类化合物、联菲类化合物等。

【效用】1. 为止血药，治肺病咳血、胃溃疡呕血等。外用于痈肿溃疡，能促肉芽之发生。外用将粉末调麻油涂患部治烫火伤及创伤皲裂等。

2. 入肺止血，治痈肿恶疮、败疽死肌，涂手足皲裂，令人肥滑。

【用量及用法】内服一日量3～12g，作煎剂或散剂。外用研细末调麻油涂患部。

【附方】白及12g，白茅花9g，地榆6g，水600mL，煎至400mL，一日二三回分服。（治消化道溃疡出血。编者经验方）

白 檀

（异名：六驳、真檀、檀香、檀娜）

【学名】Santalum album L.

【科属及形态】檀香科，常绿乔木。叶对生，长卵形，头尖锐。花有四至五萼片，裸果，呈绿白色，果实为核果。其干木有香油，供药用。

【产地】我国广东、海南、云南、台湾等省区。

【性味】性温、味辛，无毒。

【成分】白檀含挥发油，主成分含 α－檀香萜醇和 β－檀香萜醇等。

【效用】1. 为利尿消炎药，治乳腺炎、淋巴腺炎、淋疾等。

2. 杀虫，止心腹霍乱、肾气痛，消风热肿毒。

【用量及用法】内服一日量 6～12g，作煎剂或散剂。

【附方】白檀 12g，蒲公英根 12g，水 600mL，煎至 400mL，一日二三回分服。（治乳腺炎、淋巴腺炎。编者经验方）

白 薇

（异名：白暮、薇草、春草、软白薇）

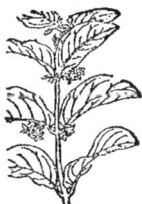

【学名】CynanchumatratumBunge.

【科属及形态】萝摩科，多年生草本植物。茎直立，叶对生，椭圆形。夏月自叶腋簇生数花，色紫黑，结荚果，长二寸许。其根细而色白带黄，此根供药用。

【产地】我国大部分省区。

【性味】性寒、味苦咸，无毒。

【成分】根含白薇素、挥发油、强心苷等。

【效用】1. 为解热、利尿、止痛药，治急性热病中末期及衰弱病之消耗热等，又用于四肢浮肿、小溲赤涩、淋痛、肺热咳嗽等症。

2. 下水气，利阴气，治虚火身热、肢满。

【用量及用法】内服一日量 6～12g，作煎剂。

【附方】白薇 12g，知母 6g，地骨皮 9g，丹皮 6g，水 600mL，煎至 400mL，一日二三回分服。（治妇人产后低热等。编者经验方）

白 芥 子

（异名：胡芥、蜀芥、白芥）

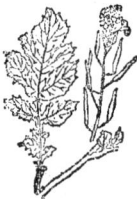

【学名】Sinapis alba L.

【科属及形态】十字花科，一年生或越年生草本植物。花黄色，果实为长荚角，茎叶有辛味，种子分黑、白两种，白色种子供药用。

【产地】我国山西、河南、山东、安徽、四川等省区。

【性味】性温、味辛，无毒。

【成分】种子含黑芥子苷、芥子酶、芥子酸、芥子碱等。

【效用】1. 为祛痰、发汗药，治喘咳及慢性支气管炎。加少量之水捣烂如泥，涂敷治各种神经痛。

2. 发汗散寒，利气豁痰，消肿止痛，治咳嗽、反胃、痹木。

【用量及用法】内服一日量 3~6g，炒香作煎剂或散剂；也可捣烂外敷患部。

【附方】白芥子 6g，莱菔子 9g，车前子 9g，各微炒捣碎，绢包，水 500mL，煎至 300mL，一日二回分服。（治慢性支气管炎。编者经验方）

白 木 耳

（异名：银耳）

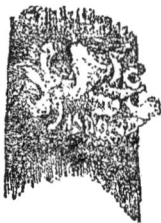

【学名】Tremella fusiformis Berk.

【科属及形态】为担子胞菌类，胶菌科的菌类植物。子实体呈鸡冠状，银白色，间或带黄色。有平滑柔软的胶质褶襞，灿然如花，用指触之，即放出白色或黄色黏液。供药用。

【产地】我国大部分省区。

【性味】性平、味甘，无毒。

【成分】白木耳含银耳子实体多糖、银耳孢子多糖、多糖 TP－1 等。

【效用】1. 为滋养强壮药，治食管溃疡、胃溃疡、肺癌放疗后，以及肠出血所致的体虚。

2. 润肺生津，滋阴养胃，益气和血。治肺热咳嗽、痰中带血。

【用量及用法】内服一日量 12～18g，水一大杯，隔汤炖或饭锅上炖，俟膨胀糜烂后，酌加冰糖，一日二三回分服。

【附方】白木耳 12～18g，放瓷罐中，先用清水浸一夜，煮烂，加冰糖适量，一日二三回分服。（治食管及胃溃疡，肺癌放疗后。编者经验方）

白石英 附：紫石英

（异名：白石瑛）

【科属及形态】岩石属，石英类之一种。为无色明澈斜方六面形及六面柱状形，有玻璃光泽，断面有脂光。其纯精品无色，有色者因有夹杂物，如紫石英、赤石英等，供药用。

【产地】我国陕西、山东、湖北、江苏、浙江、广东、福建、贵州等省区。

【性味】白石英：性温、味甘，无毒。紫石英：性温、味甘，无毒。

【成分】白石英含二氧化硅等。紫石英含氟化钙等。

【效用】1. 白石英：为兴奋神经药，治阳痿、横膈膜痉挛、排尿困难等。

紫石英：治妇人胎胞虚冷，久不受孕，或受孕多小产者，服之易孕。

2. 白石英：主消渴，阴痿不足，咳逆，胸膈间久寒，益气，治风湿痹。

紫石英：主心腹咳逆邪气，补不足，主女子风寒在子宫，绝孕无子者。

【用量及用法】内服一日量 12 ~ 21g，火煅、醋淬七次，水飞为细末，作煎剂，或制成散剂、丸剂，一日量 6 ~ 9g。

【附方】白石英 100g，龙骨 100g，共研细末拌匀，每晚临睡前温开水送服 2 ~ 3g。（治心悸不安、头晕健忘。编者经验方）

白 蔹

（异名：白草、白根、兔核、猫儿卵）

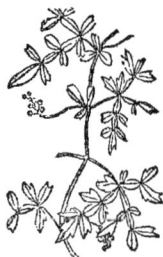

【学名】Ampelopsis japonica (Thunb.) Makino

【科属及形态】葡萄科，攀缘性草本植物。叶为掌状复叶，由三小叶或五小叶合成。5 月、6 月间开小花，黄绿色，果实为碧紫色之球形浆果。根供药用。

【产地】我国大部分省区。

【性味】性平、味苦，无毒。

【成分】根含黏质和淀粉、酒石酸、β - 谷甾醇、延胡索酸、胡萝卜苷等。

【效用】1. 为止痛消炎药，疗疮、痈肿、汤火灼伤。

2. 散结气，止痛，除热。治痈脓、疽疮、女子阴中肿痛、带下赤白。

【用量及用法】内服一日量 6 ~ 12g，作煎剂；也可捣烂或研成细末外敷患部。

【附方】白蔹 1，地榆 1，按以上比例，共研细末拌匀，取适量以麻油调涂患部。（治烫火伤、冻疮溃烂、下腿溃疡等。编者经验方）

白 鲜 皮

(异名：白膻、白羊鲜、地羊鲜、金雀儿椒)

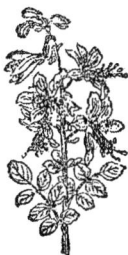

【学名】Dictamnus dasycarpus Turcz.

【科属及形态】芸香科，多年生草本植物。茎高二三尺，叶呈卵形或倒卵形，边有锯齿。夏日开花，白色有红条纹，香气颇强。子实累累如椒。根连皮供药用。

【产地】我国大部分省区。

【性味】性寒、味苦，无毒。

【成分】根含白鲜碱、白鲜内酯、谷甾醇、黄柏酮酸、胡芦巴碱等。

【效用】1. 为抗菌、抗过敏、通经药。治疥癣、皮肤赤烂、黄疸、阴部肿痛等。

2. 主头风、黄疸、咳逆、淋沥、女子阴中肿痛。

【用量及用法】内服一日量 6~12g，作煎剂。

【附方】白鲜皮9g，金银花6g，甘草3g，水600mL，煎至400mL，一日二三回分服。(治黄疸、淋病、关节炎等。编者经验方)

石 脂

(异名：五色石脂、赤石脂、白石脂、陶土)

【基本】矿土类之石脂。色白者为白石脂，色黑者为黑石脂，色黄者为黄石脂，色青者为青石脂，色赤者为赤石脂。中药习用赤石脂，西药则习用白石脂。(又名高岭土，效用相同)

【产地】我国陕西、山西、河北、河南、山东、江苏、安徽、福建等省区。

【性味】性温、味甘酸辛，无毒。

【成分】石脂主要含硅酸铝、碳酸镁、碳酸钙及砂石等。

【效用】1. 为收敛性之吸着药，用于急性胃肠炎等；又治慢性下痢，以及肠出血、胃溃疡之呕吐、胃出血等，有被护包摄作用。若误吞升汞、磷及毒菌蕈等引起之中毒，投与本品，可收吸着及解毒之效。

2. 涩肠，止泻痢，疗腹痛、肠澼、下痢赤白及女子崩中漏下。

【用量及用法】内服一日量 30 ~ 60g，火煅，研细粉，作散剂、丸剂。

【附方】赤石脂、禹余粮各 60g，水 800mL，煎至 500mL，一日三四回分服。（治慢性下痢、肠胃出血等。编者经验方）

石　韦

（异名：石皮、石鞴、石兰）

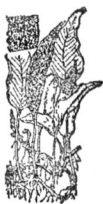

【学名】Pyrrosia lingua（Thunb.）Farw.

【科属及形态】水龙骨科，多年生常绿羊齿类植物。叶生于根茎，叶身为长椭圆形或披针形，至一定时期，里面密生粒状之子囊荸，蔓延石上。叶供药用。

【产地】我国大部分省区。

【性味】性微寒、味苦微甘，无毒。

【成分】叶含绵马三萜、皂苷、蒽醌、黄酮、β - 谷甾醇等。

【效用】1. 为收敛、利尿、消炎药，用于急性淋病、尿道炎、膀胱炎等。

2. 消肿，止血，利尿，益精气，治淋病及血淋。

【用量及用法】内服一日量 6 ~ 12g，作煎剂。

【附方】石韦 12g，飞滑石 15g，木通 6g，车前草 12g，水 600mL，煎至 400mL，一日二三回分服。（治急性尿道炎、膀胱炎、尿血等。编者经验方）

石　斛

（异名：金钗、金石斛、铁皮石斛、枫斛）

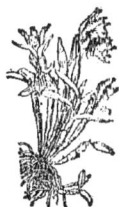

【学名】Dendrobium nobile Lindl

【科属及形态】兰科，多年生常绿草本植物。叶狭小，披针形而厚。夏月开花，白色或淡红色。其茎状如金钗之股，故古有金钗石斛之称。全草供药用。

【产地】我国西南、华南、台湾等省区。

【性味】性微寒、味微苦咸，无毒。

【成分】全草含生物碱，主成分为石斛碱、石斛次碱、6－羟基石斛碱等。

【效用】1. 为强壮、镇静、镇痛药，能促进分泌，使口腔滋润，用于热病之唇齿干燥、口渴欲饮等；并治阳痿、盗汗、下肢痿痹、步履无力等。

2. 养胃阴，除虚热，强阴，益精，长肌肉，定志，除惊。

【用量及用法】内服一日量6～15g，作煎剂或茶剂。

【附方】金石斛15g，枸杞子12g，怀牛膝12g，杜仲9g，水600mL，煎至400mL，一日二三回分服，临时冲入热黄酒3～5mL同服，以助药力。（治老人及衰弱者之下肢痿痹、步履无力。编者经验方）

石　楠　叶

（异名：风药）

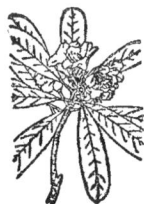

【学名】Photinia serrulata Lindl.

【科属及形态】石南科，常绿灌木。春生新叶，长椭圆形而厚，下面有褐色绒毛。夏间枝梢开鲜艳之淡红色花，至秋则结细小之红果。叶供药用。

【产地】我国大部分省区。

【性味】性平、味苦辛，无毒。

【成分】叶含氢氰酸、野樱皮苷、熊果酸、皂苷、挥发油等。

【效用】1. 为强壮、利尿、镇痛、解热药，用于头痛、眩晕、筋骨酸痛、阳痿、女子腰冷、月经不调等症。

2. 养肾气，利筋骨，除热，治头风，疗脚弱。

【用量及用法】内服一日量 6～18g，作煎剂或酒剂。

【附方】石楠叶 15g，川芎 6g，白芷 6g，天麻 9g，女贞子 9g，水 600mL，煎至 400mL，一日二三回分服。（治头痛、偏头痛。编者经验方）

石　蒜

（异名：乌蒜、老鸦蒜、蒜头草、蟑螂花）

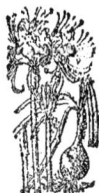

【学名】Lycoris radiata Herb.

【科属及形态】石蒜科，多年生草本植物。地下鳞茎之外皮黑色，初冬由球根丛生似水仙之叶，至夏则枯萎。秋日抽花茎，一枝矗立，顶生轮状红色六瓣花。根供药用。

【产地】我国各省区。

【性味】性温、味甘辛，有毒。

【成分】根含多种生物碱，主要有高石蒜碱、石蒜伦碱、多花水仙碱等。

【效用】1. 为祛痰催吐药，为吐根之代用品。

2. 探吐中毒，捣敷疮肿。

【用量及用法】内服一日量 1.5～3g，作煎剂。外用取适量捣敷或绞汁涂患部。本品有毒性，务必在医师严格指导下使用。

【附方】石蒜 3g，甘草 9g，水 500mL，煎至 300mL，一日二回分服。（祛痰。编者经验方）

石　榴

（异名：安石榴、丹若、若榴、酸苦榴）

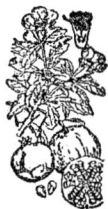

【学名】Punica granatum L.

【科属及形态】安石榴科，落叶乔木。叶对生，长椭圆形，全缘，有光泽。干高八九尺，初夏开赤朱色花。果实球形，熟则裂开，现出不整齐肉红色种子。根皮及树皮供药用。

【产地】我国大部分省区。

【性味】性温、味甘酸涩，无毒。

【成分】根皮及树皮含石榴根皮碱、异石榴根皮碱、甲基石榴根皮碱及鞣质等。

【效用】1. 为绦虫、蛔虫驱除药。

2. 杀蛔虫、寸白虫，止泻痢。

【用量及用法】取根皮刮去外皮，用其内层皮质干燥者作煎剂，每日 12 ~ 24g，小儿依年龄递减。作驱虫药，先一日以盐类下剂泻之，翌晨空腹时顿服，下午再服一遍泻剂。

【附方】石榴根皮 24g，加沸水 400mL，陶器锅内煮取 250mL，一日分三回服，药服完后四小时，再服盐类下剂。（驱除绦虫。编者经验方）

石　膏

（异名：冰石、寒水石、白虎）

【基本】天然存于岩层中的矿物，采掘其为含水硫酸钙供药用。

【产地】我国大部分省区。

【性味】性寒、味淡，无毒。

【成分】石膏主要为含水硫酸钙。煅石膏为无水硫酸钙。

【效用】1. 为清凉解热药，用于急性热病之烦渴、谵语、齿痛、头痛、咽喉痛等有效。无水石膏则作石膏绷带之用。

2. 清热，降火，解肌，缓脾，益气，生津，止渴。

【用量及用法】内服一日量 12～30g，作煎剂。外用可研细末涂患部。

【附方】石膏 120g，地榆 60g，黄柏 60g，共研细末拌匀，取适量外涂患部。（治湿疹、水火烫伤、疮疡溃后不敛及创伤久不收口。编者经验方）

石 决 明

（异名：石厥明、朱子房、九孔螺、千里光）

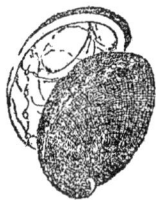

【学名】Haliotis gigantea Chem.

【基本】属单壳类中前鳃类，为石决明之贝壳。形圆如卵而扁，口阔，外有疣状之吸水孔九至十个，大小依次并列，其中四五孔皆开口，且具不整齐之涡纹，外观一如岩石。其介壳之内面带真珠色。其跖面，雄者为紫黑色，雌者为淡褐色。壳供药用。

【产地】我国辽宁、山东等省区的沿海区域。

【性味】性平、味微咸，无毒。

【成分】石决明含碳酸钙、胆素、壳角质及多种氨基酸等。

【效用】1. 壳：为明目、降热、利尿药，治视力异常；解肺结核之消耗热，并治淋疾。

2. 主肝肺风热、青盲内障、骨蒸劳极。

【用量及用法】内服一日量 15～30g，作煎剂；或内服一日量 3～9g，作散剂。

【附方】石决明（去外面粗壳，水飞研极细）每回用 9g，以羊肝拨开入药末在内，扎缚定，砂罐内煮热，食肝饮汁，每日服之。（治青光眼、眼压偏高。编者经验方）

石 长 生

（异名：丹草、丹沙草）

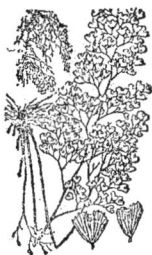

【学名】Adiantum monochlamys Eaton

【科属及形态】水龙骨科，多年生常绿草本植物。春时新叶带红色，根茎密生黑褐色毛状鳞片。叶数片丛生，呈卵状披针形。茎叶与根均供药用。

【产地】我国陕西、江西、浙江、台湾、四川等省区。

【性味】性微寒、味咸，有小毒。

【成分】全草含铁线蕨烯、5-铁线蕨烯臭氧化物、7-羊齿烯、雁齿烯等。

【效用】1. 为祛痰及妇人病药。外用治诸疮及疥癣等。

2. 解寒热、恶疮，逐诸风，治疥癣。

【用量及用法】内服一日量 6～12g，作煎剂；或磨研，涂抹患部。本品有毒性，务必在医师严格指导下使用。

【附方】石长生 12g，甘草 6g，水 500mL，煎至 300mL，一日二回分服。（治感冒、咳嗽、痰黏等。编者经验方）

石 松

（异名：萝、日荫蔓）

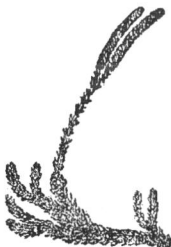

【学名】Lycopodium japonicum Thunb

【科属及形态】石松科，常绿多年生草本植物。茎细长，匍匐在地，分枝繁茂，密生鳞片状细叶。枝端出细柄生穗，直立，上生子囊。胞子又称石松子。石松子与根茎均供药用。

【产地】我国大部分省区。

【性味】性温、味苦辛，无毒。

【成分】石松子（胞子）含脂肪油、糖、石松酸及微量石松碱等。

【效用】1. 石松子：为外用撒布药，治皮肤糜烂症；又用为丸药之外衣。

石松根茎：镇痛、强壮，治风湿性关节炎、跌打损伤。

2. 石松子：止痒、收敛、抗过敏。治皮肤湿烂、过敏性皮炎。

石松根茎：主风痹、脚疼、皮肤不仁、气力衰弱。

【用量及用法】根茎：内服一日量 3～9g，作煎剂或酒浸剂。石松子（胞子）：外用适量。

【附方】石松子粉、滑石粉等分，混和研匀，作为扑粉外用。（治小儿夏季汗疹及皮肤湿烂。编者经验方）

平 地 木

（异名：石青子、叶底红、矮脚樟、凉伞遮金珠）

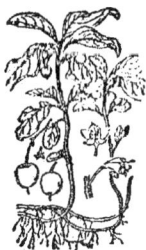

【学名】Ardisia japonica（Thunb）Blume

【科属及形态】紫金牛科，常绿灌木。高四五寸，如草本状。叶生于顶端，长卵形，边有齿。夏季开花，色青白而带赤色小点。果实小球形，熟时呈红色。茎叶供药用。

【产地】我国大部分省区。

【性味】性平、味苦，无毒。

【成分】茎叶含挥发油，其中含镇咳作用之岩白菜素，并含三萜类化合物等。

【效用】1. 为强壮、镇痛、止血药，治跌打损伤、睾丸肿痛。

2. 主劳伤吐血、怯症垂危、久嗽成痨、偏垂疝气、跌打损伤。

【用量及用法】内服一日量 15～30g，作煎剂。鲜者捣汁，内服一日量 10～50mL。

【附方】平地木 30g，红枣 10 个，水 600mL，煎至 400mL，一日二三回分服。（治跌打损伤。编者经验方）

兰 草

（异名：佩兰、香水兰、香草、孩儿菊）

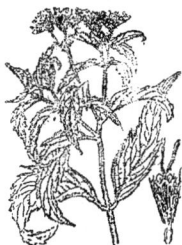

【学名】Eupatorium fortunei Turcz.

【科属及形态】菊科，多年生草本植物。茎高三四尺，叶对生，通常三裂，边有锯齿。秋日梢端生头状花，伞房状排列，管状花冠，淡紫色。全草供药用。

【产地】我国大部分省区。

【性味】性平、味辛，无毒。

【成分】全草含挥发油，油中含 5 – 甲基麝香草醚等。

【效用】1. 为利尿、解热、通经剂，用于月经困难、黄疸及风湿痛等。

2. 利水，杀蛊毒，除胸中痰癖，治消渴、胆痹。

【用量及用法】内服一日量 6～15g，作煎剂。

【附方】兰草 15g，车前草 12g，黄柏 6g，茅根 9g，水 600mL，煎至 400mL，一日二三回分服。（治急性泌尿道感染。编者经验方）

龙骨 附：龙齿

（异名：陆虎遗生、五花龙骨、青化龙骨）

【基本】古代大爬虫，如恐龙及象类动物之骨骼，埋没土中化石者，往往从地下掘出，概称龙骨。此骨供药用。

【产地】我国青海、内蒙古、山西、陕西、河北、河南、山东、湖北、广西、云南、四川等省区。

【性味】性平、味甘涩，无毒。

【成分】龙骨含碳酸钙、磷酸钙，以及铁、钾、钠、氯等无机元素。

【效用】1. 为镇静、收敛、止血药，用于心悸、恶梦不安，并止出虚汗、进餐时头汗，以及遗精、下痢、子宫出血、带下等。外用作局部撒布剂。

2. 敛心神，潜浮阳，固精，治泄痢脓血、女子漏下、夜卧自惊。

【用量及用法】内服一日量 9～24g，作煎剂或散剂。

【附方】龙骨 30g，海螵蛸 30g，共研细末拌匀，密贮瓶中，为局部撒布止血剂。（治鼻出血、创伤出血等。编者经验方）

龙 胆 草

（异名：苦胆、陵游）

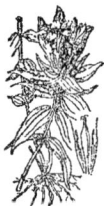

【学名】Gentiana scabra Bunge.

【科属及形态】龙胆草科，多年生草本植物。茎高至一二尺，叶对生，广披针形或长卵形。秋日叶腋或顶生碧色筒状花，果实为纺锤形之蒴果。根供药用。

【产地】我国大部分省区。

【性味】性寒、味苦，无毒。

【成分】根含龙胆苦苷、獐牙菜苦苷、当药苷、三叶苷、苦龙苷等。

【效用】1. 为苦味健胃、解热消炎药，治急慢性胃炎、胆囊炎、黄疸、眼结膜炎等。

2. 泻肝胆之火，除胃中伏热，疗骨间寒热、惊痫。

【用量及用法】内服一日量 1～6g，作煎剂或散剂。

【附方】龙胆草 1～3g，黄柏 1g，鸡内金 3g，山楂 3g，水 500mL，煎至 300mL，一日二回分服。（治慢性胃炎、胃弱、消化不良等。编者经验方）

龙　眼

（异名：魁圆、桂圆、骊珠、密脾）

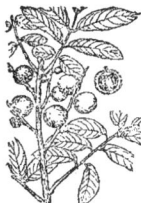

【学名】Euphoria longan（Lour.）Steud.

【科属及形态】无患树科，常绿乔木，高三四丈，叶呈羽状复叶，5 月间开白色五瓣花。果实带赤色或紫红色，圆球形果壳内为浆果。其浆果之肉干为龙眼肉。果肉与核均供药用。

【产地】我国广西、广东、海南、福建、台湾等省区。

【性味】性平、味甘，无毒。

【成分】果肉含葡萄糖、蔗糖、酒石酸、腺嘌呤、胆碱等。

【效用】1. 果肉：为滋养强壮药，治健忘、心悸亢进、失眠等。核：去外面黑皮，研末，敷刀伤止出血。

2. 果肉：开胃益脾，补虚长智。核：治疗癣疮毒、刀斧损伤、小肠疝气。

【用量及用法】果肉：内服一日量 9～18g，作煎剂或流膏剂。

核：内服一日量 3～9g，作散剂。外用研细末涂敷患部。

【附方】龙眼肉 6 个，莲子 10 粒，酸枣仁 6g，水 300mL，煎至 200mL，临睡时顿服。（治失眠。编者经验方）

龙　葵

（异名：苦葵、苦菜、天茄子、老鸦眼睛草）

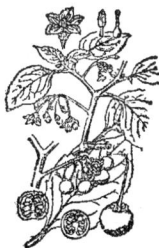

【学名】Solanum nigrum I.

【科属及形态】茄科，一年生草本植物。茎高三尺左右，叶椭圆形，全边有叶柄。夏秋间节间抽细梗，簇生有柄白色小花。结浆果，大如豌豆。全草与根均供药用。

【产地】我国大部分省区。

【性味】性寒、味苦微甘，有小毒。

【成分】全草与根含龙葵碱、澳茄胺、龙葵定碱、皂苷等。

【效用】1. 为利尿消炎、镇痛活血剂，并用作避倦防睡药。外用敷痈肿及打扑伤、丹毒等。

2. 消肿散血，解劳少睡，通利小便，补益男子元气，疗妇人败血。

【用量及用法】全草与根：内服一日量 3～6g，作煎剂。外用取鲜者捣涂患部。

【附方】鲜龙葵根、鲜紫花地丁全草、鲜蒲公英根各等量，洗净，捣烂拌和，外敷患部。（治外科痈肿疔毒。编者经验方）

丝　瓜

（异名：天丝瓜、布瓜、蛮瓜、菜瓜）

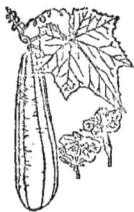

【学名】Luffa cylindrical Roem.

【科属及形态】葫芦科，一年生蔓草。茎细长，由卷须缠络于他物之上。叶圆，心脏形而尖。结实为瓠果，形细而长，熟则果肉内生强韧之纤维如网状，名丝瓜络，供药用。

【产地】我国大部分省区。

【性味】性平、味甘，无毒。

【成分】果实含三萜皂苷成分、丙二酸、枸橼酸等。

【效用】1. 丝瓜络：为通经、解毒、止痛、止血药，能通乳汁，治痈疽不敛、赤痢、内痔出血、妇人子宫出血、睾丸炎肿等。

2. 凉血解毒，通经络，下乳汁，治痔漏崩中、疝痛卵肿。

【用量及用法】内服一次量 6～15g，作煎剂，或烧存性作散剂（黑烧）。

【附方】丝瓜络与棕榈等分，分别黑烧后，共研细末拌匀，每服 3～6g，一日二三分回，温开水送服。（治内痔出血、直肠出血、妇人子宫出血等。编者经验方）

艾　叶

（异名：艾绒、灸草、艾蓬、艾蒿）

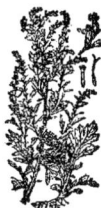

【学名】 Artemisia argyi Levl. et Vant.

【科属及形态】 菊科，多年生草本植物，高二三尺。叶亘生，长卵形，羽状分裂。花淡黄色。未开花时采叶而干燥之，供药用。

【产地】 我国大部分省区。

【性味】 性温、味苦，无毒。

【成分】 叶含挥发油，主成分为 α－侧柏酮、α－水芹烯、β－丁香烯等。

【效用】 1. 为强壮安胎、止血止痢药，治吐血、衄血、直肠出血、子宫出血、腹痛吐泻、经闭、月经不调、少女萎黄病、孕妇胎动不安等，尤其对寒性虚脱性之出血效佳。外用作灸疗法之原料。

2. 温气血，逐寒湿，止吐血、下痢、妇人漏血，治带下、心腹冷气。

【用量及用法】 内服一日量9～18g，作煎剂。

【附方】 艾叶炭15g，侧柏叶12g，蒲黄6g，水600mL，煎至400mL，一日二三回分服。（治妇人功能性子宫出血、产后出血等。编者经验方）

艾　纳　香

（异名：艾片、艾脑香）

【学名】 Blumea balsamifera（L.）DC.

【科属及形态】 菊科，一年生草本植物。其状如艾，供药用。

【产地】 我国广东、福建、台湾、海南等省区。

【性味】 性温、味苦，无毒。

【成分】 叶含（2R，3R）－二氢槲皮素4′等。

【效用】1. 治感冒咳嗽、食伤、中暑、胸腹绞痛、跌打损伤、疮疖痈肿等。

2. 去恶气，疗癣，杀虫，治伤寒、瘟疫、腹冷、肠鸣泄泻。

【用量及用法】内服一日量 15～30g，作煎剂。外用取适量捣烂外敷或煎水洗患部。

【附方】鲜艾纳香叶 15～30g，捣烂外敷或煎水洗患部。（治跌打损伤、疮疖痈肿。编者经验方）

玉　竹

（异名：葳蕤、葳绥、地节、女萎）

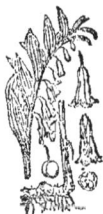

【学名】Palygonatum officinale All.

【科属及形态】百合科，多年生草本植物。根茎少结节，圆柱形，茎高一二尺。叶呈卵形或长椭圆形。初夏叶腋生淡绿色小钟状花。果实为球形黑青色之浆果。根供药用。

【产地】我国大部分省区。

【性味】性平、味微甘，无毒。

【成分】根含玉竹黏多糖及 4 种玉竹果聚糖。

【效用】1. 为滋养强壮、镇痛药，治尿频、遗精、多汗症，并治腰膝部疼痛；又玉竹能使血糖降低。外用治跌打损伤。

2. 益肾气，补不足，去虚劳客热、头痛，久服好颜色。

【用量及用法】内服一日量 6～12g，作煎剂、流膏剂。

【附方】玉竹 12g，黄芪 9g，防风 6g，水 600mL，煎至 400mL，一日二三回分服。（治自汗、盗汗。编者经验方）

六　　画

伏　龙　肝

（异名：灶心黄土、灶中黄土、釜月下土）

【基本】即灶底中心之焦黄土，为久经火炼，结成如石，外赤中黄，或紫赤色者最佳。此物须干燥收贮，若吸收潮湿空气则效差。该焦黄土供药用。

【性味】性微温、味辛，无毒。

【成分】伏龙肝含硅酸、氧化铝、三氧化二铁、氧化钠等。

【效用】1. 为镇静镇呕、止血止泻药，用于孕妇恶阻、各种出血、腹泻。

2. 温中，止吐，止血，治妇人崩中、吐血，止咳逆，醋涂消痈肿。

【用量及用法】内服一日量 15～30g，作煎剂，澄清后饮其水；或用土砖一两块，置炽红之炭火上，煅至通红，乘热淬入开水中（水约一大杯）沸腾之，澄清后，待温，饮其水，或以此水为煎药之用，可代伏龙肝。外用涂患部。

【附方】伏龙肝煎：用土制焜炉（此为煎药用的黄泥锅罐）打碎后，投炭火中烧之，俟碎片炽红透彻，另以巨杯盛井水约九分满，取炽红碎片尽淬水中，经两三分钟取出，再烧再淬，反复至数十百次，更佳。后将水滤净，使成无色、无臭、无味之澄清水液，收贮备用。令患者小口频频饮之，服后不过一两个小时，即觉气分恢复，食欲改善。（治妊娠恶阻、呕吐不食。编者经验方）

全　蝎

(异名：主簿虫、虿尾虫、蝎尾)

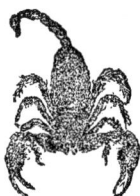

【学名】Buthus martensi Karsch

【科属及形态】节足动物，蜘蛛类中之蝎类，多栖息于石下或墙壁地板之下。头胸部短，腹部较长，后腹部狭而尤长，末端具有毒针，全体凡十三环节，其中后腹部有六环节，眼有二，触须长大，能螫人。捕获后设法干之，或渍以盐，供药用。用其全身名全蝎，单用其尾名蝎尾。

【产地】我国大部分省区。

【性味】性平、味辛，有毒。

【成分】全蝎含蝎毒，并含三甲胺、甜菜碱、牛磺酸、软脂酸及铵盐等。

【效用】1. 为镇静解痉、活血止痛药，治小儿惊痫抽搐及破伤风痉挛，对颜面神经麻痹、口眼㖞歪斜及子宫脱垂等症亦有效。

2. 主小儿惊痫抽搐、大人诸风掉眩、手足震颤。

【用量及用法】内服一日量3~6g，作煎剂、散剂或丸剂。本品有毒，务必在医师严格指导下使用。

【附方】全蝎（去头足）3份、地龙（洗去泥焙燥）3份、甘草2份之比例，共研细末，每回2~3g，一日二回，温开水送服。（治小儿痉挛、大人脑血管意外后的半身不遂及偏头痛等。编者经验方）

冰　片

(异名：龙脑香、梅花脑、梅花冰片、梅片)

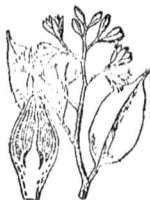

【学名】Blumen balsamifera DC.

【科属及形态】龙脑树科之龙脑树，其树为高大乔木。叶呈卵圆形，揉软嗅之，有龙脑香气。花亦有香气。其树干纵裂之，创口有树脂析出，遇空气凝结而成坚实之块，供药用。另有一种，系自菊科植物艾纳香所制出之固形挥发油，乃国产冰片之正品。

【产地】我国海南、广东等省区。

【性味】性微寒、味苦微辛，无毒。

【成分】冰片含挥发油，主成分为多种萜类成分，以及葎草烯、β–榄香烯等。

【效用】1. 为芳香回苏、镇咳镇痉、消炎退肿药，用于因热病而致之脑神经昏蒙、心力衰惫、失神，以及咳嗽、喘息。外用可治口腔咽喉部炎症及痔肿等。

2. 通诸窍，散郁火，去翳，明目，搜风，治痫，治五痔。

【用量及用法】内服一日量 0.1～0.2g，作散剂。外用适量，或与其他药配伍用之。

【附方】冰片 12g，煅明矾（枯矾）21g，黄柏炭（黑烧）24g，灯草炭（黑烧）18g，共研细末拌匀，为撒布剂，取适量直接吹到患部。（治急性咽喉炎、扁桃体炎。编者经验方）

合　欢　皮

（异名：合昏、夜合、青裳、乌赖树）

【学名】Albizia julibrissin Durazz.

【科属及形态】豆科，落叶乔木，叶二回羽状复叶，自许多小叶而成，小叶夜间闭合。夏月梢头开花。果实呈荚状，细而薄，秋月成熟。树皮供药用。

【产地】我国大部分省区。

【性味】性平、味苦涩，无毒。

【成分】树皮含皂苷、鞣质等。

【效用】1. 为消炎、镇痛、利尿、驱虫药，治肺脓疡等。外用治跌打损伤、痈疽等症。

2. 续筋骨，调心脾，安五脏，令人欢乐无忧，久服轻身明目。

【用量及用法】内服一日量 6～12g，作煎剂。外用不拘分量。

【附方】合欢树皮 12g，桔梗 9g，冬瓜子仁 12g，鱼腥草 12g，水 800mL，煎至 500mL，一日三四回分服。（治肺脓疡。编者经验方）

地　榆

（异名：酸赭、玉札、玉鼓）

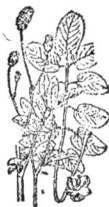

【学名】Sanguisorba officinalis L.

【科属及形态】蔷薇科，多年生草本植物。茎高至四五尺，叶呈细长卵圆形。初夏开暗红色小花。根供药用。

【产地】我国大部分省区。

【性味】性微寒、味苦，无毒。

【成分】根含鞣质、三萜皂苷等。

【效用】1. 为收敛止血药，用于下血、咯血、妇人月经过多等症。

2. 除血热，治肠风，止脓血诸瘘、恶疮、热疮，可作金疮膏。

【用量及用法】内服一日量 6～12g，作煎剂。外用不拘分量。

【附方】地榆 12g，阿胶 9g，大枣 3g，甘草 3g，水 600mL，煎至 400mL，一日二三回分服。（治各种出血。编者经验方）

地　黄

（异名：阳精、地髓）

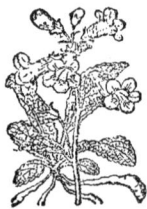

【学名】Rehmannia glutinosa Libosch.

【科属及形态】玄参科，多年生草本植物。茎高尺许，全枝密生短毛。叶呈长椭圆形。夏日开紫红色或淡黄色五裂之唇形花。将地黄之根鲜用，或将地黄缓缓烘焙至约八成干。前者习称鲜地黄，后者习称生地黄，均供药用。

【产地】我国大部分省区。

【性味】鲜地黄：性寒、味甘苦，无毒。生地黄：性寒、味甘，无毒。

【成分】根含苷类，其中以环烯醚萜苷类为主，又含胡萝卜苷、腺苷等。

【效用】1. 鲜地黄与生地黄：为强壮、补血、止血药，用于咯血、子宫出血、糖尿病等。

2. 鲜地黄：清热生津，凉血止血，用于热病伤阴、发斑发疹、吐血、衄血、咽喉肿痛。生地黄：清热凉血，养阴生津，用于热病舌绛烦渴、阴虚内热、消渴、吐血、衄血、发斑发疹。

【用量及用法】内服一日量，鲜地黄：15～30g，生地黄9～15g，均作煎剂或流膏剂。

【附方】生地黄15g，当归6g，黄芪9g，川芎6g，鸡血藤6g，水600mL，煎至400mL，一日二三回分服。（治慢性消耗性疾病、盗汗。编者经验方）

地 骨 皮

（异名：地仙、苦杞、仙杖、仙人杖）

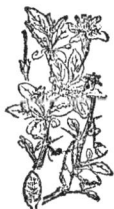

【学名】Lycinm chinense Mill.

【科属及形态】茄科，落叶灌木。叶呈披针形或倒卵圆形。夏日叶腋生淡紫色小花。果实熟呈红色，为椭圆形之浆果，名枸杞子。根皮名地骨皮，叶名枸杞叶，以上三种均供药用。

【产地】我国大部分省区。

【性味】果实：性平、味甘，无毒。根皮：性寒、味苦，无毒。叶：性寒、味苦，无毒。

【成分】果实含甜菜碱等。根皮含桂皮酸和多量酚类物质、甜菜碱等。

【效用】1. 枸杞子：滋养强壮药，治糖尿病、肺结核、虚弱消瘦者有效。地骨皮：治低热。枸杞叶：消炎。

2. 枸杞子：坚筋骨，耐老，除风，去虚痨，补精气。

地骨皮：泻肾火，降肺中伏火，去胞中火，退热补气。

枸杞叶：除烦补虚，去皮肤骨节间风，清热毒，散疮毒。

【用量及用法】根皮、果实及叶：内服一日量分别为 6～15g，作煎剂或浸酒剂。

【附方】枸杞子 12g，五味子 6g，肉苁蓉 6g，人参 3g，水 600mL，煎至 400mL，一日二三回分服。（治遗精、性功能衰弱。编者经验方）

地　龙

（异名：蚯蚓、土龙、蚓蝼、曲蟮）

【学名】Pheretima aspergillum（E. Perrier）

【基本】为蠕形动物，环节虫类蚯蚓属。栖生于湿土中，身有多数环节，口之前端为不定形之唇，能翻松土壤，为有助于农作物之益虫，并供药用。

【产地】我国各省区。

【性味】性寒、味微咸，无毒。

【成分】地龙含溶血成分蚯蚓素，解热成分蚯蚓解热碱，有毒成分蚯蚓毒素等。

【效用】1. 为解热、镇静、解痉药，用于支气管喘息、惊风头痛、关节痛及排尿困难等。对高血压与动脉血管硬化亦有效。

2. 清热，利尿，治中风、痫病、喉痹、狂妄。

【用量及用法】内服一日量 6～15g，作煎剂；或内服一日量 3～6g，作散剂。

【附方】活蚯蚓 30 条，去泥焙干，研为细末，加乳香细末 9g，拌匀，水泛丸如绿豆大。每服 1～2 丸（根据病情投药），温开水送服。（治小儿急慢惊风。编者经验方）

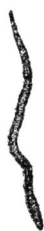

地 肤 子

（异名：地葵、地麦、落帚、扫帚）

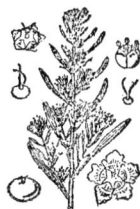

【学名】 Kochia scparia （L.） Schrad

【科属及形态】 藜科，一年生草本植物。分枝甚多，叶狭披针形或线形。夏月开花，生于叶腋间，花后结细实。种子供药用。

【产地】 我国各省区。

【性味】 性寒、味苦甘，无毒。

【成分】 种子含三萜皂苷等。

【效用】 1. 为利尿、收敛、消炎药，用于肾炎水肿。或煎汤洗恶疮癣疥及阴囊湿疹等。

2. 通淋，去膀胱热，利小便，补中益气。外用洗疮。

【用量及用法】 内服一日量 6～12g，作煎剂。

【附方】 地肤子 12g，浮萍 9g，木贼草 6g，桑白皮 9g，水 600mL，煎至 400mL，一日二三回分服。（治急性肾炎、水肿。编者经验方）

地 鳖 虫

（异名：灰鳖虫、土鳖虫、簸箕虫）

【学名】 Eupolyphaga sinensis Walk.

【科属及形态】 节肢动物，隐翅虫科，鳖属。名虻虫，俗称土鳖。体长寸许，前狭后阔，色灰褐或黄褐，大小不等，背有横纹错起。伏居灰土中，善攻隙穴，伤之不易死。凡米糠及碓臼仓下、灶脚、面铺、墙壁下土中潮湿处有之，昼伏夜出。10 月间采集供药用。

【产地】 我国湖北、湖南、福建、台湾、广东、广西、海南等省区。

【成分】 地鳖虫含挥发油，主成分为萘、脂肪醛、芳香醛等。

【性味】 性寒、味微咸，有毒。

【效用】1. 为通经催乳、镇痛散瘀药。治跌打损伤、子宫内膜炎、月经困难等。

2. 用于瘀血腹痛、妇人月经闭止、肌肤甲错之干血痨症。

【用量及用法】内服一日量 3~6g，作丸剂。外用：取鲜者捣烂敷患部。本品有毒性，务必在医师严格指导下使用。

【附方】1. 地鳖虫 30 个（炒去足），桃仁 100g（研如泥），红花 100g，丹参 100g，大黄 50g，各研细末拌匀，炼蜜为丸，如绿豆大，每回 3g，一日二回，温开水送服。（治慢性子宫内膜炎、月经困难、痛经等。编者经验方）

安 南 子

（异名：胖大海、大洞果、胡大海、海南子）

【学名】Sterculia lychnophora Hance

【形态】梧桐科植物的果实。形似干青果，皮色褐黄起皱纹，以水泡之，层层胀大如浮藻，中有软壳，核壳内有仁二瓣，果实供药用。

【产地】我国海南省。

【性味】性凉、味甘淡，无毒。

【成分】果实含西黄芪胶黏素、半乳糖、戊糖等成分。

【效用】1. 为消炎、镇咳、祛痰药，用于喉头气管黏膜诸炎症、咽喉干灼等。对感冒咳嗽失音、咽喉燥痛等均适用。

2. 散火郁，消毒，去暑，治时行赤眼、风火牙疼、干咳无痰。

【用量及用法】内服一日量 9~18g，作煎剂或泡浸剂。

【附方】安南子 12g，蝉衣 3g，甘草 3g，木蝴蝶 3g，水 800mL，煎至 500mL。去渣过滤，加入冰糖适量，再煎俟冰糖溶化，一日五六回，频频饮服。（治急性支气管炎、咳嗽、喉痛、声音不亮等。编者经验方）

百　合

（异名：番韭、强瞿、蒜脑薯）

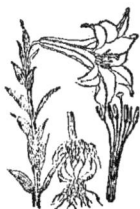

【学名】Lilium brownii F. E. Brown var. viridulum Baker

【科属及形态】百合科，多年生草本植物。地下有鳞茎。叶呈披针形，互生。夏日茎梢着花，大而美丽，芳香馥郁，花被六片白色带红，雄蕊六枚，雌蕊一枚，柱头三裂。根似众瓣合成，故名。该地下球根供药用。

【产地】我国大部分省区。

【性味】性微寒、味甘微苦，无毒。

【成分】根含秋水仙碱等多种生物碱，以及淀粉、蛋白质、脂肪等。

【效用】1. 为镇静强壮、镇咳祛痰药，用于慢性支气管炎。又用为歇斯底里及各种神经衰弱之药。

2. 润肺止嗽，治邪气、腹胀、心痛，利大小便，补中益气。

【用量及用法】内服一日量 15～30g，作煎剂。

【附方】百合 15g，麦门冬 12g，象贝母 9g，棉花根 12g，水 800mL，煎至 500mL，一日三四回分服。（治慢性支气管炎。编者经验方）

百　部

（异名：百奶、百条根、婆妇草、嗽药）

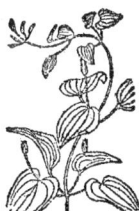

【学名】Stemona japonica（Bl.）Miq.

【科属及形态】百部科，多年生草本植物。地下簇生数颗块根。叶大卵形。初夏叶腋生淡绿或紫色合瓣花。果实为广卵圆形之蒴果。其根数十颗连贯丛生，根供药用。

【产地】我国华东及陕西、湖南、湖北、广东、四川等省区。

【性味】性微温、味甘苦，有小毒。

【成分】根含百部碱、百部定碱、异百部定碱、原百部碱等。

【效用】1. 为镇咳驱虫药，治肺炎及支气管炎咳嗽，驱除肠寄生虫。外用治疥癣及驱除毛虱等寄生虫。

2. 杀蛲、蚊、蝇及一切树木蛀虫，能润肺，止咳，治各种咳嗽。

【用量及用法】内服一日量 3 ~ 12g，作煎剂。

【附方】百部根 12g，款冬花 9g，水 500mL，煎至 300mL，加蜂蜜 50mL 搅和，一日二三回分服。（治急性或慢性支气管炎、咳嗽。编者经验方）

百 两 金

（异名：八爪金龙、八爪龙、八爪根、铁雨伞）

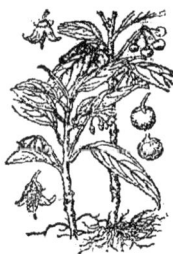

【学名】Ardisiacrispa（Thunb.）DC.

【科属及形态】紫金牛科，常绿小乔木。茎高一二尺，叶互生，披针形。夏日簇生小花，花冠白色，果实红色，翌春始脱落。根供药用。

【产地】我国大部分省区。

【性味】性平、味苦，无毒。

【成分】根含紫金牛酸、岩白菜内酯、对 – 羟基代苯二甲酮及生物碱等。

【效用】1. 为祛痰药，能消解黏稠的分泌物，并治咽喉肿痛。

2. 治壅热、咽喉肿痛，又治风涎。

【用量及用法】内服一日量 3 ~ 6g，作煎剂。外用分量不拘。

【附方】百两金根 100g，焙干研细末，取适量吹喉，一日数次。（治咽喉炎、扁桃体炎。编者经验方）

百 草 霜

（异名：灶额墨、灶突墨）

【基本】本品即是灶额及烟炉中积存的墨烟，但须以野外所生杂草为炊料所结成的烟墨，方是本品。如系烧煤炭所得的烟墨，其性质与本品不同，不可误用。本品供药用。

【产地】凡山野农村专烧山草之锅灶内，均可采集本品。

【性味】性温、味辛，无毒。

【成分】主含碳粒。

【效用】1. 为止泻止血药，治单纯性肠炎及赤痢，也治衄血、吐血、肠出血、子宫出血等。外用涂敷治白癣及头部湿疹等。

2. 主吐衄、崩漏，消积滞，治泻痢。

【用量及用法】内服一日量 3～9g，作煎剂。外用时研细末调敷患部。

【附方】百草霜 9g，干姜 6g，藕节 15g，侧柏叶 12g，东北人参 9g，水 600mL，煎至 400mL，一日二三回分服。（治妇人崩血大脱。编者经验方）

竹

（异名：竹子）

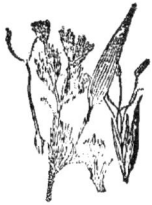

【学名】Phyllostachyspuberula Munro.

【科属及形态】禾本科，多年生植物。茎高至丈余，茎中空，有节外显。叶披针形。其笋篛有斑点，括取新竹之外皮名竹茹，古称竹皮。新竹置火上烧之，两端滴出之汁名竹沥。枝梢之嫩叶名竹叶心，竹茹、竹沥、竹叶心等均供药用。

【产地】我国大部分省区。

【性味】性寒、味微苦，无毒。

【成分】竹子含竹叶黄酮、多糖、氨基酸、萜类、生物碱、酚酸等。

【效用】1. 竹茹为解热、镇咳、止血药。治尿血，低热心烦，手足心热，疲倦身重等。竹沥、竹叶心用于同一目的。

2. 泻上焦，清心肺，治烦热，凉血。

【用量及用法】竹茹、竹叶心：内服一日量分别为 9 ~ 21g，作煎剂。竹沥：内服一日量 20 ~ 30mL。

【附方】鲜竹茹 15g，鲜竹叶心 15g，地骨皮 9g，水 600mL，煎至 400mL，一日二三回服。（治产后低热心烦，手足心热，疲倦身重。编者经验方）

竹节人参

（异名：土参）

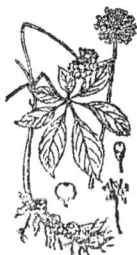

【学名】Panax japonicus C. A. Mey.

【科属及形态】五加科，多年生草本植物。经三年者，夏月茎高至二三尺，地下有横行的根茎。叶为掌状复叶，叶柄长，夏日开细花，淡绿色。果实大如小豆，红色。根茎供药用。

【产地】我国大部分省区。

【性味】性温、味甘微苦，无毒。

【成分】根茎含竹节人参皂苷（Ⅲ、Ⅳ、Ⅴ）、人参皂苷（Rd、Re、Rg1、Rg2）等。

【效用】1. 为止咳祛痰、消肿止痛药。用于病后体弱、咯血、便血、尿血、崩漏、外伤出血等。

2. 散瘀止血，消肿止痛。治虚劳咳嗽、产后瘀阻腹痛、跌打损伤等。

【用量及用法】内服一日量 3 ~ 12g，作煎剂。外用时研细末调敷患部。

【附方】竹节人参 12g，黄芪 6g，麦门冬 6g，水 600mL，煎至 400mL，一日二三回服用。（治病后体虚、咳嗽痰多或咳血、跌扑损伤。编者经验方）

羊 蹄

（异名：败毒菜根、羊蹄大黄、土大黄、牛舌根）

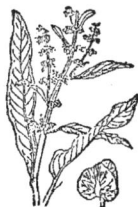

【学名】Rumex japonicus Houtt.

【科属及形态】蓼科，多年生草本植物。茎高四五尺，地下有黄色肥根。叶呈长椭圆状，或披针形。春日攒簇开淡绿白色之小花。果实为有三翅之瘦果。根供药用。

【产地】我国大部分省区。

【性味】性寒、味苦，无毒。

【成分】根含大黄素、大黄素甲醚、大黄酚、酸模素等。

【效用】1. 为消炎、止痒、抗过敏、泻下药。用于疥癣秃疮及其他皮肤病。

2. 杀虫毒，敷疮癣，除热消肿。

【用量及用法】内服一日量 6~9g，作煎剂或丸剂。外用将根醋磨涂患部。

【附方】羊蹄根适量，醋磨涂患部。（治皮肤顽癣。编者经验方）

肉 豆 蔻

（异名：肉果、迦枸勒）

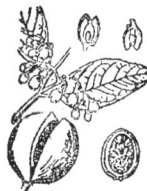

【学名】Myristica fragrans Houtt.

【科属及形态】肉豆蔻科，常绿乔木。叶为长椭圆形，全缘。夏日生黄白色之单性花。果实在肉质之果皮内，有赤色假种皮，种壳内藏有果仁。果实供药用。

【产地】我国广东、广西、云南等省区。

【性味】性温、味辛，无毒。

【成分】果实含挥发油、齐墩果酸、脱氢双异丁香酚、松油脑等。

【效用】1. 为健胃、整肠、消化药，用于消化不良、慢性胃炎等。

2. 暖脾胃，固大肠，治宿食、痰饮，止小儿吐逆、腹痛。

【用量及用法】内服一日量 1～3g，作散剂或丸剂。

【附方】肉豆蔻 5、肉桂 5、丁香 2 之比例，共研细末拌匀，一回 1～2g，一日三回，温开水送服。（治消化不良、慢性胃炎等。编者经验方）

肉 苁 蓉

（异名：金笋、肉松蓉）

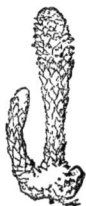

【学名】Cistanche salsa（C. A. Mey.）G. Beck

【科属及形态】列当科，一年生寄生性草本植物。地下根茎成块状。茎为肉质柱状，大者高至尺许。叶为鳞片状，黄褐色。夏日茎上部密生紫褐色之唇形花，果实为球形蒴果。肉质之茎采集后，盐渍保存，供药用。锁阳为苁蓉之一种，其形如笋，上丰下俭，鳞甲栉比，筋脉连络，因其作用能壮阳固精，故名。列当亦属苁蓉之一种。

【产地】我国内蒙古、新疆、甘肃、宁夏、陕西、山西、河南等省区。

【性味】肉苁蓉：性温、味甘酸咸，无毒。

锁阳：性温、味甘，无毒。

【成分】肉苁蓉含苯乙醇苷类、多糖、环烯醚萜、木质素、半乳糖醇等。

【效用】1. 为强壮补精药，治遗精、阳痿。锁阳与列当之效用与肉苁蓉相似。

2. 肉苁蓉：滋润五脏，益髓强筋，治五劳七伤、腰膝冷痛、遗精带下。

锁阳：润肠通便，补阳壮肾。列当：暖肾壮腰，治劳理伤。

【用量及用法】内服一日量 6～12g，作煎剂。（三种药之用量相

同）

【附方】肉苁蓉 9g，山茱萸 6g，茯苓 6g，菟丝子 9g，水 600mL，煎至 400mL，一日二三回分服。（治性神经功能衰弱。编者经验方）

血 竭

（异名：麒麟竭、血结）

【学名】Daemonorops draco Blume.

【科属及形态】棕榈科，蔓茎植物，名麒麟血树。干粗二寸，覆以叶鞘，遍生尖刺，杆缠络他树。叶为羽状复叶，花为黄白色之冠状花。其实圆如球，质硬有带黄褐色之鳞片，其皮下渗出血红色之树脂，即血竭，供药用。

【产地】我国华南各省区。

【性味】性平、味微甘带咸，有小毒。

【成分】血竭含树胶、树脂、血竭素、安息香酸及肉桂酸等。

【效用】1. 为镇痛止血药，用于跌打损伤、出血诸症。外用治恶疮、疥癣等。

2. 破积血，止痛生肌，去五脏邪气，疗心腹卒痛，金疮出血。

【用量及用法】内服一日量 3～6g，作散剂或丸剂，

【附方】血竭 120g，蒲黄 60g，地榆 60g，共研细末拌匀，取适量外用于患部。（治鼻衄、刀创、齿龈之出血等。编者经验方）

西 河 柳

（异名：三眠柳、赤柽柳、河柳、垂丝柳）

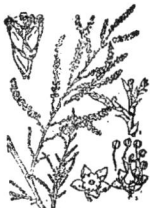

【学名】Tamarix chinensis Lour.

【科属及形态】柽柳科，落叶乔木。枝细长，密生鳞片状小叶。花穗长三四寸，水红色。枝叶供药用。

【产地】我国大部分省区。

【性味】性温、味苦带甘，无毒。

【成分】枝叶含树脂、槲皮素－甲醚、鞣质、水杨苷等。

【效用】1. 为解热利尿药，治急性或慢性风湿性关节炎，并能透发麻疹，解酒毒。外用治癣疮。

2. 发疹，疏散，祛风，解表，解酒毒，利小便。

【用量及用法】内服一日量 6～12g，作煎剂。

【附方】西河柳 12g，薄荷 6g，升麻 3g，麻黄 3g，水 600mL，煎至 400mL，一日二三回分服。（治麻疹初起，能使快透，减少肺炎等并发症。编者经验方）

西 瓜 皮

（异名：寒瓜、水瓜、夏瓜、翠衣）

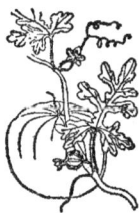

【学名】Gitrullus vulgaris Schrad.

【科属及形态】葫芦科，一年生草本植物。叶三裂至七裂，花单性，黄色。果实为浆果，盛夏成熟。果皮（西瓜皮）供药用。

【产地】我国各省区。

【性味】性寒、味甘，无毒。

【成分】果皮含蜡质及糖分。

【效用】1. 为利尿药，治肾炎浮肿、糖尿病、黄疸，并能解酒毒。

2. 解暑，除烦，利便，醒酒，止渴，清热。

【用量及用法】西瓜皮：内服一日量 15～60g，作煎剂。

【附方】西瓜皮干者 60g，白茅根 30g，水 800mL，煎至 600mL，一日三四回分服。（治肾炎、水肿。编者经验方）

守 宫

（异名：壁虎、壁宫、天龙）

【学名】Gekko japonicus Dumeril et Bibron

【科属及形态】爬虫类，蜥蜴类，守宫科。形似石龙子而较扁，头扁，口大，舌肥厚，眼大无睑。背部暗灰，有黑色小点，多粟状突起，腹黄白，四肢短，各具五趾。体长约三四寸。全身均供药用。

【产地】我国西南及长江流域以南诸省区。

【性味】性寒、味咸，有小毒。

【成分】壁虎含蛋白质、马蜂毒样的有毒物质及组织胺样物质。

【效用】1. 为镇痛解痉药，治中风所致半身不遂、神经痛、慢性关节炎。

2. 主中风所致瘫痪、历节风痛、疬风瘰疬及风痉惊痫。

【用量及用法】内服一日量 3~6g，作黑烧（烧存性）。

【附方】壁虎 20 条，烧存性，研细粉，取适量麻油调涂患部。同时以此粉内服，每回 1~2g，一日三回，温开水送服。（治淋巴结核溃烂。编者经验方）

虫 白 蜡

（异名：虫蜡、木蜡）

【学名】Ericerus pela West.（蜡虫）

【科属及形态】本品系半翅类的昆虫之蜡虫，取其幼虫皮肤分泌之白色蜡丝，加热熔解后，以布滤过，去渣，注入冷水，使凝固而成，供药用。

【产地】我国陕西、湖北、湖南、山东、江苏、福建、云南、四川、西藏等省区。

【性味】性温、味甘，无毒。

【成分】虫白蜡主要含脂肪族一价酸的酯类混合物，其中有廿四酸廿八酯等。

【效用】1. 外用为镇痛止血药，治跌打损伤，用于疮口能促进肉芽的生长。

2. 舒筋接骨，生肌止血，专作膏药原料。

【用量及用法】专作外用，分量不拘。

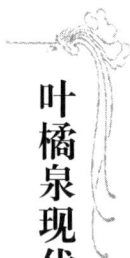

灯 心 草

（异名：虎须草、碧玉草）

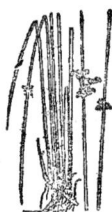

【学名】Juncus effusus L.

【科属及形态】灯心草科，多年生草本植物。茎圆而长，夏日茎之上部侧生花茎，分歧甚多，各缀以花，花小黄绿色。茎心称为灯心草，供药用。

【产地】我国各省区。

【性味】性寒、味甘，无毒。

【成分】灯心草含纤维、脂肪油、蛋白质、阿拉伯树胶及木聚糖等。

【效用】1. 为利尿镇静、消炎止咳药，用于心烦不寐、淋病、小便不利及咽喉炎、咳嗽等症。

2. 通淋，清热，安神，泻肺，行水，除水肿、癃闭。

【用量及用法】内服一日量 2～3g，作煎剂或散剂，也可代茶服。（本品研末颇难，宜先以水和粳米粉捏糊于灯心草上，干燥后磨研，再浸入水中，则灯心粉上浮，采集之即得）

【附方】灯心草 2～3g，煎汤代茶常服。（治失眠心烦。编者经验方）

刘 寄 奴

（异名：乌藤菜、金寄奴、六月雪）

【学名】Artemisia anomala S. Moore

【科属及形态】菊科，多年生草本植物。春自宿根苗苗，叶羽状深裂，裂片披针形。秋间梢头分小枝，攒簇黄色之头状花。本品为宋武帝刘裕所发现，刘小字寄奴，故名。全草供药用。

【产地】我国中部及南部各省区。

【性味】性温、味苦，无毒。

【成分】全草含挥发油、皂苷等。

【效用】1. 为止血、镇痛、通经药，治妇人产后腹痛、跌打损伤、尿血等。

2. 破瘀活血，通月经，疗金疮，并治产后余疾，下血。

【用量及用法】内服一日量 6 ~ 9g，作煎剂或散剂。

【附方】刘寄奴 300g，延胡索 300g，骨碎补 150g，共研细末拌匀，每回 10 ~ 15g（绢袋盛之），加水 200mL，煎至 150mL，拌入热黄酒两匙顿服。（治跌打损伤、局部肿痛。编者经验方）

当　归

（异名：干归、山蕲、夷灵芝、文无）

【学名】Angelica sinensis（Oliv.）Diels

【科属及形态】伞形科，多年生草本植物。根分歧，有多数细根，茎高一二尺。叶羽状复叶，分裂为多数小叶，为披针形。夏日开白色小花。果实为长椭圆形。根供药用。

【产地】我国甘肃、青海、陕西、湖北、湖南、贵州、云南、四川等省区。

【性味】性温、味甘带苦，无毒。

【成分】根含挥发油和非挥发性成分，其中有亚丁基苯酞、β － 蒎烯、豆甾醇等。

【效用】1. 为镇静调经药，治妇人月经不调、四肢冷感及疼痛、脏躁症等有效。

2. 排脓止痛，和血补血，治头痛、心腹诸痛、气血紊乱等。

【用量及用法】内服一日量 9 ~ 15g，作煎剂、浸酒剂或流膏剂。

【附方】当归 150g，丹参 120g，浸于 50°白酒 2000mL 中，浸泡 7 天。每回 3 ~ 5mL，一日二回，饭后服，月经期停服。（治妇人月经不调、痛经等。编者经验方）

阳 起 石

（异名：羊起石、白石、石生）

【科属及形态】矿石类，为束针状之块，色白或灰或淡绿，发石膏样光泽，质柔软，易破碎，胎生于寒水石及苦灰石中，间有透明者，入药以白色者为上。

【产地】我国各省区。主产于湖北、河南等省区。

【性味】性温、微咸，无毒。

【成分】阳起石含钙、镁、铁的羟硅酸盐等。

【效用】1. 为兴奋强精药，治阳痿不起、肢体厥冷，又治妇人月经异常等。

2. 治崩中漏下、癥瘕结气、腹痛、女子腰冷、男子阳痿不起等。

【用量及用法】内服一日量 3~6g，煅研为散剂、丸剂或作浸酒剂。

【附方】阳起石 100g（煅研细粉），补骨脂 100g，韭菜子 100g，鹿茸（炙脆）50g，共研细粉，炼蜜为丸，如小豆人，每服 20 粒，一口三回，食后温黄酒送服。（治男子阳痿、妇人子宫冷感不孕。编者经验方）

动 物 肝 脏

（古来供药用者有：羊肝、鸡肝、獭肝、猪肝、牛肝等）

【基本】脊椎动物之肝脏，连附胆囊或剔除者，新鲜时呈赤褐色，干则变灰褐色，新鲜或干燥品均可供药用。

【性味】性寒、味淡，无毒。

【成分】含肝糖、蛋白质、碳水化合物、多种维生素、钙、铁等。

【效用】1. 为贫血治疗药，用于妇人产后贫血、小儿衰弱等。

2. 鸡肝：治夜盲、睡中遗尿，安漏胎，止下血，补肝虚明目。

羊肝：治肝风虚热、目赤暗痛、热病后视力下降。

獭肝：补肝，疗虚损，治传尸、久嗽、虚汗、客热。

牛肝：补肝明目，治疟及痢。

猪肝：补肝明目，疗肝虚、浮肿。

【用量及用法】新鲜肝脏：内服一日量 30～60g，捣烂榨汁服，或作丸剂。干燥肝脏：每日 5～10g，作散剂或丸剂。

【附方】鲜羊肝 1 个，决明子、青葙子、夜明砂（淘洗净）各 200g，共研细末，羊肝去筋膜捣烂为丸，每回 3～6g，一日三回，温开水送服。（治青光眼、眼压偏高、视力减退。编者经验方）

问　荆

（异名：接续草、笔头菜）

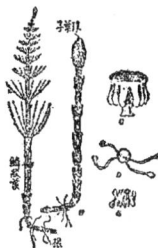

【学名】Equisetum arvense L.

【科属及形态】木贼科，多年生草本植物。茎有地上茎、地下茎。地上茎又分裸茎与实茎二种：实茎上部生笔头状的胞子叶球，裸茎呈绿色，轮生多数细枝，有退化叶片，状如木贼草，节节相接，故名接续草。全草供药用。

【产地】我国大部分省区。

【性味】性平、味苦，无毒。

【成分】全草含问荆皂苷、木贼苷、异槲皮苷、木犀草苷等。

【效用】1. 止血、利尿，治浮肿，各种出血。

2. 治气急、结气、瘤痛。

【用量及用法】内服一日量 3～6g，作煎剂。烧存性外用分量不拘。

【附方】问荆烧存性（黑烧），取适量撒在伤口表面。（治刀伤等外科创伤。编者经验方）

朱　砂

（异名：辰砂、丹砂）

【基本】金岩属，为汞矿类之硫化物。形状如板、如丝、如粒、如块。色红或褐红或褐黑，有金刚光泽条痕，作绯红色，故又名丹砂。该品供药用。

【产地】我国辽宁、湖北、湖南、广西、贵州、云南、四川等省区。

【性味】性微寒、味甘，有毒。

【成分】朱砂含硫化汞，并常夹杂雄黄、磷灰石、沥青质等物质。

【效用】1. 为镇静镇痉、通经抗菌药，治眼结膜充血、夜寐恶梦恐怖等，并治梅毒，也用于瘀血经闭、腰痛、歇斯底里等。外用于皮肤疥癣。

2. 定惊痫，明目，通血脉，止烦满，疗中恶腹痛、疥瘘诸疮。

【用量及用法】内服一日量，镇静通经用 1 ~ 3g；作驱梅剂用 3 ~ 6g，均作散剂及丸剂，亦可作为丸衣用。本品有毒性，务必在医师严格指导下使用。

【附方】朱砂 1、全蝎 2 牛黄 1 之比例，共研细末拌匀，每回0.2 ~ 0.5g，一日三回，凉开水送服，小儿酌减。（治小儿夜啼、惊搐。编者经验方）

红　花

（异名：红蓝花、丹华、红蓝、南红花）

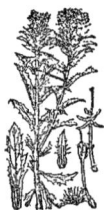

【学名】Carthamus tinctorius L.

【科属及形态】菊科，二年生草本植物。茎高二三尺，叶互生，广披针形，有锐刺。夏日梢头生红黄色筒状花，总苞有刺毛。花供药用。

【产地】我国大部分省区。

【性味】性温、味辛微苦，无毒。

【成分】花含红花苷及红花黄色素等。

【效用】1. 为通经药，用于月经闭止、月经不调等。

2. 活血，消肿，止痛，治妇人月经不调、腹中诸块等。

【用量及用法】内服一日量3 ~ 6g，作煎剂或浸酒剂，孕妇慎用。

【附方】红花6g，当归9g，芍药6g，香附子3g，水600mL，煎至400mL，一日二三回分服。（治妇人月经痛、月经困难、月经不调等。编者经验方）

防　己

（异名：解离、石解）

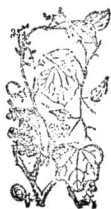

【学名】粉防己：Stephania tetrandra Moore

【科属及形态】防己科，多年生蔓草。茎有毛，叶有不同，卵圆形或心脏形。夏日叶腋生青白色之小花。果实熟时碧黑色。根供药用。

【产地】我国浙江、安徽、江西、福建、广东、广西等省区。

【性味】性寒、味苦辛，无毒。

【成分】根含生物碱，主成分为汉防己碱、防己醇灵碱等。

【效用】1. 为止痛、解痉、利尿药，用于风湿性关节炎、颜面神经麻痹、支气管性喘息。

2. 去膀胱热，通二便，疗水肿，治风湿、口面㖞斜、手足拘痛。

【用量及用法】内服一日量5～12g，作煎剂。

【附方】防己9g，接骨木6g，桑白皮6g，松枝6g，水600mL，煎至400mL，一日二三回分服。（治神经痛、肌肉痛、关节痛。编者经验方）

防　风

（异名：真防风、回草、防主、屏防）

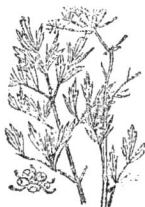

【学名】Saposhnikovia divaricata（Turcz.）sch - ischk.

【科属及形态】伞形科，多年生草本植物。茎直，多歧。叶三四羽状分裂。果实为扁广椭圆形。根供药用。

【产地】我国东北、华北及陕西、甘肃、宁夏、山东等省区。

【性味】性平、味微苦，无毒。

【成分】根含挥发油、甘露醇、苦味苷等。

【效用】1. 为镇痛、解痉、祛痰药，用于感冒头痛、颈肌强挛、关节痛等。

2. 发表，清肺，去风，胜湿，散头目滞气、经络留湿。

【用量及用法】内服一日量 5～15g，作煎剂。

【附方】防风 10g，白术 5g，太子参 5g，黄芪 8g，加水 500mL，煎至 300mL，一日二三回分服。（治多汗症及腺病质之小儿易招感冒者。编者经验方）

夹 竹 桃

（异名：水甘草）

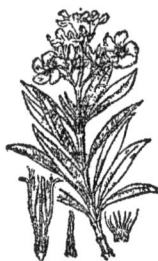

【学名】Nerium indicum Mill.

【科属及形态】夹竹桃科的常绿灌木。茎高十余尺，叶革质，线状披针形，常三叶轮生。夏日开花，红色或白色。树皮及叶均供药用。

【产地】我国大部分省区。

【性味】性温、味辛苦涩，有毒。

【成分】树皮含多种强心苷等。叶含夹竹桃苷、16－去乙酸基去水夹竹桃苷等。

【效用】1. 为强心利尿、祛痰杀虫药。用于心力衰竭。外用治甲沟炎、斑秃。

2. 宽胸利水，化痰驱虫。

【用量及用法】内服一日量 0.3～0.9g，作煎剂；或内服一日量 0.05～0.1g，作散剂。本品有毒性，务必在医师严格指导下使用。

决 明 子

（异名：江南豆、金豆儿、马蹄决明子）

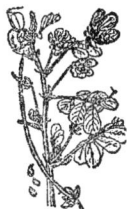

【学名】Cassia tora L.

【科属及形态】豆科，一年生草本植物。茎高至三尺，叶呈倒卵圆形。夏日开黄色五瓣花，果实为荚果，种子呈菱方形。种子及叶均供药用。

【产地】我国长江以南各省区，北方亦有栽培。

【性味】性平、微苦，无毒。

【成分】种子含大黄素、大黄酚、大黄素甲醚、决明素等。

【效用】1. 为强壮利尿药，治肝脏疾患及喘息，能增强视力，治青光眼、眼结膜炎等；又有缓下作用，治慢性便秘、高血压、头胀等。

2. 清热，益肝肾，治肝热、风眼、赤肿流泪。

【用量及用法】内服一日量 5～15g，作煎剂或粉剂、丸剂。

【附方】决明子 15g，龙胆草 3g，黄芩 5g，葛根 5g，水 600mL，煎至 400mL，一日二三回分服。（治急性眼结膜炎、目赤肿、头疼脑涨、便秘、高血压等。编者经验方）

芒 硝

（异名：盆硝、朴硝、盐硝、风化硝）

【基本】芒硝为硫酸盐类矿物芒硝族芒硝经加工精制而成的结晶体，主含含水硫酸钠，供药用。

【产地】我国河北、河南、山东、江苏、安徽等省区。

【性味】性寒、味咸带苦，无毒。

【成分】芒硝主要含硫酸钠。此外，常夹杂食盐、硫酸钙、硫酸镁等物质。

【效用】1. 为盐类下药，治便秘，用单味或加茴香酒服之；又治慢性胃病及热性病，配合大黄用之。外用作漱口剂。

2. 泻热，润燥，软坚，主治五脏积聚、久热、便闭，推陈致新。

【用量及用法】内服一回量 10～20g，小儿依年龄递减。

【附方】芒硝 10～20g，大黄 5～10g，钩藤 8g，陈皮 5g，枳实 10g，水 600mL，煎至 400mL，一日二三回分服。（治便秘、腹胀、浮肿、腹水、高血压及脑部充血等。编者经验方）

芍 药

（异名：艳友、冠芳、殿春客、将离）

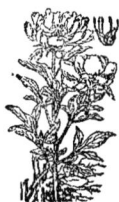

【学名】Paeonia lactiflora Pall.

【科属及形态】毛茛科，多年生草本植物。叶为二回三出复叶，披针形。初夏顶生红色或白色之花。果实为三至五个蓇葖。根供药用。

【产地】我国大部分省区。

【性味】性平、味微苦，无毒。

【成分】根含芍药苷、牡丹酚、芍药花苷、苯甲酸等。

【效用】1. 为镇痉、镇痛、通经药，治妇人诸病、腹痛、胃痉挛、眩晕等。

2. 主腹痛，散恶血，顺血脉，破坚积，疝瘕，利膀胱、大小肠。

【用量及用法】内服一日量 6～15g，作煎剂。

【附方】芍药 9g，木瓜 6g，甘草 3g，水 500mL，煎至 400mL，一日二三回分服。（治脚部或小腿腓肠肌挛痛及胃肠痉挛痛。编者经验方）

七　画

何　首　乌

（异名：地精、夜合、红内消、马肝石）

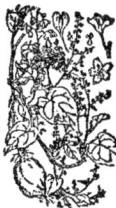

【学名】Polygonum multiflorum Thunb

【科属及形态】蓼科，多年生蔓草。根肥大，成块状。叶呈心脏形。秋日叶腋生白色小花，呈圆锥花序。枝叶又称夜交藤。根及枝叶均供药用。

【产地】我国大部分省区。

【性味】性温、味微苦，无毒。

【成分】根含大黄酚、大黄素、大黄酸、大黄素甲醚、土大黄苷等。

【效用】1. 为滋养强壮药，用于病后恢复期、神经衰弱、腺病质、便秘等。鲜叶外贴肿疡，有吸脓之效。

2. 悦颜色，益精髓，健筋骨，消痈肿，治五痔，亦治妇人产后及带下诸疾。夜交藤：宁心神。

【用量及用法】根及枝叶. 内服一日量分别为9～24g，作煎剂、流膏剂或丸剂。

【附方】何首乌240g，刺五加90g，怀牛膝60g，菟丝子60g，共为细粉，蜜丸如绿豆大，每回4g，一日三回，温开水送服。（治老衰，强筋骨，乌须发。编者经验方）

佛 耳 草

（异名：鼠曲草、鼠耳、无心草、黄蒿）

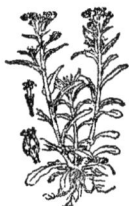

【学名】Cnaphalium multiceps Wall.

【科属及形态】为菊科，鼠曲草之叶茎。茎高尺余。叶茎俱柔软，叶稍作倒披针形。花为黄色，小筒状花冠，作头状花序排列。全草供药用。

【产地】我国湖北、湖南、安徽、江苏、浙江、江西、福建等省区。

【性味】性平、味甘，无毒。

【成分】全草含脂类物质、树脂、植物固醇及大量胡萝卜色素等。

【效用】1. 为镇咳、祛痰、降血药，治支气管炎、高血压及胃溃疡等。

2. 主寒嗽、寒热，除痰，止咳。

【用量及用法】内服一日量 3～9g，作煎剂。

【附方】佛耳草 9g，款冬花 6g，麻黄 3g，贝母 9g，水 600mL，煎至 400mL，一日二三回分服。（治支气管哮喘。编者经验方）

佛 手 柑

（异名：佛手、香橼）

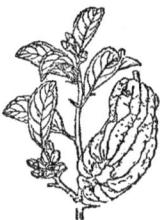

【学名】Citrusmedica L. var. sarcodactylus Swingle.

【科属及形态】芸香科，常绿亚乔木。叶呈椭圆形。初夏枝梢叶腋生花，白色。果实供药用。

【产地】我国大部分省区。

【性味】性温、味苦微辛，无毒。

【成分】果实含柠檬油素、柠檬苦素、闹米林、胡萝卜苷等。

【效用】1. 为芳香健胃、镇呕祛痰药。用于消化不良、痞闷、神经性胃病、感冒咳嗽等症。

2. 煮酒饮，治痰气咳嗽。煎汤，治心下气痛。

【用量及用法】内服一日量 3～6g，作煎剂或茶剂。

【附方】佛手柑 6g，枳壳 3g，黄连 1g，生姜 3g，水 500mL，煎至 300mL，一日二回分服。（治慢性胃炎、消化不良。编者经验方）

吴 茱 萸

（异名：吴椒、搜篷）

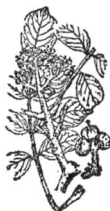

【学名】Evodia rutaecarpa Hoek fil. et Thoms

【科属及形态】芸香科，落叶亚乔木。叶呈厚椭圆形。初夏顶生绿黄色小花。果实为小扁球形之蒴果，供药用。

【产地】我国大部分省区。

【性味】性温、味辛，无毒。

【成分】果实含吴茱萸碱、吴茱萸次碱、柠檬内酯等。

【效用】1. 为健胃镇痛药，并有收缩子宫作用。治胃痛、腹痛、吐泻及便秘、疝痛等，并作杀虫药。

2. 温肠胃，通关节，除水肿，疗心腹冷痛、寒疝、脚气。

【用量及用法】内服一日量 3～6g，作煎剂或散剂。

【附方】吴茱萸 6g，干姜 3g，半夏 6g，水 600mL，煎至 400mL，一日二三回分服。（治胃炎、呕吐、便秘。编者经验方）

延 胡 索

（异名：元胡索、玄胡索）

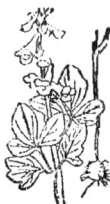

【学名】Corydalis ambigua Ch. et. Schl.

【科属及形态】罂粟科，多年生草本植物。茎高尺余而纤弱。叶呈倒卵形。春日疏生淡红或紫色小花。根供药用。

127

【产地】我国安徽、江苏、浙江、湖北、河南等省区。

【性味】性温、味辛，无毒。

【成分】根含多种异喹啉类生物碱，有延胡索甲素、乙素、丙素等。

【效用】1. 为镇痛药，对头痛、腹痛、月经痛等病症有效。

2. 利气，止痛，散瘀，治妇人月经不调、腹中结块等。

【用量及用法】内服一日量6～9g，作煎剂。

【附方】延胡索9g，当归3g，桂枝3g，干姜3g，水300mL，煎至150mL，顿服。（治腹痛、月经痛。编者经验方）

忍 冬

（异名：金银花、金银藤、老翁须）

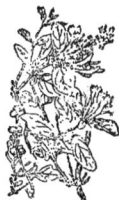

【学名】Lonicera japonica Thunb.

【科属及形态】忍冬科，蔓性小灌木。全株密生褐色软毛。叶呈长椭圆形。初夏叶腋生白色渐变深黄色唇形花。茎叶与花均供药用。

【产地】我国大部分省区。

【性味】性寒、味微苦带甘，无毒。

【成分】茎叶含忍冬苷、木犀草素等。花含绿原酸、异绿原酸等。

【效用】1. 为消炎利尿药。治皮肤感染性疾患、淋疾、肠炎。

2. 治寒热、痈肿，久服轻身益寿。

【用量及用法】茎叶与花：内服一日量分别为9～21g，作煎剂。

【附方】忍冬花（金银花）18g，酸浆草6g，甘草3g，水600mL，煎至400mL，一日二三回分服。（治疗疮痈肿。编者经验方）

旱 莲 草

（异名：鳢肠、金陵草、墨烟草、墨记菜）

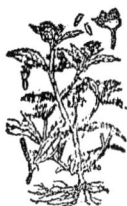

【学名】Eclipta alba Hassk.

【科属及形态】菊科，一年生草本植物。枝自叶腋对生，更分小枝，叶呈披针形。8月、9月间，自小枝开小头状花，揉搓其茎叶汁呈黑色。全草供药用。

【性味】性寒、味甘带酸，无毒。

【产地】我国大部分省区。

【成分】全草含皂苷、烟碱、鞣质、鳢肠素及多种噻吩化合物等。

【效用】1. 为收敛、止血、排脓药，用于吐血、衄血、肠出血等；亦有乌须黑发之功。

2. 补肾阴，乌须发，止血养血。治血痢、头发早白。

【用量及用法】内服一日量9～18g，作煎剂、丸剂或流膏剂。

【附方】旱莲草、女贞子、何首乌、杜仲、柳树细枝各等分，研细末拌匀，炼蜜为丸，每回3～6g，一日三回，温开水送服。（治头发早白、头发变细、头发脱落、腰腿无力。编者经验方）

杏 仁

（异名：叭哒杏仁、巴旦杏仁、甜梅儿、苦扁桃）

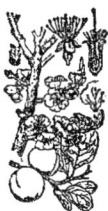

【学名】Prunus armeniaca L.

【科属及形态】蔷薇科，落叶乔木。叶呈椭圆形或卵圆形。春日开带红白色五瓣花。果实为球形核果，熟时呈黄色。有苦杏仁、甜杏仁两种，均供药用。

【产地】苦杏仁产于我国南方各省区，甜杏仁产于我国北方各省区。

【性味】苦杏仁：性微温、味苦，有小毒。甜杏仁：性温、味甘，无毒。

【成分】苦杏仁含苦杏仁苷、苦杏仁酵素。甜杏仁含脂肪油、糖类、蛋白质及胶质等，但不含苦杏仁苷。

【效用】1. 苦杏仁：为镇咳祛痰药，治支气管炎、咳嗽、喘息等。甜杏仁：为滋润轻泻药，用于放射性肺炎患者。

2. 除风散寒，降气行痰，润燥消积。主温病、喘息。

【用量及用法】内服一日量 6～12g，作煎剂。苦杏仁内服不宜过量，以免中毒。

【附方】苦杏仁 12g，麻黄 3g，紫菀 6g，车前子 6g，甘草 3g，水 600mL，煎至 400mL，一日二三回分服。（治小儿百日咳等。编者经验方）

杜　仲

（异名：思仲、思仙、木绵）

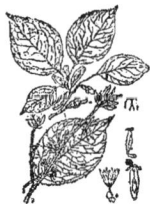

【学名】Eucommia ulmoides Oliver.

【科属及形态】杜仲科，落叶乔木。叶呈椭圆形。夏日叶腋生绿白色细花。果实为蒴果，熟时三四裂开，剥取其皮，横折断之有丝光白韧之丝状物，树皮及叶供药用。

【产地】我国大部分省区。

【性味】性温、味甘，无毒。

【成分】树皮含环烯醚萜类、杜仲胶、木脂素类及苯丙素类等。

【效用】1. 为强壮、镇静、镇痛、保肝药。治腰背神经痛、背肌软弱、高血压、肝功能异常及孕妇之预防流产等。近年研究证明杜仲叶有树皮之相同作用。

2. 润肺燥，补肝肾，治腰膝痛，益精，强筋骨。

【用量及用法】树皮及叶：内服一日量分别为 6～12g，作煎剂或浸酒剂。

【附方】杜仲树皮 12g，白术 9g，苎麻根 12g，水 600mL，煎至 400mL，一日二三回分服。（治孕妇之腰痛足肿，并能预防流产。编者经验方）

杜　衡

（异名：杜葵、马蹄香、土卤、土细辛）

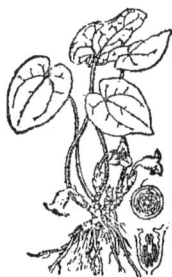

【学名】Asarum forbesii Maxim.

【科属及形态】马兜铃科，多年生常绿草本植物。地下有根茎，生许多须根，叶呈心脏形。自冬至春，根际开暗紫色小花。根供药用。

【产地】我国陕西、湖北、湖南、浙江、江苏、福建、广东、四川等省区。

【性味】性温、味辛，无毒。

【成分】根含精油，主成分为黄樟油素、丁香油酚等。

【效用】1. 为镇咳、祛痰、利尿药，治支气管炎、哮喘、浮肿等。

2. 主风寒咳逆，止气奔喘促，消痰饮，治项间瘿瘤。

【用量及用法】内服一日量 3~12g，作煎剂、浸酒剂或散剂。

【附方】杜衡根 12g，车前子 6g，甘草 3g，水 600mL，煎至 400mL，一日二三回分服。（治支气管炎、哮喘。编者经验方）

没　药

（异名：末药）

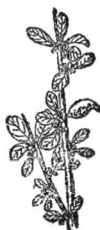

【学名】Commiphora myrrha Engl.

【科属及形态】为橄榄科植物没药树之树脂。系钻刻其树，即有一种树脂渗出，干则成圆形不整之块，小者仅如谷粒，大者有如鸡卵，外面色红黄或色棕，表面粗糙，往往杂有特异之白斑，此树脂供药用。

【产地】主产于索马里、埃塞俄比亚及阿拉伯等地区。

【性味】性平、味苦，无毒。

【成分】没药含树胶、没药油、甲种皮消酸、没药酸等。

【效用】1. 为抑制支气管、阴道、子宫等黏膜分泌过多之药物，兼有通经、镇痉、镇痛作用。又为健胃祛风药，用于消化不良、大便秘结等症。

2. 活血散瘀，消肿定痛，疗金疮、诸恶疮、产后心腹气痛。

【用量及用法】内服一日量 3~6g，作丸剂或散剂。

【附方】没药 200g，乳香 200g，土茯苓 100g，延胡索 100g，当归 100g，牡丹皮 100g，共研细末拌匀，每回 3g，一日三回，温开水送服。（治慢性子宫颈炎、月经困难。编者经验方）

没 食 子

（异名：无食子、没石子、墨石子）

【学名】QuercusinfectoriaOliv.

【科属及形态】为壳斗科植物，无食树之虫瘿，树高六七丈，叶似桃叶而长。春开白花。其子实圆如弹丸。其幼枝为没食子蜂刺伤而长赘生物，幼蜂哺育其中，逐渐膨大而成没食子，球形，坚硬，中空，表面有疣状隆起，中有小孔，即稚蜂破壁飞逸之处。虫瘿供药用。

【产地】主产于东南亚诸国及印度、希腊、土耳其、伊朗等国。

【性味】性温、味苦，无毒。

【成分】没食子含鞣质、没食子酸、五倍子酸等。

【效用】1. 为消炎、收敛、止血药，治慢性下痢、遗精、盗汗及慢性支气管炎等症。外用于刀伤出血、慢性皮炎等症。

2. 涩精、敛肠，治赤白久痢、阳痿、齿痛、腹冷泄泻。

【用量及用法】内服一日量 6~12g，作煎剂或散剂。外用分量不拘。

【附方】没食子 12g，地榆 15g，槐花 9g，水 600mL，煎至 300mL，去渣滤过，待温，用灌肠器灌肛门内，每回 60~100mL。（治直肠溃疡或痔疮出血。编者经验方）

沉　香

（异名：沉水香、伽南香、奇南香、蜜香）

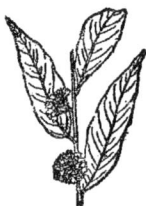

【学名】Aquilaria agallocha Roxb.

【科属及形态】瑞香科，为常绿树。叶呈披针形或倒披针形。花白色。沉香是指该树在自我修复的过程中分泌出的油脂受到真菌的感染所凝结成的分泌物，可供药用。

【产地】国产沉香（白木香）主产于海南、广西、福建等省区。进口沉香（沉香）主产于印度尼西亚、马来西亚、越南、泰国、印度等国。

【性味】性微温、味甘苦，无毒。

【成分】沉香含树脂、挥发油及洋菜醇等。

【效用】1. 为芳香健胃、镇静镇痛、收敛祛风药，治气逆喘促、尿闭症、神经性呕吐、呃逆、腹痛，以及因精神郁悒而致之胸闷、胃脘痛等。

2. 降气，纳肾，调中，平肝，去风水毒肿。

【用量及用法】内服一日量 3~6g，作浸酒剂或散剂。

【附方】沉香120g，肉桂90g，白豆蔻90g，黄连60g，丁香60g，共研细粉拌匀，每回 1~3g，一日三回，温开水送服。（治慢性胃炎、胃痛、痞闷呕吐。编者经验方）

沙　参

（异名：洋乳、羊婆奶、铃儿草、虎须）

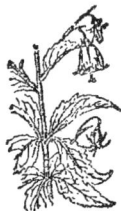

【学名】Adenophora vertillata Fisch.

【科属及形态】桔梗科，多年生草本植物。茎高至一二尺。叶之形状有长椭圆形或线状披针形等。秋日开淡紫色钟状花，果实为蒴果，根供药用。

【产地】我国大部分省区。

【性味】性微寒、味微苦，无毒。

【成分】根含三萜类皂苷等。

【效用】1. 为祛痰药，用于支气管炎之咳痰，为桔梗之代用品，但略有滋养作用。

2. 专补脾肾，因而益肺与肾。人参补五脏之阳，沙参补五脏之阴。肺热者用之以代人参。

【用量及用法】内服一日量 6～9g，作煎剂。

【附方】沙参 9g，远志 6g，甘草 3g，水 500mL，煎至 300mL，一日二三回分服。（止咳祛痰。编者经验方）

牡 丹 皮

（异名：丹皮、百两金、鼠姑、洛阳花）

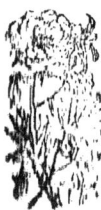

【学名】Paeonia suffruticosa Andr. ff（P. moutan Sim.）

【科属及形态】毛茛科，落叶灌木。叶二回羽状复叶。初夏开大形之花，花色有种种。果实有蓇葖。根皮供药用。

【产地】我国大部分省区。

【性味】性微寒、味苦辛，无毒。

【成分】根皮含牡丹酚、牡丹酚苷、牡丹酚原苷、牡丹酚新苷等。

【效用】1. 为镇静镇痉药，对头痛、腰痛、关节痛等有效，用于妇人月经不调、产后诸病及子宫肌瘤，并能缓和创伤痛等。

2. 主腹痛，散瘀血，顺血脉，破坚积、寒热、疝瘕。

【用量及用法】内服一日量 6～12g，作煎剂。

【附方】牡丹皮 9g，当归 9g，芍药 6g，香附子 6g，益母草 9g，水 600mL，煎至 400mL，一日二三回分服。（治妇人月经不调、产后腹痛等。编者经验方）

牡　蛎

（异名：左牡蛎、蚝、蛤蛎、牡蛤）

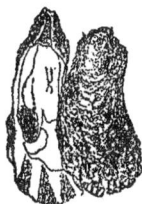

【学名】Ostrea gigas Thunberg

【基本】牡蛎科。多产于有淡水注入及咸度较低之海水地带。分天然与人工养殖两种。贝壳供药用。

【产地】我国广东、福建、江苏、浙江、台湾等省区。

【性味】性寒、味微咸，无毒。

【成分】贝壳含碳酸钙、磷酸钙、硫酸钙、氧化铁等。

【效用】1. 为健胃制酸、镇静止痛药，治胃酸过多、身体虚弱、盗汗及心悸动惕、肉胭等。对孕妇及小儿钙质缺乏症也有效。

2. 化痰消热，除湿敛汗。

【用量及用法】内服一日量 6~15g，作煎剂、散剂、丸剂均宜。本品须煅烧，研细末后用之。

【附方】牡蛎 15g，黄芪 9g，麻黄根 6g，浮小麦 12g，水 600mL，煎至 400mL，一日二三回分服。（治多汗症。编者经验方）

皂　荚

（异名：天丁、悬刀、鸡栖子、皂角）

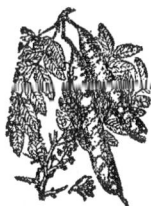

【学名】Gleditschia sinensis Lam.（G. xylocarpa Hance, v ）

【科属及形态】豆科，落叶乔木。枝有锐刺。叶呈卵圆形。夏日开淡黄色蝶形花。果实为褐色扁平之荚果。根皮（皂荚根皮）、叶（皂荚叶）、棘刺（皂角刺）、种子（皂荚子）及由植株衰老或受伤害后所结的小型果实（猪牙皂）均供药用。

【产地】我国大部分省区。

【性味】性温、味辛，微毒。

【成分】皂荚含三萜皂苷（皂荚苷、皂荚皂苷）、鞣质、蜡醇等。

【效用】1. 为祛痰、利尿、杀虫药，治淋疾、瘰疬、恶疮等，并为中药泡浴汤料。

2. 祛风痰，除湿毒，杀虫。治中风口眼歪斜，头风头痛，咳嗽痰喘，肠风便血，下痢噤口，痈肿便毒，疮癣疥癞。

【用量及用法】内服一日量 3 ~ 5g，作散剂或丸剂。外用煎汤洗、捣烂或烧存性研末敷。孕妇忌服。

【附方】皂荚 1 ~ 3g，桔梗 3g，桂枝 3g，甘草 6g，水 600mL，煎至 400mL，一日二三回分服。（祛顽痰。编者经验方）

豆

（包括：黑豆、黄豆、绿豆、赤小豆、扁豆、豆豉等）

【学名】大豆：Glycine max（L）Merv.（G. soja Benth.）

【科属及形态】豆科。俗称黑大豆及黄大豆等为大豆属，绿豆、赤小豆系菜豆属，扁豆为扁豆属。均栽培于陆田中，一年生草本植物。扁豆果荚扁平如镰刀状；绿豆与赤小豆形状相类似，形较小；黑豆与黄豆形较大，故名大豆。均供药用。

【产地】我国大部分省区。

【性味】黑豆、黄大豆、扁豆：性平、味甘，无毒。绿豆：性寒、味甘，无毒。赤小豆：性平、味甘微酸，无毒。豆豉：性寒、味甘，无毒。

【成分】黑豆含蛋白质、脂肪、无氮素物、纤维。黄大豆含大豆异黄酮、蛋白质、脂肪、糖类、纤维。绿豆与扁豆含蛋白质、脂肪、无氮素物、纤维。赤小豆含含氮素物、无氮素物、脂肪、木纤维。豆豉（须经发酵之豆豉）含多量蛋白质及酵素。

【效用】1. 黑豆：入药用其豆，或浸水发芽后取其皮，名料豆衣或稆豆衣，用为清凉性滋养强壮药，有解毒利尿作用。

黄大豆：健脾，解毒。

绿豆：为清凉解毒、利尿、解热药。生用绞汁服，治丹毒、烦热等。

赤小豆：为解毒、补血、利尿药，用于水肿、血小板减少症、黄疸等。外敷治各种肿毒。

扁豆：为解毒、止吐、止痢药，用于食物中毒之吐泻。又解河豚毒，治消渴、慢性下痢。

豆豉：为消炎解热解毒药，治急性热病伴发呼吸及消化系统之炎症。研末服止盗汗。

2. 黑大豆：补肾镇心，利水，除热，祛风，活血，解毒。

黄大豆：宽中下气，利于调养大肠，消水胀肿毒。

绿豆：清热毒，解渴，利小便，厚肠胃，健脾，治泻痢。

白扁豆：调脾和胃，降浊升清，清暑除湿，止浊止泻。

赤小豆：下水肿，排脓肿，治脓血、吐逆、卒澼。

豆豉：解热，除烦，下气，治满闷懊侬、呕吐。

【用量及用法】豆：内服一日量 24～60g，作煎剂。（各种豆类用量同）豆豉：内服一日量 9～21g，作煎剂或散剂。

【附方】赤小豆 30g，花生衣（花生米之皮）6g，谷芽 15g，麦芽 15g，红枣 10 个，水 800mL，煎至 500mL，一日三四回分服。（治血小板减少症。编者经验方）

辛　夷

（异名：木笔、辛雉、候桃、迎春）

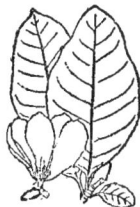

【学名】Magnolia liliflora Desr.

【科属及形态】木兰科，落叶乔木。叶呈倒卵形而尖，春月先叶开花，香气甚佳。果实为弯曲之长圆形。其未放之花蕾供药用。

【产地】我国大部分省区。

【性味】性温、味辛，无毒。

【成分】花蕾含有精油，其中有柠檬油、黄樟醚、茴香油等。

【效用】1. 为镇痛消炎、抗过敏药。治感冒头痛、慢性鼻炎、鼻窦炎等。

2. 散上焦风热，通七窍不利。治头痛、鼻渊。

【用量及用法】内服一日量 3~6g，作煎剂及散剂。

【附方】辛夷 100g，防风 100g，白芷 100g，防风 50g，薄荷 10g，共研细末拌匀，每服 1~3g，一日二三回，温开水送服。（治过敏性鼻炎、慢性鼻炎。编者经验方）

赤 地 利

（异名：旱辣蓼、赤薜荔、五藏、山荞麦）

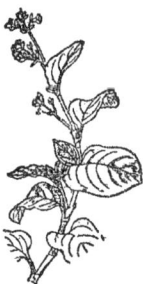

【学名】Polygonum chinense L. var thunbergianum Meisn.

【科属及形态】蓼科，多年生草本植物。茎圆柱形，斜卧地面，叶呈卵状椭圆形。聚生小花，白色，果实三棱形。根如菝葜，皮紫赤，肉黄色。叶与根供药用。

【产地】我国山东、江西、福建、广东、广西、四川、云南、台湾等省区。

【性味】性平、味苦，无毒。

【成分】叶含 β-谷甾醇、山奈酚、槲皮素、没食子酸等。

【效用】1. 为消炎解毒药，治细菌性痢疾。外用治外科肿毒及蛇虫咬伤。

2. 主赤白冷热诸痢，跌打损伤瘀血出血者，带下赤白。

【用量及用法】内服一日量 6~12g，多与甘草等配合作煎剂。外用将根捣敷患部。

【附方】赤地利叶 12g，凤尾草 12g，甘草 6g，水 600mL，煎至

400mL，一日二三回分服。（治细菌性痢疾。编者经验方）

苏　木
（异名：苏坊木）

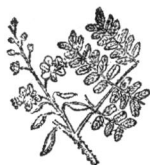

【学名】Caesalpinia sappan L.

【科属及形态】豆科，落叶乔木。高四五丈，茎有刺。叶为羽状复叶，开黄色蝶形花。本品为苏木的干燥心材，供药用。

【产地】我国广东、广西、台湾、贵州、云南、四川等省区。

【性味】性平、味甘咸，无毒。

【成分】木部含有苏木素、巴西苏木素、苏木酚、挥发油等。

【效用】1. 为收敛止血、镇痛消炎药，适用于妇人子宫出血、头晕目眩、月经痛，又用于慢性肠炎、赤痢、肠出血等。煎汤热敷患部治跌打损伤等。

2. 祛瘀，止痛，消痈肿，治产后瘀血胀闷、扑损瘀血。

【用量及用法】内服一日量 6～12g，作煎剂，也可煎汤外敷患部。

【附方】苏木 12g，延胡索 6g，五灵脂 9g，丹参 6g，水 600mL，煎至 400mL，一日二三回分服。（治月经痛及产后阵缩。编者经验方）

苏　合　香
（异名：苏合油、帝油流）

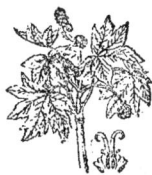

【学名】Liquidambar orientalis Mill.

【科属及形态】金缕梅科，落叶乔木，高达四五丈。叶掌状分裂。花单性，如头状。树皮内所采之树脂称为苏合香，供药用。

【产地】我国广西等省区。

【性味】性温、味辛甘，无毒。

【成分】苏合香树脂含挥发油及齐墩果酮酸、3－表齐墩果酸等。

【效用】1. 为镇咳、解痉、祛痰、杀虫、回苏药，用于一时之昏迷、失神；并治支气管哮喘、慢性支气管炎，以及痰壅昏迷、癫痫、恶疟等。外用可治冻疮。

2. 通窍，解郁，辟秽，祛痰，治温疟、蛊毒，去三虫。

【用量及用法】内服一次量 0.6～1.5g，作浸酒剂，或溶液，或丸剂。

【附方】苏合香 50g，泡入 50°之白酒 400mL 中，七天以后可涂敷患部，一日二三回。（治冻疮。编者经验方）

芦　根

（异名：苇根、苇茎）

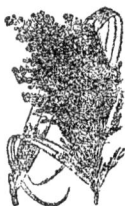

【学名】Phragmites communis Trin.

【科属及形态】禾本科，多年生草本植物。春季从宿根生苗，高达丈余，茎中空。叶互生，类竹叶，秋季于梢上生白色花穗。根丛生，横生地下，供药用。

【产地】我国大部分省区。

【性味】性寒、味甘，无毒。

【成分】根含蛋白质、多种维生素、天门冬酰胺、多糖类等。

【效用】1. 芦根：为利尿、解毒、镇呕药，用于一切热病之口渴及小便赤涩，能溶解胆液凝石，治肺脓疡等。

2. 清胃火，止呕哕，除烦渴，发疹痦。

【用量及用法】内服一日量 30～60g，作煎剂。

【附方】芦根 60g，鱼腥草 24g，桃仁 15g，冬瓜子 15g，水 600mL，煎至 400mL，一日二三回分服。（治肺脓疡。编者经验方）

芦　荟

（异名：奴会、讷会、象胆）

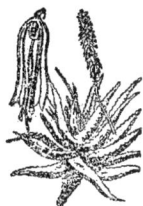

【学名】Aloe barbadensis Miller

【科属及形态】百合科，草本或灌木。叶呈长披针形。叶的汁液浓缩干燥物供药用。

【产地】我国华南各省区。

【性味】性寒、味苦，无毒。

【成分】液汁含芦荟苦味素、芦荟大黄素及树脂等。

【效用】1. 为峻下药，有健胃通经之效。

2. 清热，杀虫，凉肝，镇心，除烦，治小儿惊痫、五疳。

【用量及用法】内服一日量 3～6g，多入丸剂或散剂服用。外用适量，研末敷患部。

【附方】芦荟300g，焙燥研细末，水泛为丸，每次服0.5～3g，温开水送服。（治便秘。编者经验方）

鸡血藤

（异名：凤庆南五味子、顺宁鸡血藤、散血香）

【学名】Spatholobus suberectus Dunn

【科属及形态】豆科植物。其藤绵亘长达数十米，粗如桴梁，细如芦草，中空如竹，剖断流汁，汁色赤如血。其藤供药用。又斫藤取汁熬胶，名鸡血藤胶，亦供药用。

【产地】我国江西、福建、广东、广西、云南等省区。

【性味】性温、味苦甘，无毒。

【成分】鸡血藤含表无羁萜醇、胡萝卜苷、β－谷甾醇、芒柄花苷等。

【效用】1. 为活血补血、镇痛强壮药，用于动脉血管硬化、肢体及腰膝酸痛、麻痹不仁等，又用于妇女月经不调、月经闭止等。鸡血藤胶与鸡血藤功效相同。

2. 补气血，壮筋骨，疗手足麻木瘫痪、妇女月经不调。

【用量及用法】鸡血藤：内服一日量 9～24g，作煎剂。鸡血藤胶：内服每次 3～6g，作浸酒剂或煎剂。

【附方】鸡血藤 12g，杜仲 9g，丹参 12g，生地 9g，水 600mL，煎至 400mL，一日二三回分服。（治动脉血管硬化、坐骨神经痛。编者经验方）

鸡 内 金

（异名：鸡脆胵、鸡黄皮、鸡肫皮）

【基本】本品为家禽类鸡之胃内膜，俗称鸡肫肝之内皮。色黄质韧，而有皱纹之皮膜，凡鸡所食之物皆在此肫肝中消化。鸡无齿而能消化带壳之颗粒，其消化力强盛可知。本品供药用。

【产地】我国各省区。

【性味】性平、味苦，无毒。

【成分】鸡内金含胃激素、角蛋白、胃蛋白酶、淀粉酶等。

【效用】1. 为健胃止呕、消炎止泻药，用于消化不良、嗳气、反胃呕吐等症。外用治各种肿毒，研细和油调搽之。

2. 消水谷，治泻痢、小便频遗、泄精、尿血、反胃。

【用量及用法】内服一日量 3～6g，作煎剂或散剂。外用剂量不限。

【附方】鸡内金适量，烧存性，研细末，加入等量之山豆根末，作撒布或吹喉用。（治口腔炎、齿龈炎、扁桃体炎等。编者经验方）

鸡 冠 花

（异名：鸡头、鸡冠）

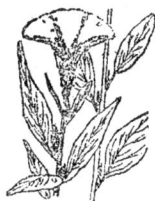

【学名】Celosia cristata L.

【科属及形态】苋科，一年生草本植物。叶广披针形。夏秋间茎顶出变形之花轴，花如鸡冠状，有红、黄、白各色。花后结实，称为青葙子。花及种子均供药用。

【产地】我国大部分省区。

【性味】性凉、味甘涩，无毒。

【成分】花含山奈苷、苋菜红苷、松醇等。种子含脂肪油等。

【效用】1. 鸡冠花及种子为止血止泻药，用于赤白痢疾、痔疮出血、肠出血、衄血、妇人子宫出血等。

青葙子（种子）：煎汁滴鼻止衄血，内服清肝明目，疗赤眼翳肿。

2. 鸡冠花：主痔漏下血、赤白下痢、崩中。种子与花同功。

青葙子：治肝脏热毒冲眼、赤障、恶疮痔漏、下血。

【用量及用法】花或种子：内服一日量分别为 6～9g，作煎剂、散剂或丸剂。

【附方】鸡冠花 100g，焙燥研细末，每回 2～5g，一日二三回，温开水送服。（治胃肠出血、子宫出血、赤痢、便血、赤带等。编者经验方）

鸡 蛋

【形态】鸡蛋为家禽类鸡所产之卵，鸡蛋白、鸡蛋黄、蛋壳三部分均供药用。

【产地】我国各省区。

【性味】鸡蛋白：性微寒、味甘，无毒。鸡蛋黄：性温、味甘，无毒。

【成分】蛋白中含蛋白质等。蛋黄中含卵磷脂等。蛋壳中含碳酸

钙、磷酸钙及胶质等

【效用】1. 鸡蛋白：用于慢性咽喉病、干咳、咽喉痛、失音等。

鸡蛋黄：治心烦不得寐。又蛋黄油，用新鲜鸡蛋黄放锅内熬出蛋黄油，供内服，成人一日量约 20mL，分三次服，继续三周，休息一周，治肺结核、低热、盗汗。又外用涂擦皮肤，治皮肤顽癣亦有效。

蛋壳：治慢性胃炎、胃痛及佝偻病、肺结核等。

2. 鸡蛋白：清风热，治肿毒、目赤、咳逆、咽痛、失音。

鸡蛋黄：清热，补阴，益胃液，止泄利。炒取油和粉敷头疮。

【用量及用法】鸡蛋白：一日 2～3 个，生服。蛋黄油：一日 10～20mL，数回分服或外涂患部。蛋壳粉：内服，一日 1～2 只，三四回分服，作散剂。

【附方】熟鸡蛋黄 10 只，熬取油，取适量外涂患部。（治烫火伤及阴囊湿疹等。编者经验方）

芜　荑

（异名：蔛荑、无茹）

【学名】Ulmus macrocarpa Hance

【科属及形态】榆科，落叶小乔木，叶圆而厚，果实有翅。3 月、4 月间开花，采实阴干，果仁供药用。

【产地】我国大部分省区。

【性味】性温、味苦辛，无毒。

【成分】果实含鞣质及糖类等。

【效用】1. 为驱虫、止痛、通便药，用于肠寄生虫之腹痛及便秘，并治痔疾。

2. 散风湿，消疳积，去三虫，逐寸白，化食，治痔。

【用量及用法】内服一日量 6～15g，作煎剂或丸剂。

【附方】芜荑仁、使君子、花槟榔各 200g，共研细末拌匀，水泛为丸如绿豆大，每服 10～20 丸，一日数回，温开水送服。（驱除绦虫、

蛔虫等肠道寄生虫。编者经验方)

龟 板

(异名：元武版、龟腹甲、败龟板)

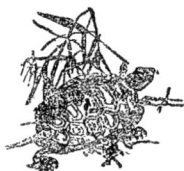

【学名】Clemmys chinensis Tortoise.

【基本】爬虫类之龟族，栖息于川泽湖池，食蠕虫及小鱼类。体躯扁平，略带椭圆形，背腹两片硬甲壳，系变性之皮肤所成。口无齿而有如鸟之角嘴，趾端有爪，以便掘土之用。其甲壳供药用，以甲壳煎熬，则称龟板胶，亦作药用。

【产地】我国大部分省区。

【性味】性微寒、味咸甘，无毒。

【成分】龟板含动物胶、角蛋白、脂肪和钙、磷及多种氨基酸等。

【效用】1. 为强壮抗疟、清热止血药，用于慢性久疟、急性热病之恢复期等，以及妇人子宫出血、小儿软骨病等。

2. 养阴液，潜风阳，治久嗽、漏下赤白、小儿囟门不合。

【用量及用法】龟板：内服一日量 9～24g，作煎剂或丸剂。

龟板胶：内服一日量 9～15g。

【附方】龟板（砂炒炙脆研细粉）500g，鳖甲（细粉）500g，上等透明雄黄（细粉）50g，研和，用何首乌200g（或加适量之蜂蜜），捣和为丸如绿豆大，每回 3～6g，一日二三回，温开水送服。（治慢性久疟。编者经验方)

谷 芽

(异名：蘖米、谷蘖、稻蘖、稻芽)

【学名】Oryza sativa L.

【科属及形态】谷芽：系禾本科之稻所结之谷粒，浸水而发芽者。麦芽：系大麦或小麦所发之芽。以上两种均供药用。

【产地】我国各省区。

【性味】谷芽：性温、味甘，无毒。麦芽：性温、味甘，无毒。

【成分】麦芽含多种维生素、卵磷脂、麦芽糖及蔗糖等。

【效用】1. 谷芽与麦芽：能促进食欲，用于衰弱患者之食欲不振；又用于乳胀。

2. 谷芽：快脾开胃，下气和中，消食化积。麦芽：消食下气，温中除满，开胃，消痰饮，能退乳。

【用量及用法】谷芽、麦芽：内服一日量分别为 12～30g，作煎剂。

【附方】谷芽 15g，麦芽 15g，神曲 6g，陈皮 6g，扁豆 9g，水 600mL，煎至 400mL，一日二三回分服。（治胃肠虚弱、慢性泄泻。编者经验方）

谷 精 草

（异名：戴星草、移星草、流星草、鼓槌草）

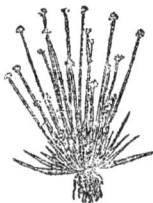

【学名】Eriocaulon sieboldianum Steud.

【科属及形态】谷精草科。一棵丛生，叶似嫩壳秧，抽细茎，高四五寸，茎头有小白花，点点如乱星。全草供药用。

【产地】我国凡种水稻之田中均有该草。

【性味】性微温、味甘辛，无毒。

【成分】全草含谷精草素。

【效用】1. 为明目消炎、利尿解热药，用于各种炎症性眼疾患；又用于感冒所致的咽喉炎、各种热病而致之头部充血性疼痛。

2. 散风热，明眼目，疗喉痹、头风、齿痛、痘后目翳等。

【用量及用法】内服一日量 3～9g，作煎剂或散剂。

【附方】谷精草、野菊花、决明子等分，共研细末拌匀，每回 2～3g，一日二三回，温开水送服。（治眼结膜炎、角膜炎。编者经验方）

苍　耳

（异名：菓耳、猪耳、野茄、地葵）

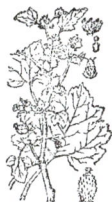

【学名】Xanthium sibiricum Patrin

【科属及形态】菊科，一年生草本植物。叶卵形而尖。夏日梢上着花，带绿色，花后结实多硬刺。叶茎名苍耳草，子实名苍耳子，均供药用。

【产地】我国大部分省区。

【性味】性温、味甘，无毒。

【成分】子实（苍耳子）含脂肪、树脂、黄色苍耳苷等。

【效用】1. 子实：为发汗、利尿、排毒、镇痉、镇痛药，用于肌肉神经麻痹、梅毒、麻风、关节痛等。

叶茎：捣烂涂疥癣、湿疹、虫伤等有效。此草节内之寄生虫，用菜油浸，涂疔疮有良效。

2. 子实及叶茎治头痛、四肢拘挛痛、风湿周痹、恶肉死肌、膝痛、瘰疬。

【用量及用法】子实及叶茎：内服一日量分别为 15～30g，作煎剂或流膏剂。

【附方】苍耳草及苍耳子各500g，煎成浓流膏，一日三回，食后用开水冲服 1～2 匙。（治慢性关节炎、神经肌肉痛等。编者经验方）

苍　术

（异名：仙术、茅术、于术、湖广术）

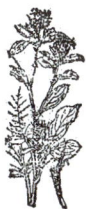

【学名】Atractylis ovata Thunb.

【科属及形态】菊科，多年生草本植物。茎高至一二尺，叶呈椭圆形，夏秋开淡黄色如鱼状之总苞花。根供药用。

【产地】我国大部分省区。

【性味】茅术：性温、味苦辛，无毒。白术：性温、味甘微苦，无毒。

【成分】茅术根含苍术素、苍术酮、花柏烯、丁香烯等。

【效用】1. 苍术：为健胃发汗药，对慢性胃肠炎及妇人冷感头痛等有效。白术：为利尿止痛药，治浮肿、神经痛。

2. 茅术：燥胃，发汗，除湿，散郁，逐痰。白术：燥湿，健脾，利小便，止泄泻。

【用量及用法】苍术或白术：内服一日量分别为 3～9g，作煎剂或浸酒剂。

【附方】白术 9g，杜仲 9g，独活 6g，水 600mL，煎至 400mL，一日二三回分服。(治腰痛、下肢神经痛。编者经验方)

远　志

（异名：棘菀、葽绕）

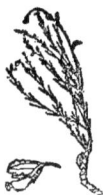

【学名】Polygala tenuifolia willd.

【科属及形态】远志科，多年生草本植物。根由多数细根丛生而成。叶呈线形或长椭圆形。初夏顶生绿白色小花。根皮供药用。

【产地】我国大部分省区。

【性味】性温、味苦辛，无毒。

【成分】根含皂苷、远志醇、N–乙酰氨基葡萄糖、生物碱等。

【效用】1. 为祛痰、强壮、强心、利尿药，治支气管炎及心悸失眠、记忆力减退等症。

2. 益智，壮阳，聪耳，能补气，除邪气，治健忘，安魂魄。

【用量及用法】内服一日量 3～6g，作煎剂或浸酒剂。

【附方】远志 6g，款冬花 6g，甘草 3g，水 500mL，煎至 300mL，一日二回分服。(治支气管炎、咳嗽、咳痰。编者经验方)

补 骨 脂

（异名：破故纸、婆固脂、胡韭子）

【学名】Psoralea corylifolia L.

【科属及形态】豆科，一年生草本植物。夏秋间叶腋苗寸许长之花梗，开淡紫色蝶形小花。种子如球状，外皮黑色，中有黑褐色扁圆形类麻仁之子，气香而腥。种子供药用。

【产地】我国大部分省区。

【性味】性温、味苦辛，无毒。

【成分】种子含香豆精类、黄酮类、单萜酚类等。

【效用】1. 为强壮利尿、消炎止痛药，用于男子阳痿、遗精，女子月经不调、白带淋漓、子宫冷感等；又用于老人衰弱者之腰痛、尿频等。

2. 补命门，纳肾气，主肾冷精流，逐诸冷顽痹、腹中冷。

【用量及用法】内服一日量6~12g，作煎剂、散剂或丸剂。

【附方】补骨脂300g（炒香），菟丝子300g，胡桃肉（去皮）120g，沉香15g，共研细末，炼蜜为丸，如赤小豆大，每回10~20丸，一日二回，食前温开水或温黄酒送下。（治阳痿遗精、未老先衰。编者经验方）

诃 子

（异名：诃黎勒）

【学名】Terminalia chebula Retz.

【科属及形态】使君子科。诃黎勒之果实，呈褐色卵圆形之果核，类似榧实，有大纵棱，壳厚而有皱纹及光泽，内部坚实带黄色，该果实供药用。

【产地】我国华南各省区。

【性味】性温、味苦，无毒。

【成分】果实含诃黎勒酸、鞣质、脂肪油、氧化没食子酸等。

【效用】1. 为消炎止痛、平喘止血药，用于慢性肠炎、慢性支气管炎、喘息咳嗽、慢性咽喉炎、肠出血、痔疮出血及妇人子宫出血、子宫颈炎等。

2. 敛肺、涩肠，治肠澼久泄痢、痰嗽、咽喉不利。

【用量及用法】内服一日量 3 ~ 6g，作丸剂或散剂。

【附方】诃子 300g，益智仁 200g，白术 200g，莲子 200g，共为细末，拌匀。每回 2g，一日三回，食前温开水送服。（治慢性肠炎、久下痢。编者经验方）

连 钱 草

（异名：金钱草、遍地金钱、胡薄荷）

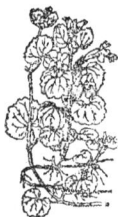

【学名】Glechoma longituba（Nakai）Kupr.

【科属及形态】唇形科，多年生蔓性草本植物。茎叶均有一种香气，茎方形。叶呈肾圆形。春日叶腋生红紫色唇形花。果实为平滑之瘦果。全草供药用。

【产地】我国大部分省区。

【性味】性寒、味苦，无毒。

【成分】全草含挥发油，主成分为松樟酮、薄荷酮、异薄荷酮等。

【效用】1. 为解热镇咳、利尿排石药，治小儿惊痫疳病，故日本又有疳取草之名；并能排泌尿道结石。

2. 治小儿痫热、腹内热气、瘰疬鼠漏、肿毒及风癣。

【用量及用法】内服一日量 15 ~ 60g，作煎剂。

【附方】连钱草 60g，水 3000mL，煎至 2000mL，一日五六回分服。（治泌尿道结石，结石之直径在 8mm 以下。编者经验方）

连 翘

（异名：连轺、异翘、兰华、旱莲子）

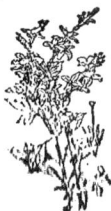

【学名】Forsythia suspense Vahl.

【科属及形态】木犀科，落叶灌木。枝条伸长稍带蔓状，叶广卵形。早春开黄色四瓣之花。果实为果皮坚硬的蒴果，供药用。

【产地】我国大部分省区。

【性味】性平、味苦，无毒。

【成分】果实含连翘酚、甾醇化合物、皂苷及黄酮醇苷类等。

【效用】1. 为排脓、解毒、杀菌、止痛药。治脓肿、瘰疬、疮疡等。

2. 散诸经血凝气聚，利水道，杀虫，止痛，消肿，排脓。

【用量及用法】内服一日量 6～12g，作煎剂。

【附方】连翘 9g，蒲公英 9g，皂角刺 3g，水 600mL，煎至 400mL，一日二三回分服。（治急性乳腺炎。编者经验方）

麦 门 冬

（异名：麦冬、禹韭、川冬、不忍草）

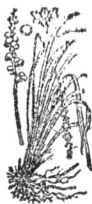

【学名】Liriope graminifolia Baker.

【科属及形态】百合科，多年生草本植物。地下有连珠状根。叶呈线状。初夏叶腋生紫色小花。果实熟时为紫黑色之球形浆果。根供药用。

【产地】我国大部分省区。

【性味】性平、味微甘，无毒。

【成分】根含多种甾体皂苷及多种黄酮类化合物等。

【效用】1. 为强壮强心、镇咳祛痰、止渴利尿药，也用作产妇催乳剂。

2. 清心润肺，除烦止咳，强阴益精，除热毒浮肿。

【用量及用法】内服一日量 6～12g，作煎剂。

【附方】麦门冬 12g，天花粉 12g，啤酒花 9g，党参 9g，知母 6g，水 600mL，煎至 400mL，一日二三回分服。（治糖尿病。编者经验方）

乳 香

（异名：马尾香、摩勒香、多伽罗香）

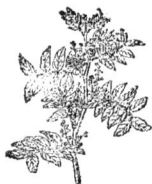

【学名】Pistacia lentisus L.

【科属及形态】为漆树科植物所分泌之一种树脂，呈如胡椒状之颗粒，新鲜者呈类绿色，久置则变为淡黄色。破碎面有玻璃光泽，气芳香，咀嚼之则软化。乳香为药品中最古者之一。

【产地】北埃塞俄比亚、索马里及南阿拉伯半岛。

【性味】性温、味苦辛，无毒。

【成分】乳香含树脂、树胶、挥发油，尚含苦味质。

【效用】1. 为镇痛通经药，用于心腹诸痛、跌扑损伤、瘀凝诸痛等。

2. 舒筋活血，生肌止痛，治癫狂等。

【用量及用法】内服一日量 3～6g，作煎剂、散剂或丸剂。外用醋调涂敷患部。

【附方】乳香、没药、寒水石各等分，研为细末拌匀，每取适量之末，醋调涂敷患部。（治体表一切肿硬块核。编者经验方）

花 蕊 石

（异名：花乳石）

【基本】矿石类，为硫黄矿中之石块。体重，色如玳瑁，有黄花点，莹润坚洁，形之大小方圆无定，供药用。

【产地】我国陕西、山西、河南、河北、江苏、浙江、湖南、四川等省区。

【性味】性平、味酸涩，无毒。

【成分】花蕊石含碳酸盐、铁盐、铝盐等。

【效用】1. 为止血镇痛药，治刀创出血。内服疗妇人血晕、跌打损伤。

2. 化瘀止血，敷金疮。内服止吐衄、崩漏。

【用量及用法】内服一日量 3～9g，作散剂。外用分量不拘。

【附方】花蕊石 60g，研为细末，每回 1～3g，一日三回。每回用新鲜童便一杯冲服。（治跌打损伤、瘀血肿痛、吐血或便血。编者经验方）

芡　实

（异名：鸡头、雁头、鸿头、鸡雍）

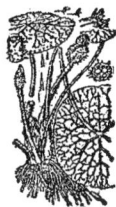

【学名】Euryale ferox Salisb.

【科属及形态】睡莲科，一年生水草。茎及叶有刺，叶圆形而阔大。夏月花茎伸长于水面。果实如鸡头，其内有指头大之种子七八枚，名芡实，果实供药用。

【产地】我国大部分省区。

【性味】性平、味甘带涩，无毒。

【成分】种子含硫胺素、核黄素、尼克酸、抗坏血酸等。

【效用】1. 为滋养强壮、收敛镇静药，用于神经痛、腰脚关节痛及慢性泄泻、遗精、女子带下等。

2. 补中，强志，益精气，治带浊、湿痹、腰脊膝痛。

【用量及用法】内服一日量 9～30g，作煎剂、丸剂或散剂。

【附方】芡实、金樱子、车前子、韭菜子等分，共研细末，炼蜜为丸，如绿豆大，每回 3～6g，一日三回，温开水送服。（治自主神经功能紊乱、滑精早泄等。编者经验方）

芫　花

（异名：杜芫、毒鱼、头痛花、儿草）

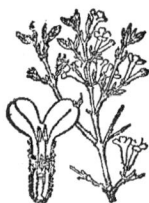

【学名】Daphne genkwa Sieb. et Zucc.

【科属及形态】瑞香科，落叶灌木。叶呈椭圆形。花小，紫色，春月先叶而开花，花供药用。

【产地】我国大部分省区。

【性味】性寒、味苦，有毒。

【成分】花含芫花素、芹菜素、羟基芫花素、芫花瑞香素等。

【效用】1. 为泻下利尿药，用于水肿、腹水、面目浮肿、肾炎水肿、支气管炎、胸膜炎等。芫花之性较商陆为峻，仅限于体之壮实者。

2. 治水肿胀满、胸腹积水、痰饮积聚、气逆喘咳、大小便不利。外用治疥癣秃疮、冻疮。

【用量及用法】芫花炒至焦黄色，内服一日量 1～3g，作煎剂；或内服一日量 0.5～1g，作散剂。本品有毒性，务必在医师严格指导下使用。

【附方】芫花 100g，焙燥研细末，每回服 1g，用红枣 10 个，煎浓汤送服，一日二三回。（治强壮体质之胸膜炎、咳嗽胁痛等。编者经验方）

芸　香

（异名：韭叶芸香）

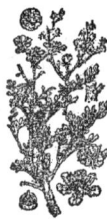

【学名】Ruta graveolens L.

【科属及形态】芸香科，多年生草本植物。茎高一二尺，复叶互生。花黄绿色。全草供药用。

【产地】我国南方各省区。

【性味】性凉、味苦辛，无毒。

【成分】全草含精油、酸性皂苷类物质、鞣质及酚性物质等。

【效用】1. 为止痛镇痉、活血通经药。治疮疖肿毒、跌打损伤。

2. 治疮毒等疾，专能解蛊，截瘴疟。

【用量及用法】内服一次量 3～6g，作煎剂。外用适量，鲜品捣烂敷患部。孕妇禁用。

【附方】芸香鲜草适量，捣烂敷患部。（治疮疖肿毒、跌打损伤。编者经验方）

芭 蕉

（异名：佛手蕉、仙人蕉、木瓜蕉，花名优昙华）

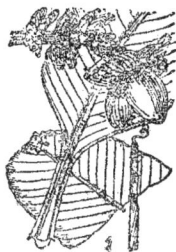

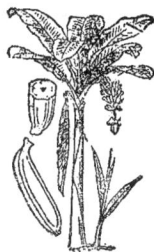

【学名】芭蕉：Musa basjoo Sieb.

甘蕉：Musa sapientum L.

【科属及形态】芭蕉科，多年生草本植物。茎高八九尺，顶上丛生大叶，八至十片。夏季开淡黄色花。果实形如香蕉。芭蕉之根、茎、叶均供药用，甘蕉之果实也供药用。

【产地】我国南方大部分省区。

【性味】性寒、味甘，无毒。

【成分】芭蕉根含草酸。甘蕉（香蕉）含各种维生素、微量元素等。

【效用】1. 芭蕉：根、茎、叶为利尿药，消水肿，治脚气，外用消痈肿。甘蕉（香蕉）：内服治便秘、高血压、动脉血管硬化症等。

2. 芭蕉根：捣烂敷肿，去热毒。捣汁服，治产后血闷胀、烦闷、消渴。甘蕉：润肠通便，气血两补。

【用量及用法】芭蕉根：内服一日量3～10g，捣汁服用；也可捣烂涂敷患部。香蕉：内服一日量3～4根，生食。

【附方】芭蕉根适量捣烂，涂敷患部。（治热疖肿毒。编者经验方）

阿　胶

（异名：煮皮、覆盆胶、驴皮胶、傅致胶）

【基本】阿胶为马科动物驴的皮，经煎煮、浓缩制成的固体胶。原产自山东省东阿县，至今已有近三千年历史。

【产地】我国山东、浙江、北京、上海等省市。

【性味】性微温、味甘，无毒。

【成分】阿胶含明胶蛋白、多种氨基酸、微量元素等。

【效用】1. 为止血药，用于吐血、咳血、小便出血及妇人产前产后之出血，呼吸道及消化道出血等。

2. 补阴，润嗽，治虚劳咳嗽、咳血、衄血、血淋、肠风等。

【用量及用法】内服一日量6～12g，作煎剂或溶化在汤药中服用。

【附方】阿胶12g，黄柏6g，侧柏叶6g，甘草3g，水600mL，煎至400mL，一日二三回分服。（治尿血、子宫出血。编者经验方）

阿　魏

（异名：阿虞、熏集、哈昌呢）

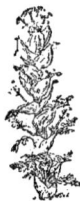

【学名】Ferula asafoetida L.

【科属及形态】伞形科，多年生草本植物。高二三尺，叶柄扁平，包茎，花小形黄色。采集法：将根上部树皮割剥，以大叶覆盖之，经数周则流出之树脂凝固，将其剥下，收集之。如此每隔10日，再照上法施行一次，约经3个月后，全草之树脂可采尽，干燥后供药用。

【产地】俄罗斯、伊朗、阿富汗、印度等国。

【性味】性平、味苦辛，无毒。

【成分】树脂含挥发油、树脂及树胶等。

【效用】1. 为解痉镇静、整肠杀虫药，用于腹部膨胀、黏液壅滞、肠充气、鼓肠等；又用于疟疾、痢疾、癫痫、歇斯底里、肠疝痛。

2. 杀诸小虫，去臭气，破癖积，消肉积，除邪鬼蛊毒。

【用量及用法】内服一日量 1～3g，作丸剂，且须用他药为衣，因本品有强烈之臭气，易惹起恶心故。

苎 麻 根

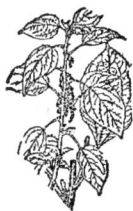

【学名】Bochmeria nivea Hook. et. Arn.

【科属及形态】荨麻科，多年生草本植物。春日自宿根抽茎，叶卵形而尖，自夏至秋，叶腋缀细花。根供药用。

【产地】我国河南、山东及陕西以南各省区。

【性味】性寒、味苦甘，无毒。

【成分】根含绿原酸，在稀酸中加热可生成咖啡酸及奎宁酸。

【效用】根为利尿消炎、解热安胎药，治淋病、消渴及孕妇胎动腹痛、下血、泌尿道感染及妇人子宫颈炎等。

【用量及用法】内服一日量 6～30g，作煎剂，也可取鲜根捣烂外敷患部。

【附方】苎麻根 18g，白术 9g，阿胶 12g，水 600mL，煎至 400mL，一日二三回分服。（治孕妇胎动不安、漏红、腹痛等。编者经验方）

八　画

佩　兰

（异名：香草木犀）

【学名】Melilotus officinalis Desr.

【科属及形态】豆科，多年生草本植物。2月宿根抽苗成丛，叶绿色，边缘有锯齿，茎带紫红色，茎头枝梢开黄色小花。茎叶均供药用。

【产地】我国河北、江西、山东、江苏、广东、广西、四川等省区。

【性味】性平、味苦微辛，无毒。

【成分】全草含挥发油，尚含香豆精、邻﹣香豆酸及麝香草氢醌等。

【效用】1. 为发汗解热、健胃利尿、消炎止痢药，用于感冒、鼻塞、头痛、发热、腹痛、痢疾等；又治消化不良、胸闷呕吐、舌苔腻浊、口臭等有效。

2. 明目止泪，疗泄精，去臭恶气。治头痛、上气、腰痛。

【用量及用法】内服一日量 6 ~ 12g，作煎剂或茶剂。

【附方】佩兰叶 12g，黄连 6g，地锦草 9g，水 600mL，煎至400mL，一日二三回分服。（治细菌性痢疾。编者经验方）

使 君 子

(异名：留求子、风棱御史)

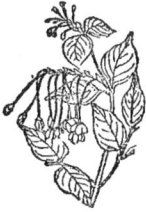

【学名】Quisqualis indica L.

【科属及形态】使君子科，常绿植物。干高二丈余，叶呈卵圆形。夏秋茎端叶腋抽出长花梗，着红色总状花，下垂如穗状，结多角形坚果，果仁供药用。

【产地】我国湖南、福建、广东、广西、四川等省区。

【性味】性温、味微甘，无毒。

【成分】果仁含使君子氨酸、使君子氨酸钾、甘露醇等。

【效用】1. 为蛔虫驱除药，适用于小儿肠寄生虫病。

2. 健脾胃，治虚热，杀脏虫，治五疳，疗下痢、溲浊。

【用量及用法】顿服一日量 3～6g，作煎剂或散剂。

处方：使君子肉 6g，槟榔 6g，水 300mL，煎取 100mL，食前顿服。（蛔虫驱除剂，以上为小儿剂量。编者经验方）

刺 猬 皮

(异名：猥皮、毛刺皮、猬鼠皮)

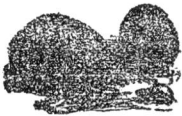

【学名】Erinaceus europaeus L.

【基本】食虫类动物刺猬之皮。猥体矮而肥，大自五寸至一尺，足尾俱短，全体丛生刺毛，惟腹部则生软毛，体能自由伸缩。外皮丛生褐色刺针状之毛，内作白色，质坚，刺毛长三四分，皮剥下摊平晒干供药用。

【产地】我国大部分省区。

【性味】性平、味苦甘，无毒。

【成分】上层的刺是由角蛋白形成。下层的真皮层主要为胶原与其他蛋白质如弹性硬蛋白之类和脂肪等形成。另含多种氨基酸。

【效用】1. 为止血消炎、强壮收敛药，治痔疾、肠出血、梦遗滑精，并用于胃炎、胃溃疡出血、妇人子宫出血、乳腺炎肿痛。

2. 凉血，消痔，治下血、肠风、衄血。

【用法】内服一日量6～12g，砂炒松脆，作煎剂或散剂。

【附方】刺猬皮炙焦燥，研细末。每回3～5g，另用槐花、地榆各10g，加水500 mL，煎至300mL，送服刺猬皮粉末，一日二回分服。（治痔疮、脱肛。编者经验方）

夜 明 砂

（异名：石肝、千里光、天鼠矢、天鼠屎）

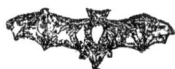

【学名】Plecotus auritus L.

【科属及形态】属于翼手类之大蝙蝠所遗之粪。两端皆尖，其色褐黑，状似鼠粪，中混未消化之虫，如蚊、萤等。该粪供药用。

【产地】我国大部分省区。

【性味】性寒、味微苦，无毒。

【成分】夜明砂含尿素、尿酸及维生素等。

【效用】1. 内服治夜盲症、白内障、间歇热等。外用治齿病、耳漏、腋臭。

2. 为明目药，用于各种眼病，如翳障、夜盲等。

【用量及用法】内服一日量3～6g，作煎剂或丸剂。外用作涂敷剂。

【附方】夜明砂6g（绢包），谷精草6g，决明子9g，密蒙花6g，水600mL，煎至400mL，一日二三回分服。（治夜盲症、眼结膜干燥、眼角膜软化等。编者经验方）

明 矾

（异名：白矾、枯矾）

【基本】为矿物类之矾石，无色透明，八面形之结晶块，外面往往被以尘粉。水能溶解，其水溶液能使蛋白质及胶质凝结。遇热亦能熔化，受高热则结晶失其水分而膨胀，成轻松似海绵之块，是为枯矾，亦称烧明矾，供药用。

【产地】我国浙江、湖北、安徽、福建等省区。

【性味】性寒、味涩，无毒。

【成分】明矾是含有结晶水的硫酸钾和硫酸铝的复盐。

【效用】1. 为收敛镇静、止血消炎药，外用于齿龈出血、口腔溃疡、鹅口疮、腋臭等。内服用于咽喉炎、支气管炎、胃炎及肠炎。又用于癫痫等神经疾患之痰涎壅盛者，配合他药用之有效。

2. 燥湿，解毒，治泄痢、白沃、阴蚀、喉痹、鼻衄。

【用量及用法】内服一日量 0.3 ~ 1g，作散剂，外用配合他药作涂敷剂。

【附方】明矾 100g，燃烧去水分（枯矾），研细末，每回 0.5g，一日二回，温开水送服。（治慢性下痢等。编者经验方）

枇 杷 叶

（异名：卢橘、无忧扇）

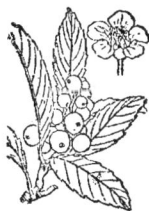

【学名】Erobotrya japonica Lindl.

【科属及形态】蔷薇科，常绿乔木。叶呈长椭圆形。春日开黄白色簇生五瓣花。果实为球形浆果。叶及果核（枇杷仁）均供药用。

【产地】我国大部分省区。

【性味】叶及果核：性平、微苦，无毒。

【成分】叶中含枇杷叶皂苷，果核含杏仁苷及氰酸等。

【效用】1. 枇杷叶：为镇咳药，治慢性支气管炎、久咳不止者。

枇杷仁（果核）：有镇咳祛痰之效，可作苦杏仁的代用品。

2. 枇杷叶：清肺和胃，降气化痰，治热咳呕吐。

枇杷仁：润肺化痰。

【用量及用法】叶或果核：内服一日量分别为 9～30g，作煎剂。

【附方】枇杷叶24g（刷净绒毛），款冬花9g，棉花根12g，生甘草6g，水 600mL，煎至 400mL，一日二三回分服。（治慢性支气管炎。编者经验方）

林　檎

（异名：来禽、文林郎果、花红）

【学名】Malus asiatica Nakai.

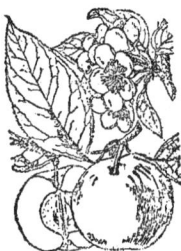

【科属及形态】蔷薇科，落叶小乔木。细枝被薄毛，叶卵形。4 月开花，淡红色。果实略呈圆形，黄色或红色。为苹果之一种，但较小。该果实供药用。

【产地】我国大部分省区。

【性味】性温、味酸甘，无毒。

【成分】果肉含苹果酸、枸橼酸、酒石酸及花楸糖醇等。

【效用】1. 林檎：为止痢补血剂，治小儿消化不良、肠炎下痢。

2. 疗水谷痢，治霍乱腹痛，止消渴。

【用量及用法】内服一日量 1～3 个，生食或煮熟食，或收干磨细末，每回3g，作散剂。

【附方】林檎（半熟者）5～10 个，车前子24g，水 1000mL，煎至600mL，一日数回频频饮服。（治水痢不止。编者经验方）

狗　脊

（异名：金毛狗脊、狗青、百枝、扶筋）

【学名】Cibotium barometa T. sm.

【科属及形态】羊齿门，水龙骨科。茎高二三尺，根有金黄色绒状毛，形如狗之脊骨。根供药用。

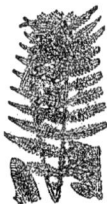

【产地】我国大部分省区。

【性味】性微温、味甘苦，无毒。

【成分】根含蕨素 R、金粉蕨素、金粉蕨素 – 2′ – O – 葡萄糖苷等。

【效用】1. 为镇痛、利尿、收敛药，治腰脚病有效。用于孕妇之腰酸背痛及赤白带下亦有效。

2. 通血脉，利关节，强腰背，疗失溺不节、男女脚弱。

【用量及用法】内服一日量 6～15g，作煎剂。

【附方】金毛狗脊 12g，杜仲 9g，牛膝 12g，生薏仁 15g，水 600mL，煎至 400mL，一日二三回分服，临时冲和温黄酒 20mL 同服更佳。（治腰痛及坐骨神经痛。编者经验方）

知 母

（异名：儿踵草、蚔母、女雷、昌支）

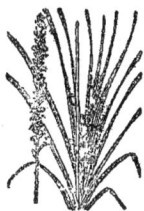

【学名】Anemarrhena asphodeloides Bunge.

【科属及形态】百合科，多年生草本植物。地下茎根横走，叶细长。夏日疏生淡紫色之小花，果实为长椭圆形之蒴果。根茎供药用。

【产地】我国大部分省区。

【性味】性寒、味微苦，无毒。

【成分】根茎含皂苷、还原糖、鞣酸、脂肪油等。

【效用】1. 为解热、镇咳、祛痰药，治热性病，低热而伴有咳嗽者。

2. 润肾燥，清心肺，消痰止咳，主消渴、热中。

【用量及用法】内服一日量 3～9g，作煎剂。

【附方】知母 9g，鲜茅根 12g，麦门冬 9g，鱼腥草 6g，水 600mL，煎至 400mL，一日二三回分服。（治支气管肺炎。编者经验方）

虎 耳 草

（异名：石荷叶、天荷叶、金绿荷叶）

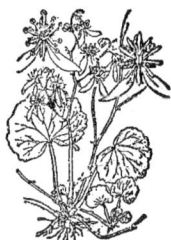

【学名】Saxifraga sarmentose L. F.

【科属及形态】虎耳草科，多年生常绿草本植物。叶圆形，蔓延在地面。夏日叶丛中抽花茎，高一尺许，分枝，开白色花。全草供药用。

【产地】我国大部分省区。

【性味】性寒、味微苦辛，有小毒。

【成分】全草含生物碱、硝酸钾、氯化钾、熊果酚苷等。

【效用】1. 为消炎、抗过敏药，鲜茎叶捣汁滴耳用以治中耳炎，外用涂痈肿、冻疮及毒虫咬伤等。

2. 治瘟疫，擂酒服。治聤耳，捣汁滴之。痔疮肿痛者，煮汤乘热置桶中熏之。

【用量及用法】内服一日量 9~30g，作煎剂。外用剂量不限。

【附方】虎耳草 15g，徐长卿 9g，白鲜皮 12g，水 600mL，煎取 400mL，一日二三回分服。（治齿龈炎、皮肤湿疹等。编者经验方）

金 樱 子

（异名：刺梨木、山石榴、山鸡头子）

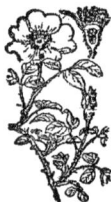

【学名】Rosa laevigata Michx.

【科属及形态】蔷薇科，木本攀缘植物。其蔓甚长，枝密生多刺。叶为复叶，三小叶合成。夏月开白色有时呈淡红色花。果实黄色，多刺，供药用。

【产地】我国大部分省区。

【性味】性微温、味酸涩，无毒。

【成分】果实含苹果酸、柠檬酸、鞣酸、鞣质、皂苷等。

【效用】1. 为强壮、收敛、消炎药，治遗精、小便频数、慢性肠炎等。对于慢性衰弱性之出虚汗及妇人子宫内膜炎、带下等均可用。

2. 涩精气，缩尿，治脾泄下痢，久服耐寒轻身。

【用量及用法】内服一日量 9 ~ 18g，作煎剂或流膏剂。

【附方】金樱子 15g，桑螵蛸 12g，莲须 9g，山药 15g，水 600mL，煎取 400mL，一日二三回分服。（治遗精、尿频、夜尿症。编者经验方）

金 雀 花

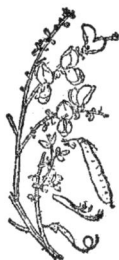

【学名】Cytisus scoparius Linn.

【科属及形态】豆科，常绿灌木。茎高三尺余。叶为掌状复叶。初夏叶腋开一二花，黄色，结荚果，两缘有毛。茎及叶供药用。

【产地】我国四川、云南、西藏等省区。

【性味】性温、味酸涩，无毒。

【成分】茎及叶含金雀花碱及金雀花黄色素等。

【效用】1. 为强心、利尿、止痛药，治水肿、跌打损伤等。

2. 追风，通脉，疗风痛，发痘疮，治跌打损伤。

【用量及用法】茎及叶：内服一日量分别为 6 ~ 9g，作煎剂。外用适量捣敷患部。

【附方】鲜金雀花茎叶适量，捣敷患部。（治跌打损伤。编者经验方）

金 星 草

（异名：金鸡脚、鹅掌金星、七星草、凤尾草）

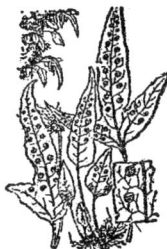

【学名】Polypodium hastatum Thunb.

【科属及形态】水龙骨科，常绿草本植物。根茎细长而横卧。叶呈长披针形。叶背有子囊，排列如星状，色金黄，故名金星草。全草及根均供药用。

【产地】我国西南地区及安徽、浙江、湖南、广西等省区。

【性味】性寒、味苦，无毒。

【效用】1. 为消肿解毒药，治发背、痈肿，解硫黄、丹石毒。

2. 解热，通五淋，凉血。

【用量及用法】全草及根：内服一日量分别为 6~9g，作煎剂，或浸酒剂，也可捣汁服。外用捣烂敷患部。

【附方】鲜金星草根适量，捣烂涂敷患部。（治痈肿发背。编者经验方）

金 盏 草

（异名：杏叶草、金盏花、金仙花、醒酒花）

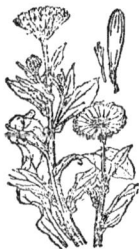

【学名】Calendula arvensis L.

【科属及形态】菊科，一年生草本植物。茎高一尺余，叶呈长椭圆形。夏日枝头生头状花，黄赤色。果实为弯瘦形果，全草供药用。

【产地】我国江苏、福建、广东、广西、贵州、四川等省区。

【性味】性寒、味酸，无毒。

【成分】全草含挥发油、微量水杨酸、少量生物碱。

【效用】1. 为利尿、止血、缓下药，可改善体质，治痔疮出血等。

2. 治肠痔、下血不止。

【用量及用法】内服一日量 6~9g，作煎剂。

【附方】金盏草9g，水400mL，煎至300mL，酌加冰糖，一日二回分服。（治痔疮出血。编者经验方）

青　蒿

（异名：香蒿、野兰蒿、青蒿梗、青蒿子）

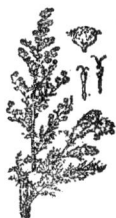

【学名】Artemisia apiacea Hance.

【科属及形态】菊科，最初就地丛生，形似胡萝卜。春日抽茎，梢上之叶细裂如丝，叶腋出枝，枝梢着小头状花，呈绿黄色。全草供药用。

【产地】我国大部分省区。

【性味】性寒、味苦、无毒。

【成分】全草含苦味质、精油及青蒿碱等。

【效用】1. 为解热药，解热而不发汗，并止盗汗。适用于一切热病之中末期，又用于慢性久热，如产褥热、黄疸病等。又为止血剂。外用为杀虫剂。

2. 明目，杀虫，治疥癣痂痒、恶疮、留热在骨节间。

【用量及用法】内服一日量9～21g，作煎剂。外用捣烂敷患部。

【附方】青蒿15g，麦冬9g，党参12g，生地12g，水600mL，煎至400mL，一日二三回分服。（治盗汗、发热不退。编者经验方）

青　橄　榄

（异名：青果、忠果、谏果）

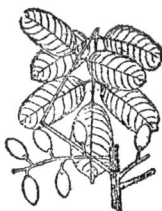

【学名】Canarium album Raeuschh.

【科属及形态】橄榄科，落叶乔木。叶呈长椭圆状。花为淡黄色。核果卵形，熟则色青，其核坚硬，呈纺锤形，供药用。

【产地】我国福建、广东、广西、西藏等省区。

【性味】性温、味涩带甘，无毒。

【成分】青橄榄含蛋白质及脂肪等。

【效用】1. 为收敛消炎药，用于咽喉炎或咳嗽痰多，并治癫痫。

2. 生津，清咽，解毒，并消酒毒，解河豚毒。

【用量及用法】内服一日量 9 ~ 30g，作煎剂或流膏剂。

【附方】青橄榄肉（去核）100g，煎成浓流膏，加明矾 50g，再煎而成浓膏，每回 3 ~ 9g，一日二三回，开水化服。（治咽喉炎、痰多及癫痫。编者经验方）

青　黛

（异名：花青、蓝青、靛青、蓝靛）

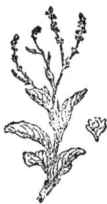

【学名】Polygonum tinctorium Lour.

【科属及形态】蓼科之蓼蓝叶。晒干揉软，入水发酵，捣杵，捏成团块，更破碎之与木炭、麸皮、石灰共纳瓮中，拌水发酵成蓝汁，搅动蓝汁则紫碧色之气沫聚合而为轻松之块，上升浮面，谓之蓝花。采取干燥之，谓之青黛，黛眉色也，减去眉毛以此代之，故谓之黛。供药用。

【产地】我国福建、云南、江苏、安徽、江西、河南、四川、山西等省区。

【性味】性寒、味微咸，无毒。

【成分】青黛含靛玉红、靛蓝、异靛蓝等。

【效用】1. 为清热、消炎、解毒药，用于口腔炎、咽喉炎、扁桃体炎、齿龈炎及蛇虫毒、恶疮等。

2. 泻肝，散郁火，治惊痫及诸蛇虫咬伤。

【用量及用法】内服一日量 3 ~ 6g，作散剂或丸剂。外用配合他药为撒布剂或油膏剂。

【附方】青黛 15g，硼砂 12g，野蔷薇根 9g，冰片 0.5g，研至极细末拌匀，瓷瓶密贮。取少量吹喉，一日二三回。（治口腔咽喉诸炎症。编者经验方）

卷　柏

（异名：长生不死草、九死还魂草）

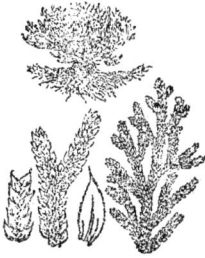

【学名】Selaginella involvens Spring.

【科属及形态】卷柏科，多年生隐花植物，常绿不凋。茎高数寸至尺许，叶如鳞状。此物遇干燥，则枝卷如拳状，遇湿润则开展。全草供药用。

【产地】我国各省区。

【性味】性平、味辛，无毒。

【成分】全草含苏铁双黄酮、穗花杉双黄酮、扁柏双黄酮等。

【效用】1. 为收敛止血药，用于肠出血、痔出血、尿血等。

2. 凉血、止血，治下血、脱肛、咳逆，散淋结。

【用量及用法】内服一日量 3～9g，作煎剂，或烧存性作散剂。

【附方】卷柏100g，侧柏叶 60g，地榆 60g，大蓟 40g，棕榈皮（棕毛）40g，皆烧存性，共研细末拌匀，每回 1～3g，一日二三回，食前温开水送服。（治内外痔出血、直肠出血及妇人子宫出血等。编者经验方）

忽布　附：蛇麻、葎草

（异名：霍布花）

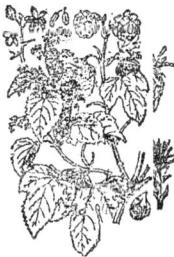

【学名】忽布：HumLus lupnlus L.

蛇麻：Humulus cordifolius Makino

【科属及形态】桑科，多年生蔓草。茎长达十余尺，叶呈卵形。花单性，雌雄异株，其果实外观如松球状。枝叶果均与蛇麻相同，惟茎无刺，不若蛇麻与葎草之有刺。此果实味苦气香，供药用。

【产地】我国大部分省区。

【性味】性平、味苦，无毒。

【成分】果实含葎草酮及蛇麻酮。

【效用】为抗菌降糖药，治肺结核病，并能抑制血糖值。

【用量及用法】内服一日量 9~18g，作煎剂。

【附方】忽布 15g，椒木 12g，水 500mL，煎至 300mL，一日二回分服。（治糖尿病、血糖值偏高。编者经验方）

玫 瑰

（异名：赤蔷薇）

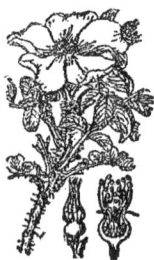

【学名】Rose rugosa Thunb.

【科属及形态】蔷薇科，小灌木。茎高三四尺，叶呈椭圆形。夏日开花，深红色或白色，花供药用。

【产地】我国南方各省区。

【性味】性温、味微苦，无毒。

【成分】花含精油、鞣质、没食子酸及葡萄糖等。

【效用】1. 为收敛消炎药，用于妇人月经过多、赤白带下及肠炎下痢。

2. 行气解忧，柔肝醒脾，和血理气，治风痹。

【用量及用法】内服一日量 3~9g，作煎剂。

【附方】玫瑰花（取含苞未放者）9g，拳参 9g，水 500mL，煎取 300mL，一日二回分服。（治急慢性肠炎，下黏液，腹痛排便不畅者。编者经验方）

郁 金

（异名：马蒁、紫蒁香）

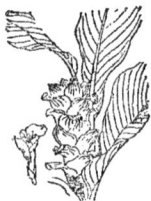

【学名】Curcuma longa L.

【科属及形态】蘘荷科（亦作姜科），多年生草本植物。高二三尺。叶长椭圆形。根茎为芋状，供药用。

【产地】我国广东、广西、台湾、四川等省区。

【性味】性寒、味苦，无毒。

【成分】根茎含姜黄素、精油、淀粉、草酸钾及樟脑等。

【效用】1. 为健胃镇痛、保肝利胆、止血调经药，适用于肝炎、黄疸、胆结石；又治胃溃疡、胸胁痛、月经不调、痛经等。

2. 解郁行气，凉血止血，治血淋、金疮、妇女宿血等。

【用量及用法】内服一日量 6～12g，作煎剂或丸剂。

【附方】郁金 100g，熊胆 60g，明矾 40g，过路黄 60g，马牙（火硝）40g，共为细末，水泛为丸，每回 0.5～1g，一日三回，温开水送服。（治胆囊炎、胆结石。编者经验方）

郁 金 香

（异名：草麝香、茶矩摩、红蓝花、紫述香）

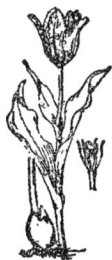

【学名】*Tulipa gesneriana* L.

【科属及形态】百合科，多年生草本植物。叶呈广披针形，花盖六片，形阔大，先端钝尖，呈黄色、红色、白色等。根与花均供药用。

【产地】我国大部分省区。

【性味】性温、味苦，无毒。

【成分】根含郁金香素、水杨酸。花含矢车菊双苷、水杨酸等。

【效用】1. 为镇静药，治脏躁症等。

2. 治蛊毒、心腹间恶气鬼疰。入诸香药用，解一切臭恶。

【用量及用法】内服一日量 3～6g，作散剂。

【附方】郁金香花 100g，焙燥研细末，临睡前服用 2～3g，温开水送服。（治失眠症、自主神经失调。编者经验方）

炉 甘 石

（异名：制甘石、羊肝石、炉眼石）

【基本】为异极矿类，白色或蓝色之半透明或不透明之固体矿石。长方形，或六面形及鸡冠形，或如葡萄状、球状，以及珍珠状，有光泽之骰子形、钟乳形块物，供药用。

【产地】我国广西、四川、云南、湖南等省区。

【性味】性温、味甘，无毒。

【成分】炉甘石含碳酸锌、氧化钙、氧化镁、氧化铁等。

【效用】1. 本品专供外用，有收敛生肌作用，应用于一切炎症如眼结膜炎、眼睑炎等，配冰片少许为外用剂；又用于下腿溃疡之不易收口者，有防腐生肌之功；并用于软性下疳湿烂不愈者。

2. 止血消肿，生肌，明目，去翳退赤，收湿，除烂。

【用量及用法】外用分量不拘。

【附方】炉甘石粉 20g，锌氧粉 20g，石炭酸粉 0.1g，甘油 30mL，拌匀，取适量涂敷患部。（治湿疹、皮肤红肿、局部奇痒。编者经验方）

罗 勒

（异名：兰香、香菜、翳子草）

【学名】Ocimum haslicum L.

【科属及形态】唇形科植物，具有刺激性香味，全株被稀疏柔毛，同种、变种或品种在植物学特征上略有差异，茎高尺余。茎叶及种子均供药用。

【产地】我国大部分省区。

【性味】性温、味辛，无毒。

【成分】全草含挥发油，主成分为罗勒烯、α-蒎烯、芳樟醇等。

【效用】1. 茎叶：为产科良药，能使分娩前后血行良好，并治胃痉挛、肾炎及跌打损伤。种子：为眼科药，治目昏浮翳。

2. 茎叶：调中消食，去恶气，消水气，宜生食。种子：治目翳，风赤眵泪。

【用量及用法】茎叶：内服一日量 6～15g，作煎剂或打汁服。种子：内服一日量 3～5g，研细末服用。

【附方】罗勒茎叶 12g，益母草 12g，水 500mL，煎至 300mL，一日二回分服。（治妇人分娩前后体虚。编者经验方）

泽 泻

（异名：如意菜、水泽、耳泽、牛耳菜）

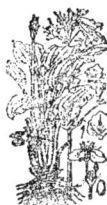

【学名】Alisma plantago - aquatica L.

【科属及形态】泽泻科，多年生草本植物。地下茎为球块，黄色多须。茎高至二三尺，叶多数自根生，呈匙形。夏日轮生白色花，果实为球形瘦果。根供药用。

【产地】我国大部分省区。

【性味】性寒、味淡，无毒。

【成分】根含三萜类化合物、挥发油（内含糠醛）等。

【效用】1. 为利尿药，用于肾炎、水肿、淋疾、糖尿病等。

2. 入膀胱，利小便，泻肾经之火邪，治消渴、呕吐、泻利等。

【用量及用法】内服一日量 6～15g，作煎剂。

【附方】泽泻 6g，茯苓 6g，冬瓜皮 6g，茅根 9g，水 600mL，煎至 400mL，一日二三回分服。（治各种水肿。编者经验方）

泽 兰

（异名：水香、虎兰、孩儿菊）

【学名】Lycopus lucidus Turcz.

【科属及形态】菊科，多年生草本植物。春抽方茎，高二三尺，紫赤色。秋季开白色或淡紫色花，根为紫黑色。茎叶供药用。

【产地】我国大部分省区。

【性味】性微温、味苦甘，无毒。

【成分】茎叶含挥发油、葡萄糖苷、鞣质、黄酮苷及酚类等。

【效用】1. 为通经利尿药，用于妇人月经不调、产后腹胀水肿等。外用治肿毒。

2. 破宿血，消癥瘕，通小便，治金疮、产后腹痛、腰痛。

【用量及用法】内服一日量6～12g，作煎剂或散剂。

【附方】泽兰、防己、益母草等分研为细末，拌匀，每日20g，装入布袋中，加水500mL，煎至300mL，一日二回分服。（治产后水肿。编者经验方）

泽　漆

（异名：猫儿眼睛草、六凤草、灯台草）

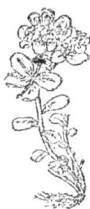

【学名】Euphorbia helioscopia L.

【科属及形态】大戟科，二年生草本植物。茎高五六寸，叶倒卵形，茎叶都含有白色乳汁。四五月间茎顶分生五枝，缀小花，呈黄色。全草供药用。

【产地】我国华中、华东各省区。

【性味】性微寒、味苦，有毒。

【成分】全草含泽漆毒汁、大戟素、草酸钙、皂苷及丁酸等。

【效用】1. 为解热利尿、消炎止痒药，治间歇热及颜面四肢浮肿等，对痢疾亦有效。取汁涂皮肤有刺激作用，治癣疮及淋巴结核，用作涂贴剂。

2. 通便利尿，消肿逐痰。

【用量及用法】内服一日量3～6g，作煎剂或作流膏剂。本品有毒性，务必在医师严格指导下使用。

【附方】鲜泽漆5kg，煎成浓流膏0.5kg，每回0.5～1.0g，一日三回，开水冲服。（治浮肿、腹水。编者经验方）

饴　糖

（异名：胶饴、饧糖、麦芽糖）

【基本】蒸粳米、糯米、大麦、小麦、粟（黄小米）、玉蜀黍、薏苡仁等淀粉质，加麦芽，均可使之糖化而成饴糖，供药用。

【产地】我国各地均产。

【性味】性温、味甘，无毒。

【成分】饴糖含麦芽糖、蛋白质、脂肪、多种维生素、烟酸等。

【效用】1. 为滋养止痛、止咳健胃药，治风寒感冒、咳嗽、疲劳。

2. 和中，润肠，补虚，止痛，益气力，治唾血。

【用量及用法】内服一日量 15～60g，开水化服。

【附方】饴糖 1 匙，防风 6g，生姜 10g。制法：先将防风与生姜洗净，放入小锅里，倒入滚开水 2 杯，盖上锅盖泡 15 分钟，打开盖去渣，加入饴糖后，一日二回趁热服。（治风寒感冒、咳嗽。编者经验方）

杨　梅

（异名：机子）

【学名】Myricarubra（Lour.）Sieb. et Zucc.

【科属及形态】杨梅科，常绿乔木。树高二丈余，叶长椭圆形。春日开褐色花，果实为核果，初夏成熟，呈红紫色。树皮及果实供药用。

【产地】我国江苏、浙江、江西、广东、福建、云南、湖南等省区。

【性味】性温、味酸甘，无毒。

【成分】树皮含杨梅苷及其分解物杨梅素等。果实含鼠李糖等。

【效用】1. 树皮：为收敛、解毒、镇痛药，治下痢、出血、跌打损伤等。果实：健胃助消化，止呕，解渴，治下痢腹痛等。

2. 果实：止渴，和五脏，涤肠胃。烧灰，断下痢。

【用量及用法】树皮或果实：内服一日量为 9～12g，作煎剂或散剂。根皮外用取适量，研细末撒敷患部，或用豆油调敷患部。

【附方】杨梅树皮 200g，研细末，取适量用豆油调涂患部。（治跌打损伤。编者经验方）

侧 柏 叶

（异名：扁柏）

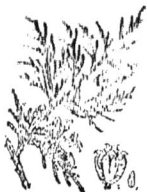

【学名】Platycladus orientalis（L.）Franco

【科属及形态】松杉科（亦作松柏科），常绿灌木。全形如圆锥状，枝叶整列。叶小如鳞状。枝叶及种子均供药用。

【产地】我国大部分省区。

【性味】性寒、味甘苦涩，无毒。

【成分】枝叶及种子含松叶苦素、岩柏苷、精油、树脂及鞣酸等。

【效用】1. 为止血收敛药，用于咳血、吐血、肠出血、赤白带下等。

2. 凉血，消瘀，渗湿，滋肺，生用破血，炒黑用止血。

【用量及用法】内服一日量 6～12g，作煎剂、丸剂，或黑烧后作散剂。

【附方】侧柏叶 12g，棕皮 9g，艾叶 9g，大生地 15g，水 600mL，煎至 400mL，一日二三回分服。（治子宫出血、便血、咯血。编者经验方）

败 酱

（异名：泽败、苦菜、鹿肠、马草）

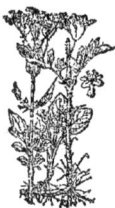

【学名】Patrinia scabiosaefolia Link.

【科属及形态】败酱科，多年生草本植物。茎高至三尺许，叶互生，下部为羽状复叶，上部为细长复叶，或三裂形。秋日生黄色小花。果实为小长椭圆形之瘦果。根供药用。

【产地】我国大部分省区。

【性味】性平、味苦，无毒。

【成分】根含莫罗忍冬苷、番木鳖苷、白花败酱苷等。

【效用】1. 为消炎、排脓、利尿药，治蛇虫咬伤、肠炎下痢、阑尾炎、妇人宫颈炎、眼结膜炎等。

2. 除痈肿、浮肿、风痹、产后腹痛。

【用量及用法】内服一日量 6~15g，作煎剂。外用捣烂敷患部。

【附方】败酱草 15g，蚤休 9g，水 500mL，煎至 300mL，一日二回分服。同时用鲜败酱草捣烂外敷患部。（治蛇虫咬伤。编者经验方）

钓 樟

（异名：乌樟、榆章枕豫、黑文字）

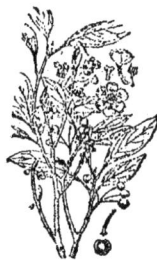

【学名】Lindera umbellatfa Thunb.

【科属及形态】樟科，落叶灌木。干高达九尺许。叶狭长，椭圆形。春日先叶或和新叶同时，开淡黄色花。结黑色果实，大如豌豆。根皮供药用。

【产地】我国江苏、浙江、河南、湖北、湖南、四川、江西、广东等省区。

【性味】性温、味辛，无毒。

【成分】根皮含月桂碱、新木姜子碱。

【效用】1. 为止血、止痒、抗过敏药，治湿疹、疥癣，外用涂敷伤口止血。

2. 治奔豚、脚气、水肿。浴疮痍、疥癞、风瘙。

【用量及用法】内服一日量 6~9g，作煎剂。外用研细末涂敷患部，或煎汤作洗涤剂。

【附方】钓樟根皮 100g，研细末，取适量涂敷患部。（止血，并治湿疹、疥癣等。编者经验方）

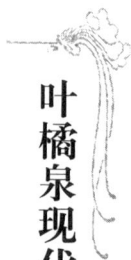

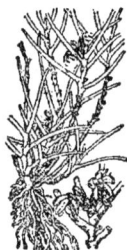

钗 子 股

(异名：金钗股)

【学名】Luisid teres Blume.

【科属及形态】兰科，常绿寄生植物。茎自根际丛生，叶呈圆柱形。初夏生花，花盖呈绿色。根供药用。

【产地】我国福建、广东及西南等省区。

【性味】性平、味苦，无毒。

【效用】1. 为消肿解毒药，治恶性疟疾、扁桃体炎及各种发热。

2. 解诸毒，吐热痰，治瘴疟、喉痹痈肿。

【用量及用法】内服一日量 6～15g，作煎剂；也可捣汁外敷患部。

【附方】钗子股 12g，山豆根 6g，水 500mL，煎至 300mL，一日二回分服。(治扁桃体炎及各种发热。编者经验方)

细 辛

(异名：小辛、少辛、玉香丝、北细辛)

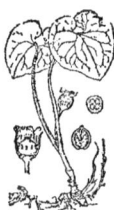

【学名】Asarum sieboldi Miq.

【科属及形态】马兜铃科，多年生草本植物。叶自根生，心脏形。早春开暗紫色花。根供药用。

【产地】我国东北、华北、华中等省区。

【性味】性温、味辛辣，无毒。

【成分】根含精油、细辛酮、软脂酸、二环萜及甲基丁香油等。

【效用】1. 为发汗祛痰、消炎止痛药，治感冒头痛，口中臭气，口舌生疮，慢性胃炎之吞酸嘈杂等。

2. 散风邪，治诸风湿痹、咳嗽上气、头痛脊强等。

【用量及用法】内服一日量 3～10g，作煎剂或浸酒剂。

【附方】细辛 3g，半夏 6g，桂枝 3g，麦芽 6g，甘草 3g，水 500mL，

煎至 300mL，一日二三回分服。（治慢性胃炎、胃寒。编者经验方）

苘　麻

（异名：白麻）

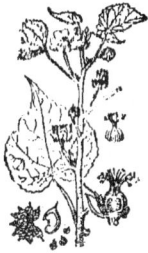

【学名】Abutilon avicennde Gaertn.

【科属及形态】锦葵科，一年生草本植物。茎直立，高三尺余，叶呈心脏形。夏秋间，梢上的叶腋开黄色花，果实轮状排列，种子有毛。根茎供药用。

【产地】我国大部分省区。

【性味】性平、味苦，无毒。

【成分】根茎含芸香苷等。

【效用】1. 为肠收敛药，治赤白痢。

2. 止赤白冷痢，治痈肿无头。

【用量及用法】内服一日量 3～9g，作煎剂。

【附方】苘麻 9g，地锦草 9g，水 500mL，煎至 300mL，一日二三回分服。（治细菌性痢疾。编者经验方）

苦　楝　皮

（异名：川楝皮、楝树根皮）

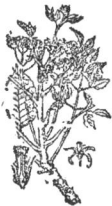

【学名】Melia azedarach L.

【科属及形态】楝科，落叶乔木。干高二三丈。小叶长卵形。夏月开淡紫色花，后结球形椭圆之核果。树皮、根皮、果实均可供药用。

【产地】南方各省区均产，以四川产者质量最佳。

【性味】性寒、味苦，有小毒。

【成分】根皮含鞣质、苦楝素，果实含脂肪油等。

【效用】1. 根皮为肠寄生虫驱除药，并能通大便。外用涂疥癣。

179

果实有收敛作用，治心腹疝痛、蛔虫腹痛。果实捣烂涂冻伤。

2. 泻热，治疝痛，杀三虫，疗疥疮。

【用量及用法】根皮：内服一日量 6～18g，作煎剂或浸酒剂。果实（苦楝子）：内服一日量 6～9g，作煎剂。也可捣烂外敷患部。

【附方】苦楝根皮（细切）200g，放入 50°白酒 1000mL，浸泡 7 天，绞渣过滤，每回服用 2～3mL，一日二三回。（治蛔虫所致的腹痛。编者经验方）

苦　参

（异名：水槐、地槐、野槐、苦骨）

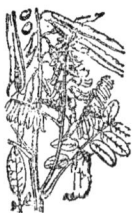

【学名】Sophora flauescens Ait.

【科属及形态】豆科，多年生草本植物。茎高三四尺。叶呈披针形。初夏顶生淡黄蝶形花。果实为狭线形之荚果。根供药用。

【产地】我国各省区。

【性味】性寒、味苦，无毒。

【成分】根含多种生物碱及黄酮类等。

【效用】1. 为消炎、驱虫、止痒、抗过敏药，治慢性肠炎及细菌性痢疾，荨麻疹、湿疹等皮肤疾患。

2. 安五脏，平胃气，令人嗜食，治心腹结气，杀三虫。

【用量及用法】内服一日量 6～9g，作煎剂或散剂。外用研细末涂敷患部。

【附方】苦参 100g，地锦草 50g，共研细末拌匀，每回 1～3g，一日三回，温开水冲服。（治慢性肠炎及细菌性痢疾。编者经验方）

苦 瓜

（异名：锦荔枝、癞葡萄、红姑娘、蔓荔枝）

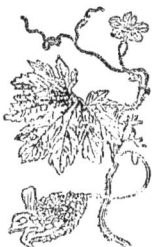

【学名】Momordica charantia L.

【科属及形态】葫芦科，一年生蔓草。叶互生，掌状分裂。夏秋开花，色黄。果实略作纺锤形，能自行裂开，露出红肉和种子。瓜肉与种子供药用。

【产地】我国江苏、浙江、福建、广东等省区。

【性味】性寒、味苦，无毒。

【成分】瓜肉与种子含苦瓜苷、5－羟基色胺和多种氨基酸、类脂等。

【效用】1. 瓜肉：为退热药。种子：为振奋性功能药。

2. 瓜肉：治邪热，解劳乏，清心明目。种子：益气，壮阳。

【用量及用法】苦瓜去子，取皮瓤，每日约2个，作煎剂。苦瓜子：内服一日量6～15g，作煎剂。

【附方】苦瓜子12g，韭菜子9g，金樱子6g，覆盆子6g，水500mL，煎至300mL，一日二回分服。（治性功能减退。编者经验方）

茅根　附：茅花

（异名：白茅根、地筋根）

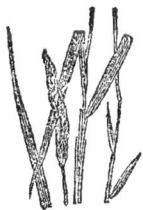

【学名】Imperata amndinacea Cyr. var. koenigii Hack.

【科属及形态】禾本科，多年生草本植物。其地下茎横走。叶为线形，头尖锐。早春先叶抽花茎，生白色花穗。根及花供药用。

【产地】我国大部分省区。

【性味】性寒、味微甘，无毒。

【成分】根含甘露醇、薏苡素、芦竹素、印白茅素等。

【效用】1. 茅根为利尿止渴药，用于淋疾、肾炎、妊娠浮肿、热性病口渴等。茅花治咳血及鼻衄等。

2. 补中益气，除伏热，利小便，解酒毒，止血。

【用量及用法】鲜茅根：内服一日量 15～30g，作煎剂。鲜茅花：内服一日量 9～15g，作煎剂或茶剂。

【附方】鲜茅根 24g，西瓜皮 24g，赤豆 24g，玉蜀黍蕊 9g，水 1000mL，煎至 700mL，一日三四回分服。（治肾炎、浮肿。编者经验方）

苜　蓿

（异名：木粟、光风草、金花菜）

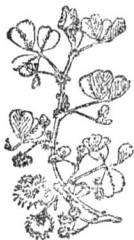

【学名】Medicago denticulate Will.

【科属及形态】豆科，二年生草本植物。茎高一二尺。春日叶腋出花梗，生小花三五朵，黄色。花后结荚，呈螺旋形。全草供药用。

【产地】我国大部分省区。

【性味】性平、味苦涩，无毒。

【成分】全草含多种维生素与氨基酸、蛋白质、脂肪等。

【效用】1. 为促进尿酸排泄药，治泌尿道结石、痛风。

2. 利五脏，轻身健人，洗脾胃邪热，通小肠，利水。

【用量及用法】内服一日量 15～30g，作煎剂；或鲜品捣汁服，一日量 60～90g。

【附方】苜蓿 30g，连钱草 30g，甘草梢 6g，水 2000mL，煎至 1500mL，一日数回分服。（治泌尿道结石，直径在 8mm 以下者。编者经验方）

茄

（异名：落苏、昆仑瓜、草龟甲）

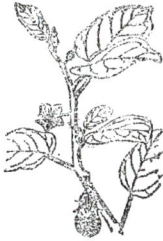

【学名】Solanum melongena L.

【科属及形态】茄科，一年生草本植物。茎高一二尺，叶呈卵形。夏日茎上出花梗，生合瓣花，紫色，结暗紫色大形浆果。根茎、果实（茄子）均可供药用。

【产地】我国大部分省区。

【性味】性寒、味甘，无毒。

【成分】果实含腺嘌呤、胡芦巴碱、胆碱、咪唑基乙酸等。

【效用】1. 根茎：为收敛利尿药。果实：为消肿药。中菌毒食生茄有效。也可将果实作烧存性（黑烧），治肠出血。

2. 消肿止痛，散血瘀，治寒热、五脏劳。

【用量及用法】根茎：内服一日量6～15g，作煎剂。果实：内服一日量6～9g，作散剂（黑烧）。外用取鲜品捣敷患部。

【附方】茄子（果实）适量，烧存性（黑烧），研细粉，每回1～3g，一日三回，温开水送服。（治痔疮出血、大肠溃疡出血。编者经验方）

茉 莉 花

（异名：柰花、玉麝、冰蕤）

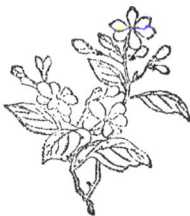

【学名】Jasminum sambac Ait.

【科属及形态】木犀科，常绿灌木。叶呈卵形。夏季开花，白色，芳香甚烈。花供药用。

【产地】我国江苏、福建、广东、云南、台湾等南方各省区。

【性味】性热、味辛，无毒。

【成分】花含香脂，主成分为石蜡、甲－乙－苯甲基－沉香酯等。

【效用】1. 为消炎、止痒、收敛药。治眼结膜炎、两眼发痒、分泌物多。

2. 和中下气，辟秽浊，治下痢腹痛。

【用量及用法】内服一日量 3~6g，作茶剂。

【附方】茉莉花 3g，决明子（炒）6g，野菊花 3g，开水浸泡代茶饮用。（治眼结膜炎、眼部发痒、分泌物多。编者经验方）

郁 李 仁

（异名：茴李、郁李、爵李、棠棣）

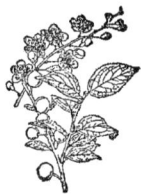

【学名】Prunus japonica Thunb.

【科属及形态】蔷薇科，落叶灌木。叶呈广披针形。春月先叶开花，淡红色。果实为核果。种子及根皮均供药用。

【产地】我国大部分省区。

【性味】种子：性平、味苦辛微酸，无毒。根皮：性凉、味苦酸，无毒。

【成分】种子含苦杏仁苷、皂苷及植物甾醇等。根皮含鞣质、纤维素等。

【效用】1. 种子为利尿缓下药，治浮肿、腹水、慢性便秘。根皮煎汤含漱治齿痛。

2. 种子：破血，润燥，泻气结，治大腹水肿、浮肿。根皮：宣结气，破积聚，去白虫。

【用量及用法】种子：内服一日量 9~15g，作煎剂。根皮：内服一日量 6~9g，作煎剂。外用分量不限。

【附方】郁李仁 15g，生大黄 3g，共捣研细，装纱布袋内，加水300mL，煎至 200mL，一回顿服。（治腹部胀满、大小便不通、气息喘急者。编者经验方）

九　　画

柿

（原名：栭）

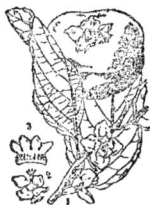

【学名】Diospyros kaki L. F.

【科属及形态】柿树科，落叶乔木。叶呈椭圆形。夏月开花，微黄色。果实为浆果，供药用。

【产地】我国大部分省区。

【性味】柿及霜：性寒、味甘微涩，无毒。

柿漆：性微寒、味涩苦，无毒。

柿蒂：性微寒、味涩苦，无毒。

柿饼：性微寒、味甘微涩，无毒。

【成分】柿蒂含无氮素结晶性物质，果肉含转化糖及游离酸等。

【效用】1. 成熟柿：为通便、止血、降压药，治便秘、痔疾出血、高血压。

柿蒂：治呃逆（吃逆）及小儿尿床症。

柿漆·治高血压。

柿霜：消咽喉痛、咳嗽咽干。

2. 柿：开胃消痰，清胸中烦热，清肠胃，治痔疮下血。

柿蒂：苦温性降，下气止呃逆。

柿漆：平肝潜阳。

柿霜：清肺，止咳，润咽，治喉痛、咽炎。

【用量及用法】成熟柿及柿饼：酌量内服，或作煎剂、流膏剂。

柿霜：内服一日量 3~6g，作煎剂或散剂。

柿蒂：内服一日量 3~9g，作煎剂或磨汁服之。

柿漆：内服一日量 15~30mL，分三四回，牛奶或米饮和服。

【附方】柿漆（修补雨伞用的柿涩汁）1~2 匙，混和牛奶或米饮汤中服用，一日二三回。（预防高血压、脑溢血。编者经验方）

前　胡

（异名：西尺蔓、射香菜、蜘香菜）

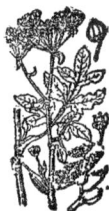

【学名】Peucedanum decursivum Maxim.

【科属及形态】伞形科，多年生草本植物。叶分裂，羽状复叶，其基脚扩而抱茎，秋月开紫黑色小花。根供药用。

【产地】我国大部分省区。

【性味】性微寒、味苦兼辛，无毒。

【成分】根含呋哺香豆精类、海绵甾醇、甘露醇、挥发油等。

【效用】1. 为解热镇痛、镇咳祛痰药，适用于感冒、发热、头痛、支气管炎、咳嗽、喘息、胸闷等症。

2. 治痰满、胸胁中痞、心腹结气、头风痛、下逆气。

【用量及用法】内服一日量 9~15g，作煎剂。

【附方】前胡12g，杏仁9g，象贝母6g，桔梗6g，甘草3g，水600mL，煎至400mL，一日二三回分服。（治支气管炎之咳嗽。编者经验方）

南　瓜　子

（异名：番瓜子、蛮南瓜子）

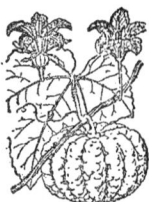

【学名】Cucurbita moschata Duch, var melonaeformis mak.

【科属及形态】葫芦科，缠绕草本一年生植物。全株密生粗毛，有卷须，蔓状。叶呈心脏形。夏月开黄色合瓣花。后结巨大浆果，中藏多数扁平椭圆形种子。种子供药用。

【产地】我国大部分省区。

【性味】性平、味甘，无毒。

【成分】种子含南瓜子氨酸、脂肪酸、三酰甘油、甘油二酯等。

【效用】1. 为利尿通乳、降压驱虫药，治前列腺疾病药，妇人产后四肢浮肿或缺乳，高血压，并能驱绦虫、蛔虫等。

2. 驱虫，消肿。用于治绦虫、蛔虫、产后手足浮肿、百日咳、痔疮。

【用量及用法】南瓜子：内服一日量 30~60g，作煎剂。也可研末或制成乳剂。外用煎水熏洗。

【附方】南瓜子 30g，益母草 12g，棉花根 24g，通草 9g，水 600mL，煎至 400mL，一日二三回分服。（治妇人产后四肢浮肿或缺乳。编者经验方）

南 天 竹

（异名：蓝田竹、红枸子）

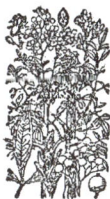

【学名】Nandina domestica Thunb.

【科属及形态】小檗科，常绿灌木。叶为小叶披针形。初夏开白色六瓣花，果实为黄色及赤色球形浆果。枝叶及种子均供药用。

【产地】我国大部分省区。

【性味】枝叶：性寒、味苦，有小毒。种子：性平、味苦，有小毒。

【成分】枝叶含南天竹宁、小檗碱等。种子含南天竹碱。

【效用】1. 南天竹子：为镇咳药，对于喘息、百日咳等有效。

2. 南天竹子：强筋骨，益气力。枝叶：止泻，强筋，益气力。

【用量及用法】枝叶或种子：内服一日量为 6~12g，作煎剂。

【附方】南天竹子 9g，甘草 3g，水 500mL，煎至 300mL，一日二

回分服。（治哮喘及百日咳。编者经验方）

厚　朴

（异名：烈朴、川朴、赤朴、厚皮）

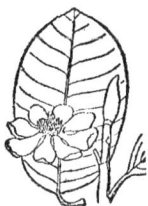

【学名】Magnolia officinalis Rehd，et Wils.

【科属及形态】木兰科，落叶乔木。干高数丈。叶呈长椭圆形。初夏开芳香带黄白色之巨大花，果实为聚落球状果。树皮供药用。

【产地】我国四川、湖北、贵州、陕西、湖南、云南、福建等省区。

【性味】性温、味苦辛，无毒。

【成分】树皮含精油及厚朴酚等。

【效用】1. 健胃整肠，镇咳利尿，治腹痛、下痢、呕吐、胃肠炎等。

2. 益气消痰，疗腹痛、胀满、胃中冷逆、胸中闷。

【用量及用法】内服一日量6~9g，作煎剂。

【附方】厚朴6g，枳实3g，地榆6g，芍药6g，甘草3g，水600mL，煎至400mL，一日二三回分服。（治肠炎、下痢、腹痛。编者经验方）

威　灵　仙

（异名：九草阶、风车）

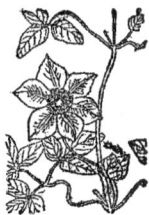

【学名】Clematis chinensis Osbeck

【科属及形态】毛茛科，蔓性落叶灌木。叶呈卵形或卵状披针形。叶柄长，能卷络他物。初夏开花，呈暗紫色。根供药用。

【产地】我国大部分省区。

【性味】性温、味苦，无毒。

【成分】根含白头翁素、白头翁内酯等。

【效用】1. 为利尿通经、镇痛解痉药，治偏头痛、风湿性关节炎、颜面神经麻痹等。并煎汤频频饮服治鱼骨鲠喉。

2. 祛风止痛，消胸中痰唾，治膀胱宿脓恶水、腰膝冷疼。

【用量及用法】内服一日量6~9g，作煎剂。

【附方】威灵仙9g，芍药6g，防风6g，甘草3g，水600mL，煎至400mL，一日二三回分服。（治风湿性关节炎。编者经验方）

枳

枳实（异名：洞庭、黏刺、破胸槌、槌胸霹雳）

枳壳（异名：只壳、奴隶、商壳）

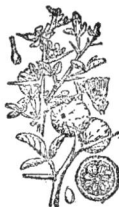

【学名】Poncirus trifoliate Raf.

【科属及形态】芸香科，落叶灌木。枝条有多数锐刺。叶呈卵形。春日开五瓣白色花，未熟之果实供药用。小者为枳实，大者为枳壳。

【产地】我国大部分省区。

【性味】枳实：性寒、味苦，无毒。枳壳：性温、味苦酸，无毒。

【成分】果实含枳属苷、橙皮苷、野漆树苷、柚皮苷等黄酮类。

【效用】1. 枳实与枳壳：同为苦味健胃、止咳利尿药，治胃部胀满、重压感，胃肠下垂、消化不良，肝脏或脾脏肿大，包括其他内脏的弛缓无力、脱肛、妇人子宫下垂；并治咳嗽、水肿、便秘等。

2. 枳实：消食散败血，去胃中湿热。枳壳：破气行痰，利胸膈，宽肠胃。

【用量及用法】枳实及枳壳：内服一日量6~15g，作煎剂。

【附方】枳实15g，丹参9g，白术6g，莪术6g，水600mL，煎至400mL，一日二三回分服。（治肝脏或脾脏肿大。编者经验方）

枳　椇　子

（异名：木珊瑚、鸡爪子、鸡距子、金钩子）

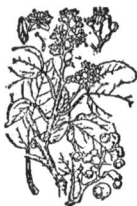

【学名】Hovenia dulcis Thunb.

【科属及形态】鼠李科，落叶乔木。叶呈卵形。夏月枝梢分极开花，花小白色。果实小圆形，供药用。

【产地】我国大部分省区。

【性味】性平、味甘酸，无毒。

【成分】果实含多量葡萄糖及苹果酸钙等。

【效用】1. 为利尿、解热、醒酒药，能解酒毒，用于热病消渴、酒醉、烦渴、呕吐、发热等症。

2. 止渴除烦，去膈上热，润五脏，利大小便。

【用量及用法】内服一日量 6~12g，作煎剂。

【附方】枳椇子 9g，葛根 9g，水 500mL，煎至 300mL，一日二回分服。（治酒醉、烦渴、呕吐。编者经验方）

枸　骨

（异名：香木菌桂、杠谷树、猫儿刺、黏缡）

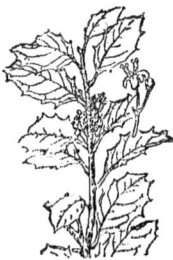

【学名】Osmanthus fortuner Carr.

【科属及形态】木犀科，常绿灌木。茎高十余尺，叶呈卵形，边缘有巨齿如针状。春日开花，白色，芳香。枝叶及树皮供药用。

【产地】我国江苏、浙江、安徽、江西、湖北、湖南等省区。

【性味】性凉、微苦，无毒。

【成分】树皮含咖啡碱、皂苷、鞣质、苦味质等。

【效用】1. 枝叶及树皮为强壮、消炎、止咳药，外用治痈疔及肿毒，内服于百日咳亦有效。

2. 补肝肾，健腰膝。

【用量及用法】枝叶及树皮：内服一日量 6 ~ 12g，作煎剂或浸酒剂。

【附方】枸骨 12g，刺五加 9g，黄芪 9g，杜仲叶 6g，水 600mL，煎至 400mL，一日二三回分服。（治中高年者之疲倦，自汗，腰重腿软。编者经验方）

相 思 子

（异名：红豆、郎君子、美人豆、红漆豆）

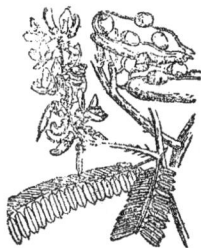

【学名】Abrus precatrius L.

【科属及形态】豆科，蔓生木质植物。叶为偶数羽状复叶，花小形蝶形花冠，白色或带红色。果实为荚果，种子色深红，坚而有光泽，脐部之周围有黑斑，供药用。

【产地】我国广东、台湾等南方各省区。

【性味】性平、味苦，有毒。

【成分】种子含相思豆毒素、相思子酸、血红胶蛋白、脂酶等。

【效用】1. 为杀虫药，外用时捣烂如泥，涂敷患部，除虫疥。

2. 通九窍，去心腹邪气，并能去虫，治热闷头痛、风痰瘴疟。

【用量及用法】专作外用，为浸酒剂或糊剂，治皮肤病疥疮、头癣等。本品有毒性，务必在医师严格指导下使用。

省 藤

（异名：红藤、红皮藤、紫藤、赤砂藤）

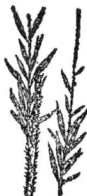

【学名】Calamus margaritae Hance.

【科属及形态】棕榈科，为灌木类之常绿木本植物。省藤之茎有刺，茎细而长。叶呈羽状复叶。茎供药用。

【产地】我国华南各省区。

【性味】性平、味苦，无毒。

【效用】1. 为驱虫、消炎、镇痛药，驱蛔虫，治慢性阑尾炎、腹痛、齿痛等。

2. 治诸风，通五淋，杀虫。

【用量及用法】内服一日量9～30g，作煎剂。

【附方】省藤24g，冬瓜子12g，薏苡仁12g，败酱草9g，水600mL，煎至400mL，一日二三回分服。（治蛔虫腹痛、慢性阑尾炎等。编者经验方）

玳　瑁

（异名：文甲、玳瑁）

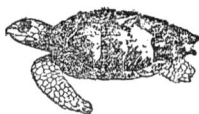

【学名】Chelonis imbricate L.

【基本】为栖息于热带海洋之一种龟鳖类，蠵龟科。体颇大，形似龟而嘴尖，背甲以十三片甲鳞排列而成，重叠如覆瓦状，周缘甲计二十五片，缺列如锯齿，呈黄褐色，四肢作叶状，前足较长，便于游泳。其背甲供药用。

【产地】我国福建、台湾、广东、海南、西沙群岛等省区。

【性味】性寒、味甘，无毒。

【成分】玳瑁含角蛋白及胶质等。

【效用】1. 为解热降压、镇静解痉药，用于小儿发热之惊痫、成人急性热病之昏睡、痉挛，并能降血压，可为中风之预防药，其功用与犀角相似。

2. 清热，潜阳，息风，解痘毒，镇心神。

【用量及用法】内服一日量6～15g，作煎剂；或生用磨浓汁，温水冲服，一日量3～6g。

【附方】玳瑁15g，犀角3g，紫草根9g，水500mL，煎至300mL，一日二回分服。（治脓毒血病、败血症、痈疽疔疮等。编者经验方）

禹　余　粮

（异名：白余粮、自然谷、太乙余粮）

【科属及形态】即褐铁矿，为黄褐色不整形之圆块。壳厚一二分，质坚硬，碎之，内部有赭褐色细末，供药用。

【产地】我国华南、华东各省区。

【性味】性微寒、味甘涩，无毒。

【成分】禹余粮为褐铁矿，由氧化铁和黏土等组成。

【效用】1. 为收敛止泻药，治慢性肠炎及赤痢；又为止血药，治子宫出血、带下等。外用为撒布剂，治各种皮肤与黏膜溃疡。

2. 重涩固下，清热止血，治冷劳肠泄不止，赤白带下。

【用量及用法】内服一日量 6~12g，作煎剂。或醋煅研包，作散剂或丸剂，一日量 3~6g。

【附方】禹余粮 500g，铁砂 500g，放铁铫内，煅红醋淬再煅再淬，以酥为度，研极细，红枣肉打糊为丸，如绿豆大，每回 3 丸，一日三回，温开水送服。（治贫血萎黄病、浮肿。编者经验方）

秋　石

（异名：淡秋石、淡秋冰、咸秋石）

【科属及形态】本品有咸秋石、淡秋石两种，前者用石盐煎煮而制成者；后者乃以童便浸石膏，并和以秋露水而制成。两种秋石均供药用。

【产地】我国华东、华中、华南大部分省区。

【性味】性温、味咸，无毒。

【成分】秋石含尿酸钙和磷酸钙等。

【效用】1. 内服多用淡秋石，应用于肺结核之骨蒸潮热、咳嗽、咽喉痛，以及口腔及咽喉慢性诸炎症。咸秋石多作口腔咽喉诸疮之外用药。肾炎患者可用咸秋石作食盐之代用品。

2. 滋肾水，退骨蒸，明目，清心降火，消咳嗽。

【用量及用法】淡秋石：内服一日量 9～15g，作煎剂。外用作散剂。

砒　石

（异名：信石、砒霜、人言石）

【基本】金属岩石类，砷矿中所含之砒石，有红砒、白砒两种。使再三升华而精制之，则为透明如玻璃之块，露置空气中，渐变白色之粉末，热水微能溶解，置木炭上热之，则发蒜臭，性剧毒，能杀人。以极少量，供药用。

【产地】我国江西、湖南、广东、贵州等省区。

【性味】性大热、味辛酸，有大毒。

【成分】砒石含砷，砒霜含无水亚砷酸，即三氧化二砷。

【效用】1. 为蚀疮去腐、去痰定喘药，用于痔疮瘘管、走马牙疳、寒痰哮喘、瘰疬顽癣等。

2. 杀虫劫痰，涂疮，截疟，蚀痈疽败肉。

【用量及用法】一般作外用研末撒敷，或入膏药中贴。内服入丸散剂，每日 0.003～0.009g，不能过重，不可久服。本品有毒性，务必在医师严格指导下使用。

砂　仁

（异名：缩砂密、阳春砂仁）

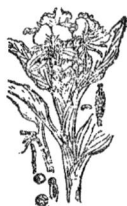

【学名】Hedychium coronarium Koen.

【科属及形态】襄荷科，缩砂密之种子。苗茎高三四尺。叶大，绿色，开花在茎顶。果实被以褐色如革质之皮，密生柔软之刺，中藏多数暗褐色多角形坚硬之种子，名砂仁。供药用。

【产地】我国广东、广西、云南等省区。

【性味】性温、味辛，无毒。

【成分】种子含挥发油，主成分为 d – 樟脑、乙酸龙脑酯、芳樟醇等。

【效用】1. 为芳香健胃、消食整肠药，用于慢性胃炎、胸闷泛呕、鼓肠。本品能刺激胃神经，促进食欲。

2. 主行气，开胃，消食，治呕吐、胀满、腹痛、寒泄。

【用量及用法】内服一日量 1.5 ~ 3g，作散剂。

【附方】砂仁 50g，肉桂 40g，龙胆草 50g，橘皮 50g，共研细末拌匀，每回 0.5 ~ 1g，一日三回，食后温开水送服。（治慢性胃炎、消化不良、鼓肠。编者经验方）

胡　椒

（异名：黑胡椒、白胡椒）

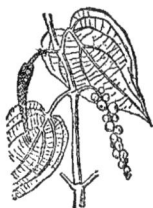

【学名】*Piper nigrum* L.

【科属及形态】胡椒科，蔓生常绿灌木。叶呈卵形，夏日开黄白色小花。果实为绿色球形浆果，成熟时变红色。果实供药用。

【产地】我国广东、广西、云南等省区。

【性味】性温、味辛，无毒。

【成分】胡椒含胡椒碱、芳香油、可溶性氮等。

【效用】1. 为健胃止痛药，治食欲不振、腹痛、肠疝痛、齿痛。

2. 暖肠胃，除寒湿、反胃、虚胀、牙齿热浮作痛。

【用量及用法】内服一日量 1.5 ~ 3g，作散剂或丸剂。

【附方】胡椒 49 粒，乳香 6g，共研细末拌匀，一回 2g，一日二回，温开水送服。（治腹痛、贫血虚冷之肠疝痛。编者经验方）

胡 桃 仁

（异名：羌桃、合桃肉、核桃）

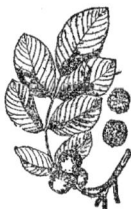

【学名】Juglans regia L.

【科属及形态】胡桃科，落叶乔木。叶呈广椭圆形。夏日叶腋生草性花，呈荑黄花序。果实如青桃状，核仁供药用。

【产地】我国大部分省区。

【性味】性平、味甘，无毒。

【成分】胡桃仁含蛋白质、脂肪、碳水化合物及多种维生素等。

【效用】1. 为镇咳收敛、镇痛、驱虫药，治慢性支气管炎、腰背疼痛，驱绦虫，外用治疥癣、冻疮、腋臭等。

2. 补气养血，润燥化痰，治痈肿、疬风、疥癣、白秃。

【用量及用法】内服一日量 10～20g，作煎剂、丸剂，或生食之；也可捣烂外敷患部。

【附方】胡桃仁 600g，羌活 300g，独活 300g，杜仲叶 400g，共研细末，水泛为丸，每回 3～5g，一日二三回，温开水送服。（治腰背疼痛。编者经验方）

胡 荽 子

（异名：胡荽、香荽、蒝荽、芫荽子）

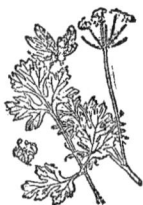

【学名】Coriandrum Sativum L.

【科属及形态】伞形科，一年生草本植物。叶羽状复叶，其叶及茎根微有臭气。夏秋之间梢头开花。果实圆形，全草及种子供药用。

【产地】我国华东、华南各省区。

【性味】性平、味辛，无毒。

【成分】果实含挥发油，主成分为多种萜类、醇类化合物及樟脑等。

【效用】1. 为健胃、祛风、祛痰、解毒药，用于痘疮、麻疹之透发不密者，或透而复没者。

2. 利五脏，补不足，利大小肠，止头痛，通心窍。

【用量及用法】干叶或子：内服一日量为 3～9g。鲜胡荽叶：内服一日量 9～21g，作煎剂或酒浸剂用。

【附方】胡荽子 6g，丁香 3g，橘皮 6g，黄连 1g，水 500mL，煎至 300mL，一日二回分服。（治慢性胃炎、消化不良等。编者经验方）

胡　麻

（异名：巨胜、油麻、脂麻、黑芝麻）

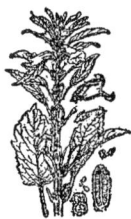

【学名】Sesamum indicum L.

【科属及形态】胡麻科，一年生草本植物。叶长椭圆形，又有卵形者。花生于叶腋，果实为长椭圆形之荚角，有四棱或六棱者。实熟后能纵裂，种子有白色及黑色等数种。种子供药用。

【产地】我国大部分省区。

【性味】性平、味甘，无毒。

【成分】种子含脂肪油，并含芝麻素、芝麻林酚素、芝麻酚等。

【效用】1. 为滋养强壮、降压通便药，用于慢性神经炎、中风后之半身不遂，以及便秘、高血压等。

2. 益肝补肾，养血润燥，长肌肉，填脑髓，疗金疮。

【用量及用法】内服一日量 12～24g，作散剂、丸剂或流膏剂。

【附方】黑胡麻、何首乌、怀牛膝等分，共研细末，炼蜜为丸，每回 3～12g，一日三回，温开水送服。（治高血压、动脉血管硬化、中风后半身不遂，或伴有便秘者。编者经验方）

胡 黄 连

（异名：割孤露泽、胡连）

【学名】Picrorrhiza kurroa Poyl.

【科属及形态】玄参科，多年生小草。根头似鸟嘴，折之内似鸲鹆眼者良。8月上旬采之。因其性味、功能似黄连，故名。根供药用。

【产地】我国南方各省区。

【性味】性平、味苦，无毒。

【成分】根含胡黄连苷及泻酸等。

【效用】1. 为健胃驱虫、消炎解热药，治眼疾及肝胆疾病，并用于肺结核之潮热，以及小儿疳积腹胀、消化不良、下利发热等症。

2. 补肝胆，明目，治骨蒸劳热，厚肠胃，益颜色。

【用量及用法】内服一日量 3~6g，作煎剂。

【附方】胡黄连 3g，山楂肉 6g，使君子 6g，水 300mL，煎至 200mL，一日二三回分服。（治小儿疳积、消化不良。编者经验方）

胡 芦 巴

（异名：苦巴）

【学名】Trigonella foenumgraecum L.

【科属及形态】豆科，一年生之园栽植物。春月下种而生，夏日于叶腋开白色之小蝶形花，后结细荚果，熟后，种子供药用。

【产地】我国安徽、四川、河南、湖北、浙江等省区。

【性味】性温、味苦，无毒。

【成分】种子含胡芦巴碱、牡荆素、异牡荆素、异荭草素等。

【效用】1. 为消炎止痛药，用于胃肠病挛急之疝痛、下腹诸痛、睾丸肿痛等。

2. 壮元阳，逐寒湿，治疝瘕、偏坠阴颓。

【用量及用法】内服一日量 9~15g，作煎剂；也可外敷患部。

【附方】胡芦巴 15g，小茴香 6g，水 600mL，煎至 400mL，一日二三回分服。其渣可以再加水煎，连渣研烂作罨包料，乘温包患部。（治肠疝痛、寒气腹痛。编者经验方）

胡 颓 子

（异名：蒲颓子、卢都子、雀儿酥、半含春）

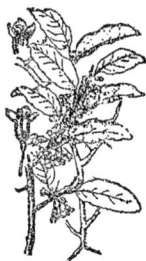

【学名】Elaeagnus pungens Thunb.

【科属及形态】胡颓子科，常绿灌木。茎高八九尺。叶呈长椭圆形。秋冬间开白色花，果实长椭圆形。果实与叶均供药用。

【产地】我国大部分省区。

【性味】性平、味酸涩，无毒。

【成分】果实与叶含挥发油、萜类、生物碱、黄酮等。

【效用】1. 为收敛止咳药，用于腹泻、咳嗽、哮喘等。煎汤洗疮疥。

2. 补肺，止痢，治肺虚、短气喘咳、下痢。

【用量及用法】果实与叶：内服一日量 6~12g，作煎剂；也可煎汤洗患部。

【附方】胡颓子叶 9g，麻黄 3g，杏仁 6g，甘草 3g，水 600mL，煎至 400mL，一日二三回分服。（治支气管哮喘。编者经验方）

胡 萝 卜

（俗名：丁香萝卜、黄萝卜、赤萝卜）

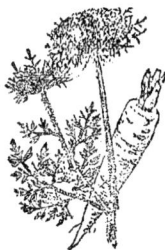

【学名】Daucus carrot L.

【科属及形态】伞形科，二年生草本植物。主根粗大多肉。叶大，数回分歧羽状复叶，茎高三四尺，生白色小花，果实多棘毛。根及子供药用。

【产地】我国大部分省区。

199

【性味】性微温、味甘，无毒。

【成分】根及子含胡萝卜素、脂肪、蛋白质、多种维生素及胆碱等。

【效用】1. 为健胃整肠药，治食欲不振，久痢。

2. 下气补中，利胸隔，调肠胃，安五脏，令人健食。

【用量及用法】胡萝卜子：内服一日量 6 ~ 12g，作煎剂。胡萝卜根：每日半个至一个，洗净去皮，生食之，或打汁服。

【附方】胡萝卜子 9g，补骨脂 6g，大腹皮 6g，炒谷芽 9g，水 600mL，煎至 400mL，一日二三回分服。（治慢性腹泻。编者经验方）

降 真 香

（异名：紫藤香、紫降香、鸡骨香）

【学名】Acronychia pedunculata（Linn.）Miq.

【科属及形态】为芸香科降香之干木。长茎细叶，花白子黑，根极坚实，重重有皮。干木供药用。

【产地】我国广东、广西、云南、贵州、陕西等省区。

【性味】性温、味微辛，无毒。

【成分】降真香含黄檀素、去甲黄檀素、异黄檀素、黄檀素甲醚等。

【效用】1. 为止血镇痛、健胃平喘药，用于吐血、咯血、金疮出血，以及胃痛、头痛、跌打损伤、哮喘等。

2. 辟恶气，治金疮，止血，生肌，消肿，定痛。

【用量及用法】内服一日量 3 ~ 6g，研极细末，作散剂。

【附方】降真香 100g，没药 50g，乳香 50g，共研极细末，拌匀。每回 1 ~ 3g，一日二三回，新鲜童便一杯送服。（治外伤性吐血。编者经验方）

韭菜子

（异名：草钟乳、起阳草）

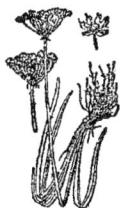

【学名】Allium odorum L.

【科属及状态】百合科，多年生草本植物。叶细而扁，花为伞形花序，后结三棱之果，中藏绿黄色扁平之小种子。全草与种子均供药用。

【产地】我国大部分省区有栽培。

【性味】性温、味甘酸，无毒。

【成分】全草含硫化合物、苷素、皂苷及苦叶质等。

【效用】1. 韭菜子为强壮、健胃药，能止泻痢、多尿、遗精、疝痛。新鲜全草捣汁服用，治胸痹刺痛、跌打损伤、上气喘息、肠炎腹泻等。

2. 全草散瘀活血，归心，安五脏，除胃中热，利噎膈反胃。

【用量及用法】韭菜子：内服一日量6～12g，作煎剂。全草：内服一日量15～30g，作煎剂或捣汁冲服。

【附方】韭菜子12g，菟丝子12g，芡实9g，怀山药12g，水600mL，煎至400mL，一日二三回分服。（治男子滑精阳痿、妇人带下。编者经验方）

食盐

【基本】食盐为海水或盐井、盐池、盐泉中的盐水经煎晒而成的结晶。主要化学成分氯化钠（NaCl）在食盐中含量为99％，部分地区所出品的食盐加入氯化钾以降低氯化钠的含量以降低高血压发生率。同时世界大部分地区的食盐都通过添加碘来预防碘缺乏病，添加了碘的食盐叫做碘盐。放在锅里炒至黄色的食盐叫做炒盐。还有一种主产于青海盐湖中的天然咸盐类，不需人工煎晒者，叫做戎盐，入药用。

【产地】我国大部分省区。

【性味】性寒、味咸，无毒。

【成分】食盐中含氯化钠，夹杂氯化钾、氯化镁、钙盐、硫酸镁等。

【效用】1. 炒盐有催吐作用，用于食物中毒而致急性胃炎，能吐出食积痰涎。戎盐治齿龈出血、肿痛，以及心悸不宁、小便不畅。

2. 炒盐：治胸中病，令人吐。戎盐：坚肌骨，治心腹痛。

【用量及用法】炒盐：催吐用，一回量9～21g，炒至黄色，化水顿服。戎盐：内服一日量1～3g。

【附方】戎盐2g，灵芝6g，夜交藤6g，茯苓6g，白术3g，水500mL，煎至300mL，一日二回分服。（治心悸不宁、小便不畅。编者经验方）

食茱萸

（异名：乌山椒、越椒、挡子、辣子）

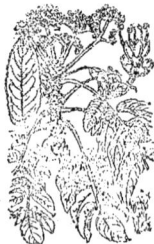

【学名】Fagara ailanthoides Engl.

【科属及形态】芸香科，落叶乔木。茎高达二三丈。叶呈披针形。夏日开花，呈淡绿黄色。果实如山椒，熟时变红色，供药用。

【产地】我国南方各省区。

【性味】性热、味苦辛，无毒。

【成分】果实含精油，主成分为萜烯及甲基代王酮等。

【效用】1. 为辛香健胃药，用于消化不良之泄泻、脘腹胀痛。

2. 暖胃，燥湿，治霍乱、中暑、食伤诸症。

【用量及用法】内服一日量3～5g，作煎剂。

【附方】食茱萸5g，山楂子5g，白术5g，神曲5g，水500mL，煎至300mL，一日二回分服。（治消化不良之泄泻、脘腹胀痛。编者经验方）

香 附

（异名：莎草根、草附子、水香棱、抱灵居士）

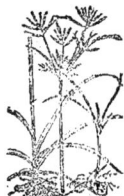

【学名】Cyperus rotundus L.

【科属及形态】莎草科，一年生宿根草。春月从宿根生苗，高尺许。叶似韭及薤而瘦。夏月于茎顶生花穗，开紫棕色花。地下根茎匍匐繁殖，根茎肥大，供药用。

【产地】我国河南、山东、湖南、浙江、广东、四川等省区。

【性味】性微寒、味苦带甘，无毒。

【成分】根含精油，主成分为香附精及香附油等。

【效用】1. 为芳香健胃、镇静镇痛、调经消炎药，用于神经性胃痛、消化不良、胸闷呕吐、下痢腹痛、妇女因精神不快而致月经不调、慢性子宫颈炎、月经困难及胎前产后诸症。

2. 调气解郁，除诸痛，消饮食积聚、痰饮，散痈疽疮疡。

【用量及用法】内服一日量 6～9g，作煎剂或散剂。

【附方】香附 9g，当归 6g，川芎 6g，桂枝 9g，白芍 6g，水 600mL，煎至 400mL，一日二三回分服。（治月经不调、月经痛、行经期腰背疼痛、乳房胀痛等。编者经验方）

香 薷

（异名：香菜、香菜、蜜蜂草、香茸、香茹）

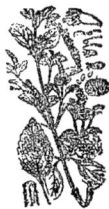

【学名】Mosla chinensis Maxim.

【科属及形态】唇形科，一年生草本植物。茎高一二尺。叶呈卵圆形或椭圆形。秋日开淡紫色小唇形花。带花之全草供药用。

【产地】我国大部分省区。

【性味】性温、味辛，无毒。

【成分】全草含挥发油，主成分为香薷酮及倍半萜等。

【效用】1. 为发汗利尿、解热消炎药，对颜面及四肢浮肿、急性胃炎、吐泻及口臭等有效。

2. 主治腹痛吐下等，并散水肿，去口臭。

【用量及用法】内服一日量 6～9g，作煎剂。

【附方】香薷 9g，泽泻 6g，白术 6g，猪苓 6g，甘草 3g，水 500mL，煎至 300mL，一日二回分服。（治颜面及四肢浮肿。编者经验方）

香 蕈

（异名：香蕈、香菇、椎茸）

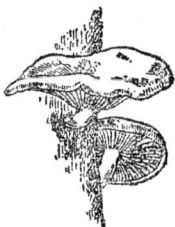

【学名】Cortinellus shiitake P. Henn

【科属及形态】担子菌类，帽菌族，香蕈科。寄生于栗、柯或槲等树干上，人工都可培养。菌盖径可达三寸许，表面黑褐色，有不规律的裂纹，下面有分叉的许多菌褶，菌柄弯生，白色，盖膜为绵毛状，盖开展后，仅在柄的上部留存毛状痕迹。鲜品及干品均供药用。

【产地】我国大部分省区。

【性味】性平、味甘，无毒。

【成分】香蕈含香菇素、香菇酸、丁酸、天门冬素、胆碱等。

【效用】1. 为人体免疫增强药，治癌症患者放化疗后之体虚乏力。

2. 开胃，益气，助食，治小便不禁。

【用量及用法】内服一日量 6～12g，作煎剂，或煮做羹汤食用。

【附方】香蕈 12g，刺五加 9g，做羹汤服用，一日一回。（治癌症患者放化疗后之体虚乏力。编者经验方）

香 橼

（异名：枸橼、香泡树）

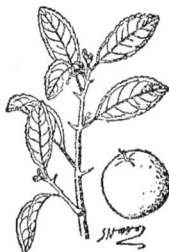

【学名】Citrus medica L.

【科属及形态】芸香科，常绿亚乔木。茎矮小，叶长卵圆形。果实长圆形，果皮供药用。

【产地】我国广东、广西、浙江、福建、湖北、湖南、四川等省区。

【性味】性温、味辛苦酸，无毒。

【成分】果皮含精油及柑果苷等。

【效用】1. 为健胃祛痰药，治消化不良、食欲不振。

2. 下气，消痰水，治咳嗽、心气痛。

【用量及用法】内服一日量 6～9g，作煎剂或散剂。

【附方】香橼皮 9g，麦芽 6g，水 500mL，煎至 300mL，一日二回分服。（治消化不良、食欲不振。编者经验方）

钟 乳 石

（异名：鹅管石、石钟乳、石乳）

【基本】矿石类，为乳状之石块，长短不一。其横断破碎面有自中心向外作放线状之纹理，透明，质重，有时中空。凡含有碳酸之水，透过石灰质之地层，溶解为碳酸石灰。此水自洞穴之上滴沥下降之际，接触空气，放散溶存之碳酸气，而析出结晶性之中性碳酸石灰，渐次下垂，凝结而为冰柱状，是为钟乳石。

【产地】产于洞穴中，凡有岩穴山洞之处，仰视石脉涌出处，均有石乳凝结，我国各地凡有山洞岩穴均有产。

【性味】性温、味甘，无毒。

【成分】钟乳石主要成分为碳酸钙。

【效用】1 为强壮、催乳、制酸、止喘药，治哮喘、肠炎、腰膝寒冷，并用于孕妇及小儿之腺病质、佝偻病等。

2. 助阳，温肺，下乳汁，补虚损，疗脚弱冷疼等。

【用量及用法】内服一日量 1.5～3g，作散剂或丸剂。

【附方】钟乳石（拣净）50g，珍珠母 50g，怀山药 50g，米仁 50g，共研细末拌匀，水泛为丸，一回 2～3g，一日三回，食后温开水送服。（治哮喘、孕妇钙质缺乏者及小儿佝偻病等。编者经验方）

荠 菜

（异名：护生草）

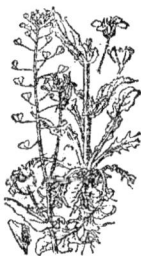

【学名】Capsella bursa - pastoris Moench.

【科属及形态】十字花科，二年生草本植物。叶呈长卵圆形。春日开小形白色花。果实为扁平有三棱的短角果。全草供药用。

【产地】我国大部分省区。

【性味】性温、味甘，无毒。

【成分】全草含戊聚糖、失水乳糖、胆碱、荠菜酸等。

【效用】1. 为止血降压、镇痛利尿、解热止泻药，治支气管黏膜出血、妇人流产出血、月经过多；并用于高血压、头疼、眼球胀痛；又治肠炎及赤白痢。

2. 利肝，和中，明目，益胃，治目痛，利五脏。

【用量及用法】内服一日量 6～15g，作煎剂；也可作黑烧剂，内服一日量 1.5～3g。

【附方】荠菜 15g，棕毛 9 g，水 600mL，煎至 400mL，一日二三回分服。（治月经过多、产后瘀血、淋沥不尽。编者经验方）

荠苧

（异名：臭苏、青白苏）

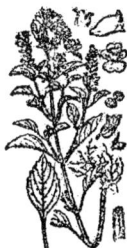

【学名】Mosla grosseserrata Maxium.

【科属及形态】唇形科，多年生草本植物。茎高一二尺，叶略呈斜方形。秋日开唇形白色或红紫色花。全草供药用。

【产地】我国辽宁、吉林、江苏、安徽、浙江等省区。

【性味】性温、味辛，无毒。

【成分】全草含精油，主成分为麝香草酚、聚伞花酚、香芹酚等。

【效用】1. 为收敛止痢、止酸驱虫药，治慢性下痢及胃酸过多，又可驱虫。

2. 治冷气泄痢，生食治胸间酸水，按碎敷蚁瘘。

【用量及用法】内服一日量 6～15g，作煎剂。

【附方】荠苧 12g，车前子 12g，炒麦芽 9g，拳参 6g，水 600mL，煎至 400mL，一日三四回分服。（治慢性下痢。编者经验方）

胆矾

（异名：石胆、铜筋、硫酸铜）

【基本】铜矿自然生成，为青蓝色透映斜方棱柱状结晶体。胆矾放置干燥空气中，即渐渐风化，变为白色。生矾能溶解于冷水，热汤尤易，但不溶于酒精。

【产地】我国山西、陕西、甘肃、江西、广东、云南等省区。

【性味】性寒、味酸辛，有小毒。

【成分】胆矾含硫酸铜等。

【效用】1. 为催吐、消炎药，为急救有机磷农药中毒（无医疗设备地区）之要药；又炽烧后研细合米醋点入，或合白僵蚕为末吹入，治咽喉炎、扁桃体炎；并用于下疳、狐臭、带下等。

2. 吐风痰毒物，治喉痹咳逆、诸痫痉、女子阴蚀痛、带下。

【用量及用法】内服一次量 0.3～0.6g，作催吐用，或作散剂吹至喉部，也可外敷患部。

【附方】胆矾、枯矾各 10g，轻粉、百草霜各 5g，共研细末拌匀，取适量涂敷腋下。（治狐臭。编者经验方）

姜　黄

（异名：宝鼎香、片姜黄、条姜黄）

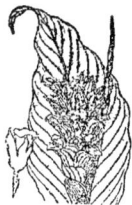

【学名】Curcuma aromatica Salieb.

【科属及形态】襄荷科（或作姜科），多年生草本植物。根茎呈椭圆形，叶与郁金相似，背面有软纤毛。其根茎色黄褐，似郁金而略淡，供药用。

【产地】我国四川、湖北、广东等省区。

【性味】性热、味苦辛，无毒。

【成分】根茎含姜黄色素、脂肪、淀粉、精油等。

【效用】1. 为健胃、消炎、止血药，治肝炎、胆囊炎、黄疸、胃炎、胸满痞闷等；又治吐血、衄血、尿血及痔疾。外用于脓肿、创伤。

2. 行气、破血，治心腹积滞、风痹臂痛，消痈肿，治气胀。

【用量及用法】内服一日量 3～6g，作煎剂或散剂、酒剂；也可捣烂外敷患部。

【附方】姜黄 6g，肉桂 1g，黄连 3g，延胡索 3g，广郁金 6g，水 600mL，煎至 400mL，一日二三回分服。（治胃炎、胆囊炎、腹部胀闷、疼痛、呕吐、黄疸等。编者经验方）

独 活

(异名：独滑、独摇草、长生草、胡王使者)

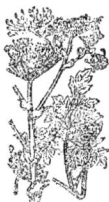

【学名】Angelica grosserrata Maxim.

【科属及形态】伞形科，多年生草本植物。茎高至三四尺，茎叶多毛茸，大形卵状复叶。秋日簇生淡白绿色小花，果实为椭圆形稍扁平。根供药用。

【产地】我国安徽、浙江、江西、湖北、四川、陕西等省区。

【性味】性微温、味苦辛，无毒。

【成分】根含苦土香豆精类化合物等。

【效用】1. 为镇痛消肿、发汗利尿药，对于冒寒性头疼、神经痛、关节痛、风湿痛等有效，并有发汗、利尿、消肿之功。

2. 疗伏风，去浮肿、头痛背凝，疗诸贼风、百节痛风。

【用量及用法】内服一日量 6~9g，作煎剂或浸酒剂。

【附方】独活 9g，当归 6g，防风 6g，干姜 1g，附子 1g，水600mL，煎至 400mL，一日二三回分服。（治各种神经或关节痛。编者经验方）

荜 茇

(异名：荜拨)

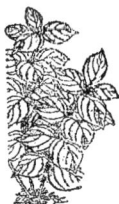

【学名】Piper longum L.

【科属及形态】胡椒科，多年生草本植物。春月发苗作丛，其茎如箸，叶青圆如蕺菜。3 月开花，7 月结子，类似赤杨之荚蓂，长一二寸，粗二三分，色青黑，味辛，有胡椒之香气，此果穗供药用。

【产地】我国福建、广东、广西、云南等省区。

【性味】性温、味辛，无毒。

【成分】果穗含胡椒碱、哌啶及杜松子油醛等。

【效用】1. 为健胃镇痛、止泻抗过敏药，治胃脘痛、头痛、牙痛等；又治肠鸣腹泻，并用于慢性鼻炎等。

2. 温中，止胃脘寒痛，下气，治水饮咳逆、脏腑虚冷、肠鸣。

【用量及用法】内服一日量3~4.5g，作散剂或煎剂。

【附方】荜茇、细辛、白芷、防风各等分为细末，每次15g，放入100mL开水中浸泡20分钟，过滤后，频频含之。（治龋齿神经痛。编者经验方）

荜 澄 茄

（异名：毗陵茄子）

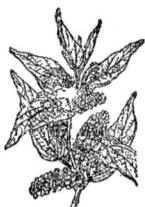

【学名】Piper cubeba L.

【科属及形态】为胡椒科，蔓生植物。叶呈长卵形而尖。开小白花，至夏结实，为浆果，干则外皮皱缩，呈黑褐色，内核圆白，核中有仁。8月采集半熟之果实供药用。

【产地】我国南方广东、云南、贵州等省区。

【性味】性温、味辛，无毒。

【成分】果实含精油及荜澄茄素等。

【效用】1. 为利尿健胃、消炎止痛药，治淋疾、泌尿道感染。也用于慢性胃炎、呕吐、胃痛等。

2. 暖脾胃，治呕吐、哕逆、心腹间气胀、肾气、膀胱冷。

【用量及用法】内服一日量3~6g，作煎剂。

【附方】荜澄茄3g，小茴香3g，陈皮6g，半夏6g，白术3g，甘草3g，水500mL，煎至300mL，一日三回分服。（治慢性胃炎。编者经验方）

轻　粉

（异名：水银粉、汞粉、腻粉）

【基本】系汞矿属。天然产者，为水银结晶性之疏松粉末，作板状之白色固体而有光泽，此为不纯洁者，大都供外用。人工制成者，由水银升华而成，或由蒸气制成，为纯洁色白之细粉末，名甘汞，可供内服。

【产地】我国河北、湖北、湖南、云南等省区。

【性味】性寒、味辛，有毒。

【成分】轻粉主要含氯化亚汞，或称甘汞。

【效用】1. 轻粉与西药甘汞同，为有效之泻下利尿剂，并供驱梅之用。对腹膨便秘、梅毒性溃疡及各种皮肤病有效。用于小儿蛔虫病，可与驱虫药同用。

2. 杀虫，治疥疮，祛痰，消积胀，治梅毒。

【用量及用法】内服每次 0.1~0.2g，一日 1~2 回，多入丸剂或装胶囊服，服后漱口。外用适量，研末掺敷患处。本品有毒性，务必在医师严格指导下使用。

【附方】轻粉 10g，研细粉，红枣肉适量，研成丸药 1000 粒，每回一粒，一日三回，饭后用土茯苓汤送服。（土茯苓 20g，水 500mL，煎至 300mL，一日分三回送服）（治梅毒。编者经验方）

钩　藤　钩

（异名：吊藤钩、勾勾、纯勾）

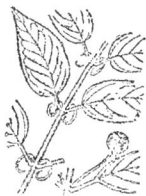

【学名】Uncariarhynchophylla（Miq.）exHavil.

【科属及形态】茜草科，落叶蔓藤木本植物。叶腋出 2 个钩刺，攀缠于他物，叶呈长卵形。夏日开带黄白色细小球状花，果实为广椭圆形之蒴果。茎之棘钩供药用。

【产地】我国大部分省区。

【性味】性寒、味甘微苦，无毒。

【成分】钩藤钩含乌苏酸、â－谷甾醇、â－胡萝卜苷及钩藤碱等。

【效用】1. 为镇静、止痛、降压药，对于眩晕、头痛、颈部胀痛、高血压病等有效；又治妇人带下。

2. 除心热，平肝风，治大人头旋目眩、小儿惊啼瘈疭。

【用量及用法】内服一日量6～15g，作煎剂。

【附方】钩藤钩9g，车前子9g，黄芩6g，葛根6g，水600mL，煎至400mL，一日二三回分服。（治高血压、头颈部胀痛。编者经验方）

钩　　吻

（异名：葫蔓藤、毒根、断肠草、黄藤）

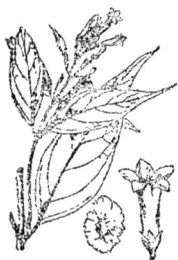

【学名】Gelsemium elegans Bentham.

【科属及形态】马钱科，常绿灌木。缠绕茎，叶呈卵形或披针形。12月抽生圆锥花序，花冠漏斗状，黄色。果实为蒴果，种子细小、多数，略扁平，外被有缺刻的翅。全草供药用。

【产地】我国浙江、湖南、江西、福建、台湾、广东、海南、广西、贵州、云南等省区。

【性味】性温、味辛，有大毒。

【成分】全草含钩吻碱子和常绿钩吻碱等。

【效用】1. 治神经痛、气喘。

2. 杀鬼疰、蛊毒，治咳逆上气、脚膝痹痛、四肢拘挛。

【用法】外用：捣敷或研末调敷患部，也可煎水汤洗或烟熏患部。本品有毒性，不可内服。外用时务必在医师严格指导下使用。

络石藤

（异名：石鲮、石龙藤、悬石、耐冬）

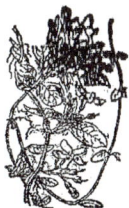

【学名】Trachelospermum jasminoides Lem.

【科属及形态】夹竹桃科，常绿木本植物，茎有气根，缠绕于他物之上，叶呈长椭圆形。初夏开花。果实为细长之荚，以其包络石木而生，故名。茎叶供药用。

【产地】我国山东、河南、江苏、浙江、安徽、福建等省区。

【性味】性平、味苦，无毒。

【成分】茎叶含牛蒡苷、络石糖苷、降络石糖苷等。

【效用】1. 为强壮通经、镇痛消炎药，治腰痛、足膝痛及其他关节痛，并能消散诸疮，去咽喉肿痛。

2. 通经络，利关节，治痹痛，疗痈毒、痈肿不消、喉舌肿闭。

【用量及用法】内服一日量 9～18g，作煎剂。

【附方】络石藤 15g，忍冬花 9g，乳香、没药各 6g，甘草 6g，水 600mL，煎至 400mL，一日二三回分服。（治痈疽疼痛。编者经验方）

牵牛子

（异名：黑丑、草金铃、盆甑草、狗耳草）

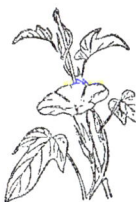

【学名】Pharbitis nil（L.）Choisy

【科属及形态】旋花科，一年生蔓性草本植物。叶呈心脏形，茎叶多密生毛茸。夏秋开漏斗状合瓣花，果实为球形蒴果。种子供药用。

【产地】我国大部分省区。

【性味】性寒、味苦，有毒。

【成分】种子含泻下成分牵牛子苷，另含生物碱麦角醇等。

【效用】1. 为利尿泻下药，用于腰部以下之水肿及尿闭症、慢性便秘等。

2. 通下焦郁气，逐水，利两便。外用涂雀斑。

【用量及用法】内服一日量 3～6g，作煎剂、散剂或丸剂。本品有毒性，务必在医师严格指导下使用。

【附方】牵牛子120g，决明子120g，香附子120g，共研细末拌匀，炼蜜为丸，每回1～3g，一日数回，温开水送服。（治慢性便秘、胸腹胀闷或痛。编者经验方）

贯　众

（异名：贯仲、草鸱头、黑狗脊、百头）

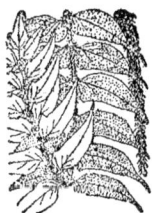

【学名】Dryopteris crassirhizoma Nakai

【科属及形态】羊齿门，羊齿类，水龙骨科植物。叶呈楔形。根供药用。

【产地】我国各处均有，华南各省区最多。

【性味】性微寒、味苦，有小毒。

【成分】根含绵马酸、鞣质、精油、淀粉、树胶及糖分等。

【效用】1. 为收敛止血、驱虫解毒药，治血崩、产后出血，收缩子宫，止金疮及鼻血；又可驱除绦虫、蛔虫等。

2. 清湿热，止崩带，杀三虫，除头风，止金疮血。

【用量及用法】内服一日量 3～9g，作煎剂或散剂；也可研末外敷患部。

【附方】贯众（炒研细粉）、地锦草（炒研细粉）各100g，甘草粉50g，拌匀，每回温开水冲服1～2g，3至4小时一回。（治急性细菌性痢疾。编者经验方）

神　曲

（异名：麦曲、六丁曲、建神曲、六神曲）

【基本】农历五月五日、六月六日或三伏日，用白术、青蒿、野蓼、苍耳等自然汁，赤小豆末，杏仁泥，旧说配白虎（白术）、青龙（青蒿）、朱雀（赤小豆）、玄武（杏仁）、勾陈（苍耳）、腾蛇（野蓼）、六神，用汁和曲豆杏仁做饼，麻叶或楮叶包窨，如造酱黄法，俟生黄衣，晒干收之。相传造于诸神聚会之日，故名。

【产地】原产我国福建，故又名建曲，现各省区均产。

【性味】性温、味甘辛，无毒。

【成分】神曲含酵母菌、酶类、麦角固醇、挥发油、苷类等。

【效用】1. 为健胃整肠、消化止泻药，用于胃肠之消化不良、腹泻等。

2. 助消化，治赤白痢，并有助妇人产后回乳之效。

【用量及用法】内服一日量 6～12g，作煎剂或散剂。

【附方】神曲、苍术、厚朴、麦芽各 100g，甘草 50g，共研细末拌匀，每回 1～3g，一日三回，温开水送服。（治伤食、腹满、腹泻。编者经验方）

鬼 箭 羽

（异名：卫矛）

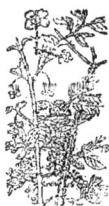

【学名】Euonymus alatus（Thunb.）Sieb.

【科属及形态】卫矛科，落叶灌木。茎之两侧有羽状突起。叶呈椭圆形。夏日开小花，黄绿色。果实为蒴果。细枝供药用。

【产地】我国大部分省区。

【性味】性寒、味苦酸涩，无毒。

【成分】细枝含表无羁萜醇、无羁萜等。

【效用】1. 为通经活血、镇静安眠药，用于妇人月经困难及产后瘀血，精神不安、失眠多梦，并有驱虫及泻下作用。

2. 治女子崩中下血、干血、癥结、腹痛，杀鬼毒、虫疰。

【用量及用法】内服一日量 6～12g，作煎剂。

【附方】鬼箭羽（去木枝专用羽状片）、当归、红花各 9g，水 600mL，煎至 400mL，一日三回分服，临时冲入热黄酒 10～30mL，乘热服用。（治产后瘀血腹痛、月经困难、月经痛。编者经验方）

荔　枝

（异名：大荔、山芝、丹荔、火实）

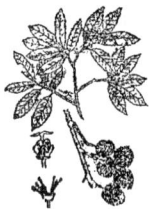

【学名】Litchi chinensis Sonn.

【科属及形态】无患树科，为常绿树。叶为羽状复叶，花呈青白色，果实为茶褐色，近于圆球形。核供药用。

【产地】我国广东、广西、福建、四川、云南、台湾等省区。

【性味】性温、味甘涩，无毒。

【成分】核含叶酸、枸橼酸、苹果酸等。

【效用】1. 为收敛、消肿、止痛药，治胃痛、肠疝痛、睾丸肿痛。

2. 散寒湿结气，消疝瘕肿痛。

【用量及用法】内服一日量 9～18g，作煎剂、丸剂或散剂。

【附方】荔枝核 50 粒，陈皮 50g，小茴香 50g，木香 30g，共研细末，水泛为丸，如绿豆大，每次 10 丸，一日三回，温开水送服。（治疝气痛及胃部疼痛。编者经验方）

茜　草

（异名：蒨染、绯草、过山龙、牛蔓）

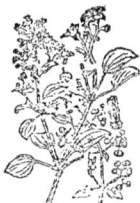

【学名】Rubia cordifolia L.

【科属及形态】茜草科，多年生蔓草。茎方形。叶呈长卵形或心脏形。花呈淡黄白色。果实为浆果。根与叶供药用。

【产地】我国中部及北部各省区。

【性味】性寒、味苦，无毒。

【成分】根含多种羟基蒽醌衍生物，如茜草素、异茜草素等。

【效用】1. 为通经利尿、消炎镇痛药，对咳血、吐血及妇人月经困难、月经闭止、跌打损伤、黄疸、水肿等有效。鲜叶捣烂敷疔疮疖有效。

2. 祛瘀生新，主吐衄、闭经、寒湿风痹、黄疸、跌打损伤。

【用量及用法】内服一日量，利尿用 9～12g，通经用 15～30g，作煎剂。少量用作止血药，多量则用以通经。这种用法表面上看似乎矛盾，实际上与剂量有关，中药类此者很多。

【附方】茜草根30g，当归12g，水600mL，煎至400mL，一日三回分服，临服时加少量热黄酒温服。（治非怀孕者之月经困难、月经闭止。编者经验方）

茯　苓

（异名：伏灵、伏兔、抱根者称茯神）

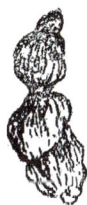

【学名】Poriacocos（Schw.）Wolf

【科属及形态】为多孔菌科真菌茯苓的干燥菌核，寄生于松根，形如球块。外皮黑褐色而皱缩，呈瘤状，内部白色或淡赤色，肉质呈颗粒状，故又有赤茯苓、白茯苓等名称。苓块中穿有细松根者，称茯神。外皮名茯苓皮或曰带皮苓，均供药用。

【产地】我国大部分省区。

【性味】性平、味甘，无毒。

【成分】茯苓含多糖类成分、三萜类化合物、脂肪酸、麦角甾醇等。

【效用】1. 为利尿镇静药，治水肿、淋疾，对心悸与失眠亦有效。

2. 宁心安神、利水通淋，治惊悸、心下结痛、水肿、淋沥等。

【用量及用法】内服一日量 6～12g，作煎剂或散剂。

【附方】茯苓 10g，灯心草 3g，夜交藤 9g，水 500mL，煎至 300mL，一日二回分服。（治心悸、失眠、浮肿等。编者经验方）

荆 芥

（异名：姜芥、假苏、鼠蓂、郑芥）

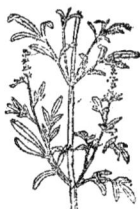

【学名】Nepeta japonica Maxim.

【科属及形态】唇形科，一年生草本植物。茎高二尺许。叶呈裂片线状或披针形。初夏开细小淡红白色唇形花，花穗及茎叶供药用。

【产地】我国大部分省区。

【性味】性温、味苦辛，无毒。

【成分】全草含精油，主成分有右旋性薄荷酮、左旋性薄荷酮等。

【效用】1. 为发汗祛风、镇痛解痉药，治感冒头痛、眩晕、产后牙关紧急、四肢强直等。

2. 散风热，清头目，利咽喉，消疮肿。

【用量及用法】内服一日量 3～9g，作煎剂。

【附方】荆芥 6g，白芷 3g，桂枝 3g，葛根 6g，干姜 3g，水 500mL，煎开后用文火再煎 3 分钟，一日二三回分服。（治风寒感冒初期之畏寒、头痛、头重、体倦等。编者经验方）

茴香　附：小茴香、大茴香

（异名：莳萝、八角茴香、舶茴香）

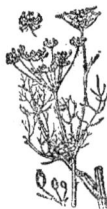

【学名】小茴香：Foeniculnm vulgare Mill.

大茴香：Illicium verum Hook.

【科属及形态】小茴香：伞形科，越年生草本植物。叶呈羽状分裂。夏日茎顶抽出花轴，缀复伞形花序。果实长椭圆形，供药用。大茴香：木兰科植物。此与莽草实极相似，误用莽草实有毒，需注意。

【产地】小茴香主产于我国各省区，大茴香主产于我国浙江、福建、广东、广西、贵州、云南、台湾等省区。

【性味】性温、味辛甘，无毒。

【成分】小茴香含茴香醚、α-茴香酮、甲基胡椒酚、茴香醛等。

【效用】1. 小茴香：为健胃整肠、镇咳祛痰、镇痛活血药，用于胃肠疝痛、鼓肠腹膨、腰部冷痛、慢性支气管炎、小肠疝气痛等。大茴香：暖身止痛，治小肠疝气痛等。

2. 小茴香：祛冷疗疝，治腹冷、两肋痞满。大茴香：祛寒湿，治疝痛。

【用量及用法】内服一日量 1.5～3g，作煎剂或浸酒剂。（大小茴香同）

【附方】小茴香 3g，杏仁 9g，陈皮 6g，象贝 9g，水 600mL，煎至 400mL，一日二三回分服。（治慢性支气管炎、咳嗽。编者经验方）

茵 陈 蒿

（异名：因尘、白蒿、茵陈草、绵茵陈）

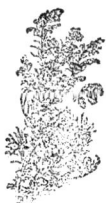

【学名】Artemisia capillaries Thunb.

【科属及形态】菊科，多年生草本植物。叶白根节发出，羽状分裂，梢上之叶更细裂，密生白毛绒茸，采其绒毛状细叶供药用。

【产地】我国各省区。

【性味】性微寒、味苦，无毒。

【成分】绒毛状细叶含 6，7-二甲基七叶树内酯及挥发油等。

【效用】1. 为利胆、解热、利尿药，能促胆汁分泌，多用于黄疸型肝炎。

2. 主风湿、寒热、邪气、热结黄疸、头痛、小便不利。

【用量及用法】内服一日量 9～18g，作煎剂。

【附方】茵陈蒿 15g，丹参 6g，柴胡 9g，生栀子 6g，黄芩 6g，水 600mL，煎取 400mL，一日二三回分服。（治黄疸型肝炎。编者经验方）

茶

（异名：茗）

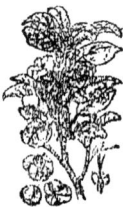

【学名】Thea sinensis L.

【科属及形态】山茶科，常绿灌木。叶呈长椭圆形，春季新叶萌芽，初夏成新叶，茶农采摘其嫩叶加工焙制后供饮料，亦供药用。

【产地】我国大部分省区。

【性味】性微寒、味微苦，无毒。

【成分】叶含咖啡因、鞣酸及维生素 C 等。

【效用】1. 为强心、利尿、收敛药，用于心脏性水肿及腹水，止泄泻。

2. 清热降火，消食醒睡，下气化痰。

【用量及用法】内服一日量 3 ~ 9g，作煎剂或泡浸剂。

【附方】红茶 9g，玫瑰花 9g，甘草 6g，银花 9g，水 600mL，煎至 400mL，一日二三回分服。（治急性或慢性肠炎。编者经验方）

草 果

（异名：漏蔻、豆蔻）

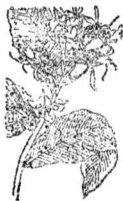

【学名】Amomum tsao – ko Crevostet Lemarie

【科属及形态】姜科豆蔻属植物草果的果实。干燥果实呈椭圆形，具三钝棱，长 2 ~ 4cm，直径 1 ~ 2.5cm，该果实供药用。

【产地】我国云南、广西、贵州等省区。

【性味】性温、味辛，无毒。

【成分】草果含有精油及苯酮等。

【效用】1. 为健胃止呕药，能解酒毒，治疟疾，又用于慢性胃炎。

2. 燥湿，祛痰，截疟，温中，止心腹痛、呕吐。

【用量及用法】内服一日量 3～6g，作煎剂或散剂。

【附方】草果 6g，高良姜 6g，陈皮 3g，半夏 6g，水 500mL，煎至 300mL，一日二三回分服。（治慢性胃炎、晨起呕吐、痞胀、消化不良。编者经验方）

草　棉

（异名：棉）

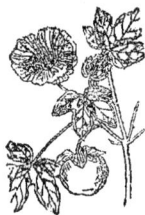

【学名】Gossypium herbaceum L.

【科属及形态】锦葵科，一年生草本植物。茎高一二尺，叶呈分裂如掌状。秋日叶腋生淡黄色之花，果实为球形蒴果，熟时开裂，种子被以白色长毛，即供纺织原料之棉花。种子及根均供药用。

【产地】我国大部分省区。

【性味】种子、根：性平、味微苦，子中棉酚有毒。

【成分】种子含脂肪油及棉酚（有毒）等。根含棉酚、天冬酰胺等。

【效用】1. 种子：有催进母乳分泌之效。根：为通经药。

2. 种子：补虚、暖腰。种子油：涂癣疥。

【用量及用法】内服一日量，种子：6～12g。根：6～15g，作煎剂或散剂。

【附方】草棉子 9g，甘草 3g，大枣 6g，水 500mL，煎至 300mL，一日二回分服。（催乳。编者经验方）

草 石 蚕

(异名：宝塔菜、土蛹、甘露子、地瓜儿)

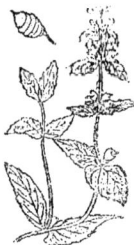

【学名】Stachys sieboldi Miq.

【科属及形态】唇形科，多年生草本植物。茎方形，高一二尺，叶呈椭圆形。秋日开花，红紫色。地下茎末端为连珠状块茎，色白，大如指，状如蚕。该地下茎供药用。

【产地】我国河北、湖北、江苏、浙江、福建、江西、广东、广西等省区。

【性味】性平、味甘，无毒。

【成分】地下茎含黄酮苷、有机酸、氨基酸、酚类等。

【效用】1. 为消肿止痛药，治手脚拘挛、骨节疼痛。

2. 浸酒除风、散血、止痛。煮食治溪毒及黄疸、热淋。

【用量及用法】内服一日量，6～15g，作煎剂或浸酒剂；或作黑烧，为散剂。外用捣敷患部。

【附方】草石蚕50g，威灵仙50g，金毛狗脊50g，附子（炮）50g，50°白酒2000mL中浸泡10天后，过滤。每回5～10mL，一日二回。饭后饮用。（治手足拘挛、骨节疼痛。编者经验方）

茵 芋

(异名：因预、莞草、卑共)

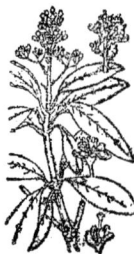

【学名】Skimmia japonica Th.

【科属及形态】芸香科，常绿小灌木。茎高不及三尺。叶呈长椭圆形。四五月顷，开小花，排成圆锥花序。果实为浆果。茎叶供药用，但为有毒植物，使用时要注意。

【产地】我国华东、西南及湖北、湖南、广东、广西、台湾等省区。

【性味】性温、味苦辛，有毒。

【成分】茵芋含甲种茵芋碱、乙种茵芋碱及白鲜碱等。

【效用】1. 为止痛解痉药，治风湿性关节炎，四肢不能自主运动。

2. 疗久风湿、毒风拘急挛痛。

【用量及用法】内服一日量3～9g，作煎剂或浸酒剂。本品有毒性，务必在医师严格指导下使用。

【附方】茵芋100g，金毛狗脊80g，附子50g，放入50°白酒2000mL中浸泡7天后，过滤。每回3～5mL，一日二回。饭后饮用。（治风湿性关节炎、局部疼痛。编者经验方）

间 茹

（异名：草间茹、离娄、掘据）

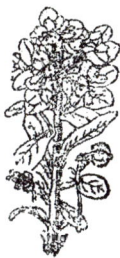

【学名】Euphorbia adenochlora Morr et Dcene.

【科属及形态】大戟科，多年生有毒草本植物。茎高尺地，叶呈披针形，叶与花均呈黄色。根大如萝卜，皮黄肉白，有黄色浆汁。其根干之供药用。

【产地】我国河北、湖北、浙江、江西、山东、江苏、安徽等省区。

【性味】性寒、味辛，有小毒。

【效用】1. 为消炎解毒药，外用治痈疽肿毒、皮肤疔疮。

2. 蚀恶肉、死肌，杀疔虫，排脓，去恶血。

【用量及用法】专供外用，按病情决定剂量。治结核之狼毒枣即本品制成。本品有毒性，务必在医师严格指导下使用。

【附方】间茹100g，地肤子100g，白鲜皮100g，土茯苓100g，共研细末拌匀，取适量涂敷患部。（杀虫止痒，治皮肤疔疮。编者经验方）

十　画

柴　胡

（异名：地熏，苗名芸蒿、山菜、茹草等）

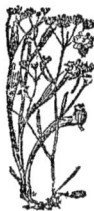

【学名】北柴胡：Bupleurum falcatum L.

南柴胡：Bupleurum sachalinense Fr, schm.

【科属及形态】伞形科，多年生草本植物。茎高至一二尺。叶呈披针形。夏秋枝端开黄色小花，果实为小椭圆形。根供药用。

【产地】我国大部分省区。

【性味】性寒、味苦，无毒。

【成分】根含皂苷、甾醇、挥发油、黄酮及微量元素等。

【效用】1. 为解热保肝药，治感冒、肝炎、肺炎，又除胸胁部之苦闷。

2. 去心腹肠胃中结气、饮食积聚、寒热邪气，推陈致新。

【用量及用法】内服一日量 9～21g，作煎剂。

【附方】柴胡 15g，黄芩 9g，鱼腥草 6g，连翘 6g，水 600mL，煎至 400mL，一日三回分服。（治普通感冒、流行性感冒、疟疾、肺炎等疾患之发热。编者经验方）

穿 山 甲

（异名：鲮鲤、甲片龙鲤、石鲤）

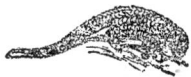

【学名】Manis pentadactyla Linn.

【基本】穿山甲科，食蚁兽属。体长尺余，尾长及体之半，除腹部以外，全身被以暗褐色坚厚之鳞甲，此鳞甲即毛之变质物，口腔完全无齿，逢敌则体缩而成球形，借此坚甲以免害。鳞甲供药用。

【产地】我国广东、广西、云南、贵州、浙江、福建、台湾、湖南、安徽等省区。

【性味】性微寒、味咸，无毒。

【成分】鳞甲含硬脂酸、胆甾醇、多种微量元素和水溶性生物碱等。

【效用】1. 为催乳止痛、消炎止痢药，能促进乳汁分泌，托肿疡脓毒外出，并治下肢关节疼痛、下痢里急、慢性疟疾等。

2. 除痰疟、风痹、强直、疼痛，下乳汁，消痈肿，杀虫。

【用量及用法】内服一日量6～12g，作煎剂或散剂，此物需经砂炒质松后用之。

【附方】穿山甲12g，皂角刺9g，黄芪9g，当归6g，赤芍6g，水600mL，煎至400mL，一日二三回分服。（治外科慢性脓疡。编者经验方）

凌 霄 花

（异名：紫葳、陵霄、鬼目、女葳华）

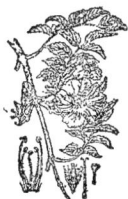

【学名】Campsis grandiflora（Thunb.）K. Schum.

【科属及形态】紫葳科，蔓生木本植物。茎有小气根，借此攀缘于他物之上。叶为奇数羽状复叶。夏秋间梢头抽出花轴，着以数花，其花赤艳，故名紫葳。附木而上，高数丈，故曰凌霄。花供药用。

【产地】我国大部分省区。

【性味】性微寒、味酸，无毒。

【成分】花含芹菜素、β－谷甾醇等。

【效用】1. 为通经活血、利尿消炎药，用于妇人月经闭止、小腹胀痛、产后乳肿、白带量多。

2. 泻血热，破瘀血，治游风、丹毒及妇人产乳余疾、血闭。

【用量及用法】内服一日量 6～12g，作煎剂；或一日量 1～3g，作散剂。

【附方】凌霄花 12g，红花 6g，川芎 6g，五灵脂 9g，水 600mL，煎至 400mL，一日二三回分服，每次冲入黄酒少许。（治妇人月经困难、月经痛。编者经验方）

射　干

（异名：乌蒲、凤翼、鬼扇、扁竹）

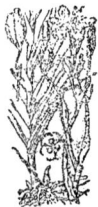

【学名】Belamcanda chinensis Lem.

【科属及形态】鸢尾科，多年生草本植物。叶呈广剑状而尖。夏秋间叶间抽花茎，开黄红色之花，结实为蒴果。根供药用。

【产地】我国大部分省区。

【性味】性微寒、味苦，无毒。

【成分】根含射干苷及鸢尾苷等。

【效用】1. 根为解热消炎、祛痰利尿、镇痛通经药，用于上呼吸道感染、肝脾肿胀、女子经闭等。鲜根捣汁服治跌打损伤。

2. 泻火，解毒，散血，消痰，主咳逆上气、咳唾气臭等。

【用量及用法】内服一日量，解热解毒消炎用 3～9g，泻下通经用 9～18g，作煎剂。鲜根捣汁，每回用 20～40mL，温水或黄酒冲服。

【附方】射干 6g，黄芩 6g，桔梗 6g，生甘草 3g，水 600mL，煎至

400mL，一日二三回分服。（治扁桃体炎、咽喉肿胀等。编者经验方）

夏 枯 草

（异名：滁州夏枯草、夕句、乃东、血见愁）

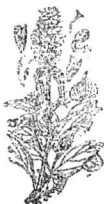

【学名】Pruuella vulgaris L.

【科属及形态】唇形科，多年生草本植物。茎方形，高至尺许。叶呈椭圆形或披针形。初夏茎顶生紫色唇形花，呈穗状花序。花穗供药用。

【产地】我国大部分省区。

【性味】性寒、味苦辛，无毒。

【成分】全草含三萜皂苷、挥发油、生物碱、水溶性盐类等。

【效用】1. 为解热、利尿、降压药，治淋病、子宫疾患、高血压等。

2. 散结气，退寒热，利水，治淋病、肝火上升等。

【用量及用法】内服一日量6～9g，作煎剂。

【附方】夏枯草9g，连钱草6g，黄芩6g，葛根6g，水600mL，煎至400mL，一日二三回分服。（治高血压病。编者经验方）

桂

（异名：肉桂、薄桂、官桂、桂心）

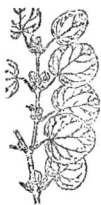

【学名】Cinnamomum loureiru Nees.

【科属及形态】樟科，常绿乔木。叶呈广披针形或为长椭圆形。花为黄色的小花。枝皮及根皮均供药用。

【产地】我国广东、广西、福建、浙江、四川等省区。

【性味】性温、味辛甘，无毒。

【成分】皮含精油，主成分为肉桂醛、莰烯、除蛔蒿油素等。

【效用】1. 为健胃、祛风、利尿药，治感冒、头痛、贫血、腹痛及四肢冷感。

2. 发汗，坚筋骨，通血脉，治心腹寒热、冷痰、腰痛等。

227

【用量及用法】桂枝：内服一日量 3～9g，作煎剂。肉桂：内服一日量 1～6g，作散剂。

【附方】桂枝 9g，黄芪 18g，参三七 6g（粉末），丹参 9g，水 600mL，煎至 400mL，一日二三回分服。（改善房室传导阻滞所致的心悸或心搏暂停等症状。编者经验方）

桃

（异名：碧桃干，又名桃枭）

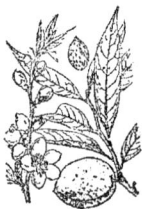

【学名】Prunus persica Stokes.（Persica vulgalis Mill.）

【科属及形态】蔷薇科，落叶乔木。叶呈长椭圆形。春日开淡红色或白色五瓣花。果实为浆果。核仁与花叶及未熟之干果均供药用。

【产地】我国大部分省区。

【性味】核仁：性平、味苦，无毒。桃干：性平、味酸苦，无毒。

【成分】桃花含山奈酚，桃仁含苦杏仁苷，桃叶含鞣质等。桃肉含胡萝卜素及有机酸等。

【效用】1. 桃花：为峻下利尿药，治便秘及浮肿。桃仁：治高血压及慢性阑尾炎、妇人子宫肌瘤。桃叶：煎汤洗汗疱及湿疹。桃干：治盗汗、吐血、疟疾。

2. 桃花：利大小便，下三虫，消肿满，悦泽人面，治面疱。桃仁：止咳逆上气，通经脉。桃叶：治头风、腹痛。桃干：敛虚汗。

【用量及用法】桃花：内服一日量 6～9g。桃仁：内服一日量 9～15g，作煎剂。桃叶：通常作外用。桃干：内服一日量 9～15g，作煎剂。

【附方】桃花 9g，决明子（炒）12g，水 300mL，煎至 200mL，顿服。（治便秘、浮肿等。编者经验方）

桉 树 叶

（异名：蓝油木、郁加里、玉树、黄金树）

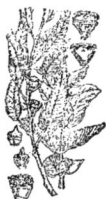

【学名】Eucalyptus globulus Labill.

【科属及形态】桃金娘科，常绿乔木，高至数百尺。叶呈卵形或披针形。叶体厚，供药用。

【产地】我国福建、广东、广西、云南、贵州、四川等省区。

【性味】性凉、味苦辛，无毒。

【成分】叶含桉叶油、苦味质、鞣质、桉叶酸及草酸钙等。

【效用】桉叶：解热消炎，治肠炎及膀胱炎。桉叶油：芳香健胃，有祛风之效。外用治神经痛及风湿痛。

【用量及用法】桉树叶：内服每日 9～21g，作煎剂，也可用煎液外洗患部。

【附方】桉树叶 15g，海金砂 12g，石韦 12g，车前草 9g，水 1000mL，煎至 700mL，一日三四回分服。（治急性膀胱炎。编者经验方）

桑

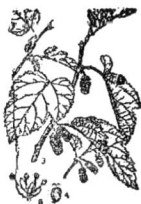

【学名】Monus alba L.

【科属及形态】桑科，落叶灌木。叶呈卵形或广椭圆形。春末开黄绿色小花。果实为球形或椭圆形小浆果，熟呈紫黑色。皮、叶、果实与枝均供药用。

【产地】我国大部分省区。

【性味】皮、叶、枝：性寒、味苦，无毒。桑椹：性温、味甘，无毒。

【成分】桑白皮含伞形花内酯、东莨菪素和黄酮成分等。桑叶含甾体及三萜类化合物、黄酮及其苷类等。桑椹含鞣酸、苹果酸等。桑枝亦含黄酮等成分。

【效用】1. 桑白皮：为利尿镇咳药，对水肿、喘咳有效。桑枝及叶：治高血压、手足麻木。桑椹：补血止咳，利尿消肿。

2. 桑白皮：去肺中水气、唾血、热渴、水肿、腹满，利二便。桑叶：祛风清热，明目。桑枝：祛风湿，利关节。桑椹：补肾，明目，养血祛风。

【用量及用法】桑白皮及叶：内服一日量6～18g，作煎剂。桑枝及桑椹：内服一日量21～36g，作煎剂或流膏剂。

【附方】桑白皮12g，玉米须9g，木通3g，冬瓜皮9g，水600mL，煎至400mL，一日二三回分服。（治各种水肿。编者经验方）

桑 螵 蛸

（异名：螵蛸虫、螳螂窠）

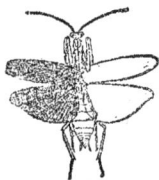

【学名】Tenodera aridifolia Stoll.

【科属及形态】昆虫类中属于直翅类之螳螂。秋日筑巢桑树上，形如旧纸之块，于二三月间收采，灌以沸水，晒干后，供药用。

【产地】我国大部分省区。

【性味】性平、味甘咸，无毒。

【成分】桑螵蛸含蛋白质及脂肪等。卵囊附着的蛋白质膜上，含柠檬酸钙的结晶，卵黄球含糖蛋白及脂蛋白。

【效用】1. 用于阳痿遗精、尿频及遗尿症、妇人月经闭止等。

2. 治男子肾气虚弱、妇人停经、腰膝疼痛等。

【用量及用法】内服一日量9～18g，作煎剂。

【附方】桑螵蛸、覆盆子、韭菜子、杜仲各等量，共研细末拌匀，每晚临睡前服3g，温水送服。（治阳痿、遗精、尿频、尿床。编者经验方）

桑 寄 生

（异名：寄屑、苑童。）

【学名】Lroanthus yadoripi S. et Z.

【科属及形态】桑寄生科常绿小灌木植物。寄生于暖地不饲蚕之老桑树上，根在桑枝节内，自皮部抽茎而出，高二三尺。叶圆微尖。四五月间结实，赤色如小豆。其枯死之枝叶俱现黄色，采以入药。

【产地】我国大部分省区。

【性味】性平、味苦，无毒。

【成分】桑寄生含桑寄生毒蛋白、桑寄生凝集素、黄酮类化合物等。

【效用】1. 为强壮、安胎、消肿、催乳药，用于腰腿痛、足膝酸软、高血压、动脉血管硬化、四肢麻木等，也用于孕妇之腰痛。

2. 驱风湿，健筋骨，安胎元，主女子崩中、产后余疾等。

【用量及用法】内服一日量6～15g，作煎剂或酒剂。

【附方】桑寄生12g，丹参9g，当归6g，川芎3g，牛膝5g，水800mL，煎至500mL，一日二三回分服。（治脑血管意外所致的半身不遂、慢性关节炎、神经痛、神经麻痹等。编者经验方）

桔 梗

（异名：房图、苦桔梗、梗草、白药、荠苊）

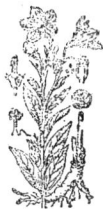

【学名】Platycodon grandiflorus DC.

【科属及形态】桔梗科，多年生草本植物。茎高二三尺。叶呈披针形或长椭圆形。夏秋开紫色或白色钟状五瓣花。果实为球形之蒴果。根供药用。

【产地】我国大部分省区。

【性味】性平、味苦辛，无毒。

【成分】根含皂苷、菠菜甾醇、白桦脂醇、菊糖、桔梗聚糖等。

【效用】1. 为镇咳、祛痰、排脓药，治支气管炎性咳嗽、咽喉炎或肺脓疡，常与甘草配伍而用之。

2. 治肺热气促、咳逆，主胸胁痛如刺、腹泻肠鸣。

【用量及用法】内服一日量 3～12g，作煎剂。

【附方】桔梗 9g，车前子 6g，枇杷叶 6g，甘草 3g，水 600mL，煎至 400mL，一日二三回分服。（治支气管炎性咳嗽、咽喉炎等。编者经验方）

栝　楼

（异名：瓜蒌仁、天瓜、楼根、天花粉）

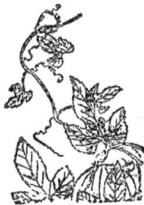

【学名】Trichosanthes kirilonii Maxim。

【科属及形态】葫芦科，多年生蔓草。叶呈心脏形。夏日开白色有毛合瓣花。果实广椭圆形。果实（全瓜蒌）、种子（瓜蒌仁）及根（天花粉）均供药用。

【产地】我国河南、山东、江苏、浙江、安徽、四川等省区。

【性味】果实及种子：性凉、味苦甘，无毒。根：性寒、味咸甘，无毒。

【成分】果实含三萜皂苷、有机酸等。种子含油酸、亚油酸及甾醇类化合物等。根含天花粉蛋白、植物凝血素和多糖等。

【效用】1. 果实及种子：用于呼吸系统疾患，为解热及镇咳祛痰药。根：解热止渴，能催乳。

2. 果实及种子：润肺燥，涤痰结，利咽喉，治咳嗽、痰多。根：消肿毒，治乳痈、发背、痔瘘、疮疖。

【用量及用法】果实、种子或根：内服一日量 6～9g，作煎剂。根研细末涂敷患部。

【附方】瓜蒌仁 200g，贝母 100g，半夏 100g，各研细末拌匀，每回 2～3g，一日三回，温开水送服。（治支气管炎之咳嗽、痰多。编者经验方）

栗

（异名：板栗、锥栗）

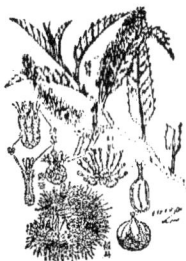

【学名】Castanea mollissimd Blume.

【科属及形态】山毛榉科，常绿乔木。高达五六丈，叶呈椭圆或长椭圆形。5月间开花，呈黄白色。果实为坚果。叶及栗子肉均供药用。

【产地】我国辽宁、河北、山东、河南、陕西、浙江等省区。

【性味】性温、味甘，无毒。

【成分】栗子含淀粉、硫胺素、核黄素、抗坏血酸等。

【效用】1. 栗叶：为收敛消炎药，外用涂漆疮。栗子肉：强壮止痛。连壳烧存性为止血药。

2. 栗叶：治丹毒，煎汤洗之。栗子肉：益气补肾，厚肠胃。

【用量及用法】栗子肉或叶：内服一日量 9～30g，或研细末作散剂，内服一日量 3~6g。

【附方】栗子肉 30g，杜仲叶 18g，加入各种调味料，作成药膳，喝汤吃栗子肉。（治中高年之肾虚腰痛。编者经验方）

浮　萍

（异名：水萍、紫背浮萍）

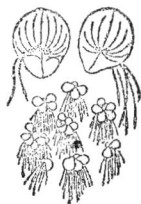

【学名】Spirodela polyrhiza Schleid.

【科属及形态】浮萍科，一年生水草。叶体扁平，倒卵形。叶下丛生须根，悬垂水中，全草供药用。

【产地】我国各省区。

【性味】性寒、味淡微辛，无毒。

【成分】浮萍含醋酸钾、氯化钾及碘、溴等物质。

【效用】1. 为消炎抗过敏、发汗利尿药,用于热病初期之无汗者,又可用于水肿无汗而小便不利者;又治皮肤疮毒内攻而发浮肿气急及脚气肿满者;也用于急性肾炎。

2. 发汗,利湿,解热,利水祛风,治暴热身痒、脚气、风疹。

【用量及用法】内服一日量9~15g,作煎剂。

【附方】紫背浮萍12g,木贼草9g,连翘12g,赤小豆24g,冬瓜皮15g,水800mL,煎至500mL,一日二三回分服。(治急性肾炎、浮肿。编者经验方)

海 浮 石

(异名:海石、水花、羊肚石)

【科属及形态】火山喷出之花岗岩,为疏松极轻之块,色有多种,或白,或灰白,或带黄,或青黑,有类似玻璃或绢丝状光泽,质虽坚而甚脆,供药用。

【产地】我国山东、江苏、浙江、福建、广东、海南、台湾,以及西沙、中沙、南沙海域均有分布。

【性味】性寒、味咸,无毒。

【成分】海浮石含硅酸,并夹杂矾土、钾、钠、镁、锰、铁及碘等。

【效用】1. 为止咳化痰、利尿消炎药,治糖尿病之烦渴、慢性支气管炎之咳嗽、淋病、膀胱结石、排尿困难等。

2. 止咳,治淋,消积块,化老痰、瘿瘤、疝气,消疮肿等。

【用量及用法】内服一日量3~9g,作散剂或丸剂。

【附方】海浮石500g,研细末,一回2~3g,一日三回,用连钱草60g,加水1000mL,煎至700mL,一日二三回送服海浮石末。(治膀胱结石,直径在8mm以下者。编者经验方)

海州常山

（异名：臭梧桐、楸叶常山，日本称臭木或臭树）

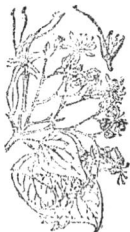

【学名】Clerodendron trichotomum Thunb.

【科属及形态】马鞭草科，落叶亚灌木，干高数尺乃至一丈余。叶呈广卵形，有一种特有的臭气。开白色带紫红之合瓣花，结小球状果实。叶供药用。

【产地】我国华东各省区。

【性味】性凉、味辛苦甘，无毒。

【成分】叶含海州常山素、臭梧桐素甲、臭梧桐素乙等。

【效用】1. 为镇痛解热、抗疟利尿药，用于神经痛、关节痛、高血压等。

2. 清热，利水，止痛，治温疟、风湿痛、四肢脉络不通。

【用量及用法】内服一日量 9～18g，作煎剂。

【附方】海州常山 15g，橘皮 6g，八仙花叶 6g，生姜 3g，水600mL，煎至400mL，一日二三回分服。（治疟疾，于疟疾发作前服用。编者经验方）

海龙　附：海马、海蛆

（异名：龙落子、水马、水雁、海蛆）

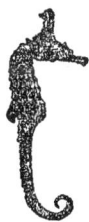

【学名】Hippocampus coronatus T. et. S.

【科属及形态】海龙为鱼类海马属之硬骨鱼，首尾如龙，而无牙爪，身长四五寸至尺余。体呈玉色，雌者带黄色，雄者带青色。中者长一二寸，尾盘旋作圈，形扁如马，名海马。最小者，长不及寸，名海蛆。以上三种均供药用。

【产地】我国广东、海南、福建等省区。

【性味】性温、味微咸，无毒。

【成分】海龙含蛋白质、脂肪酸、甾体及多种无机元素等。

【效用】1. 为强壮药，制作粉末内服，能增进性功能，用于中高年者及衰弱者之精神衰惫；并治妇人临产阵缩微弱，有催生之效。

2. 益房事，壮阳道，治血气痛及妇人难产。

【用量及用法】内服一日量 3～9g，作煎剂，或焙燥后研作散剂，或丸剂。

【附方】海龙 1 对，焙燥研细粉，每回 1～3g，一日三回，温黄酒送服。（治男子阳痿、妇人宫冷不孕。编者经验方）

海 桐 皮

（异名：刺桐、木棉树）

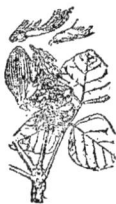

【学名】Erytbrina indica Lam.

【科属及形态】豆科，常绿乔木。叶圆大。花深红色。果实似枫，至秋成熟则三裂，现出赤色种子。树皮供药用。

【产地】我国各省区。

【性味】性平、味苦，无毒。

【成分】树皮含刺桐灵碱、氨基酸和有机酸等。

【效用】1. 为收敛止痢、镇痛消炎药，治赤白痢、风湿痹痛、腰膝痛等。外用于皮肤疥癣及牙痛等。

2. 祛风湿，利经络，治顽痹、中恶、赤白久痢。

【用量及用法】内服一日量 3～6g，作煎剂、散剂或酒浸剂。外用涂敷患部。

【附方】海桐皮、川槿皮、蛇床子、羊蹄大黄各 100g，共研细末，泡入 50°白酒 2000mL 中，七日后去渣，外用时适量涂敷患部。（治皮肤干癣、顽癣等。编者经验方）

海 金 沙

（异名：竹园荽）

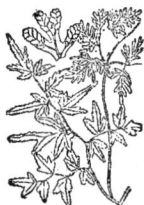

【学名】Lygodium japonicnm Sw.

【科属及形态】海金沙科，多年生隐花植物。春日从宿根生苗，长成蔓茎，缠绕他物。叶为分裂之复叶，小叶里面生子囊。采其叶，置纸上晒干，则砂状细子落集其上，谓之海金沙，供药用。

【产地】我国大部分省区。

【性味】性寒、味微甘，无毒。

【成分】海金沙含海金沙素、棕榈酸、油酸、亚油酸等。

【效用】1. 为利尿、消炎、排石药，治淋病、急性尿道炎及膀胱结石之尿痛。

2. 渗湿热，通五淋，疗小溲赤热、茎中痛。

【用量及用法】内服一日量 4.5 ~ 9g，作煎剂、散剂或丸剂。

【附方】海金沙 9g（纱布袋盛之），车前草 9g，生甘草 6g，水 600mL，煎至 400mL，一日二三回分服。（治急性尿道炎、小便淋痛。编者经验方）

海 狗 肾

（异名：腽肭脐、骨肭）

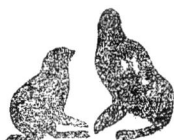

【学名】Collorhinus ursinus Linn.

【科属及形态】海狗为哺乳类、鳍脚类、海豹科之腽肭兽。取其雄性兽之生殖腺，系连阴茎、睾丸及脐一并割取者，干燥保存，供药用。

【产地】我国沿海各地。

【性味】性热、味咸，无毒。

【成分】海狗肾含蛋白质、脂肪、糖类及雄酮等。

【效用】1. 海狗肾为性功能强壮药，治阳痿等。

2. 固精，壮阳，暖肾，补肝，治男子肾精衰损、瘦瘁。

【用量及用法】干燥阴茎、睾丸、脐：共研细末拌匀，内服一日量 6 ~ 12g，或酒浸剂内服。

【附方】海狗肾 5 具，肉苁蓉 100g，巴戟肉 80g，山茱萸 100g，分别切细，泡入 50° 白酒 3000mL 中，七日后去渣，每回饭后饮服 5 ~ 10mL，一日二三回。（治中高年者之性功能减退。编者经验方）

海藻　附：昆布、紫菜

（异名：马尾藻、海萝落首）

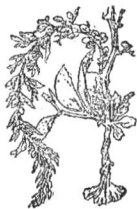

【学名】Sargassum pallidum（Turn.）C. Ag.〔Sargassum fusiforme（Harv.）Setch.〕

【科属及形态】为海藻类中之马尾藻。茎细而分歧，互生狭长叶，叶茎生长时呈黑色，入温汤则变绿色。叶茎焙干供药用。昆布系棕藻类植物，附生于海中礁石间，全体棕色，长至十余尺，如带状。紫菜系红藻类植物，生于浅海岩之表面，呈紫红色。以上三种均供药用。

【产地】我国辽宁、山东、福建、浙江、广东等沿海地区。

【性味】性寒、味咸，无毒。

【成分】海藻含蛋白质、脂肪、糖类、碘、铁、钙及砷等。

昆布含碘极富，与海藻所含成分大致相同。

紫菜含蛋白质、纤维及多种维生素。

【效用】1. 海藻、昆布、紫菜均为体质改善与利尿药，治水肿、淋疾；又治甲状腺肿、慢性支气管炎等。

2. 海藻、昆布：利水，软坚，散结，化痰，消瘿瘤，疗皮间积聚。紫菜：治热气烦闷，阻塞咽喉。

【用量及用法】内服一日量 6 ~ 12g，作煎剂、酒浸剂或丸剂。（三种用量相同）

【附方】海藻 500g（切细），泡入 50°白酒 2000mL 中，七日后去渣，每回饭后饮服 3～5mL，一日二三回。（治甲状腺肿及原因不明之皮下肿块。编者经验方）

海　芋

（异名：观音莲、羞天草、山芋、广东万年青）

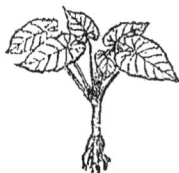

【学名】Alocasia macrorrhiza Schott.

【科属及形态】天南星科，多年生草本植物。高至二三尺，叶似青芋。夏季开花，呈紫碧色，根供药用。

【产地】我国南方大部分省区。

【性味】性温、味辛，有毒。

【成分】球茎含粗蛋白、粗脂肪、无氮抽出物，另含山芋碱，有毒。

【效用】1. 为消炎止痛药，根捣烂外敷治疗疮肿毒。

2. 治疟瘴、毒肿、风癞。

【用量及用法】外用捣涂患部。本品有毒性，不可内服，务必在医师严格指导下使用。

【附方】海芋根捣烂外敷患部。（治疗疮肿毒。编者经验方）

海　参

（异名：刺参、辽参、广参、瓜皮参）

【科属及形态】为棘皮动物，有足类沟参科之海参。生于海湾中之礁岩间，形圆长，体柔软，呈蠕虫状，捕得晒干，供药用。

【产地】我国辽宁、山东、广东、福建、浙江等省区。

【性味】性温、味甘咸，无毒。

【成分】海参含海参素及刺参酸性黏多糖等。

【效用】1. 为镇静止血、消炎解毒药，治神经衰弱及血友病样的易出血患者。以海参末外敷治金疮及疽毒破烂者。

2. 补肾，滋阴，益精，通肠，润燥，治休息痢、诸出血。

【用量及用法】内服一日量6～15g，作煎剂、散剂或丸剂。

【附方】海参500g，焙燥研细末，每回1～3g，一日二三回，温水或黄酒调服。（治神经衰弱，增强机体免疫力。编者经验方）

益母草　附：茺蔚子

（异名：茺蔚、苦低草、野天麻、猪麻。）

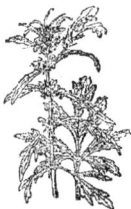

【学名】Leonurus sibiricus L.

【科属及形态】唇形科，二年生草本植物。叶略呈圆形，茎叶稍呈短羽状，自夏至秋，其对生之叶腋间轮生淡紫色之小唇形花，一花常结四子，名茺蔚子。茎叶及子均供药用。

【产地】我国大部分省区。

【性味】性微寒、味苦辛，无毒。

【成分】茎叶与子含甲种益母草碱、乙种益母草碱、精油等。

【效用】1. 益母草（茎叶）为通经止血药，对于分娩后子宫收缩无力或因长期出血导致的衰弱有效。茺蔚子（种子）为利尿药，治水肿等。

2. 茎叶及子：祛瘀调经，主浮肿、产后瘀血胀闷、崩中漏下。

【用量及用法】内服一日量9～24g，作煎剂或流膏剂。

【附方】益母草18g，当归12g，水600mL，煎至400mL，一日二三回分服。（治分娩后子宫收缩无力或因长期出血导致的衰弱。编者经验方）

益 智 仁

（异名：脾主智、益志子）

【学名】Elettaria cardamomum White. et. Maton.

【科属及形态】益智仁为姜科草本植物益智的成熟果实。益智，叶似蘘荷，长丈余，覆果形长圆，色暗黑，顶端有小嘴，其下则有果梗，中藏细小种子，色红褐。种子供药用。

【产地】我国广东及海南等省区。

【性味】性温、味辛，无毒。

【成分】种子含挥发油，主成分含桉油精及姜烯等。

【效用】1. 为强壮止痛、健胃整肠药，治多尿、夜尿、遗精等，又治腹痛及神经性心悸亢进，并用于慢性下痢等。

2. 暖肾，缩小便，温脾，止泄泻，治遗精虚漏、小便余沥。

【用量及用法】内服一日量 6~12g，作煎剂、散剂或丸剂。

【附方】益智仁 9g，煨木香 3g，破故纸 9g，东北人参 3g，水 600mL，煎至 400mL，一日二三回分服。（治慢性肠炎下痢、五更泻等。编者经验方）

真　珠

（异名：珍珠、蚌珠、濂珠）

【学名】Perla Pearl.

【基本】贝类之壳，产于海水中者曰真珠介，产于淡水中者曰蚌贝。真珠介及蚌贝等物，在水中生存时，偶有微细之生物或砂粒等窜入壳中，外套膜受其刺激遂分泌真珠质，被覆而保护己体，久之成真珠，最小者如芥子，大者若大豆。产于海水者为佳，淡水产者次之。

【产地】我国南方大部分省区。

【性味】性寒、味咸甘，无毒。

【成分】珍珠含碳酸钙、碳酸镁、氧化硅、磷酸钙等。

【效用】1. 为镇静、收敛、止痛药，治头颈部充血及口腔炎、口腔中黏液分泌亢进（痰涎）、不眠、头痛及癫痫、遗精等。

2. 泻热，潜阳，安神，定惊，磨翳，明目。

【用量及用法】内服一日量 0.5~1g，研极细末，作散剂。

【附方】真珠粉 100g，牛黄 100g，共研细末拌匀，每回 0.5g，一

日二三回，温开水送服，小儿可酌减分量。（治小儿痉挛、惊痫。编者经验方）

秦　皮

（异名：梣皮、苦树皮、苦枥皮）

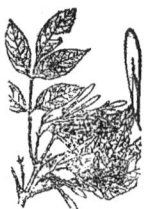

【学名】Fraxinus bungeana DC.

【科属及形态】木犀科，落叶乔木。叶呈长椭圆形或长卵形。3月、4月间开攒簇细小之花。果实为翅果。树皮供药用。

【产地】我国东北各省。

【性味】性寒、味苦，无毒。

【成分】树皮含马栗树秦皮素、马栗树皮苷、秦皮苷等。

【效用】1. 为苦味健胃、消炎解热、收敛止泻药，治细菌性痢疾、肠炎下痢等。

2. 泻热，明目，涩肠，止痢。

【用量及用法】内服一日量 3～9g，作煎剂。

【附方】秦皮9g，地榆6g，地锦草6g，穿心莲1g，红枣3个，水500mL，煎至300mL，一日二回分服。（治细菌性痢疾、急性肠炎下痢。编者经验方）

秦　艽

（异名：秦瓜、秦仇、秦缪、网草）

【学名】Gentiana tibetica L

【科属及形态】龙胆科，多年生草本植物。茎高五六寸，根互相纠缠，长约尺余。叶婆娑连茎，茎、根、叶俱一色碧青，如蒿萱叶。6月中开花，当月结子。根供药用。

【产地】我国陕西、云南、四川等省区。

【性味】性平、味苦辛，无毒。

【成分】根含秦艽碱及精油等。

【效用】1. 为活血镇痛、通便醒酒药，治关节炎、风湿性关节炎，利大小便，疗黄疸，解酒毒。

2. 去风，治痛，利水，疗风湿痹痛。

【用量及用法】内服一日量 6～12g，作煎剂或流膏剂。

【附方】秦艽 6g，地骨皮 9g，芍药 6g，知母 6g，菝葜根 9g，水 600mL，煎至 400mL，一日二三回分服。（治关节炎、风湿性关节炎、伴有低热者。编者经验方）

蚤　休

（异名：三层草、重台、得楼、草河车、草甘遂、七叶一枝花）

【学名】Paris polyphylla Sm.

【科属及形态】为百合科，多年生草本植物。一茎独上，高尺余。叶呈长卵形。夏月茎端开赤黄色花。秋结红子，根大如苍术状，供药用。

【产地】我国大部分省区。

【性味】性微寒、味苦，有小毒。

【成分】根含蚤休苷、薯蓣皂苷等。

【效用】1. 为解热、解痉、解毒药，用于各种感染性疾患、小儿高热之痉挛等。外用治蛇虫咬伤等。

2. 主惊痫、摇头弄舌、热气在腹中。

【用量及用法】内服一日量，解热解毒 9～30g，镇静镇痉 3～9g，作煎剂或散剂。

【附方】蚤休 100g，研细末，每回 1g，一日二三回，凉开水送服。（治小儿惊风。编者经验方）

骨　碎　补

（异名：毛姜、猴姜、胡猴姜、石阉间）

【学名】Drynariafortunei（Kunze）J. Sm.

【科属及形态】水龙骨科骨碎补之根，寄生于树上或石上，多在背阴处，其根扁长略似姜形，上有褐色毛，春生叶，至冬干黄，无花实，根供药用。

【产地】我国大部分省区。

【性味】性温、味苦，无毒。

【成分】根含黄酮类化合物、木质素类化合物、挥发油等。

【效用】1. 为镇痛壮骨药，用于跌打损伤、筋骨疼痛。

2. 主破血，止血，治打扑伤。

【用量及用法】内服一日量 6～12g，作煎剂或浸酒剂。

【附方】骨碎补 100g，斑蝥 30 只，泡入 60°白酒 1000mL，浸 10 日，过滤去渣，用软毛刷沾药酒频频刷患部。（治病后脱发及圆形脱发症。编者经验方）

高 良 姜

（异名：蛮姜、红豆蔻）

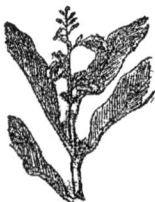

【学名】Alpinia kumatake Makino.（A. chinensis - Rosc.）

【科属及形态】蘘荷科，多年生草本植物。茎直立，高六七尺。叶呈椭圆形或披针形。花绿白色。根呈赤褐色，内部白色，供药用。

【产地】我国南方各省区。

【性味】性温、味辛，无毒。

【成分】根含精油，主成分为除蛔蒿油素、右旋一松节油莠等。

【效用】1. 为芳香性健胃镇痛药，用于慢性胃炎、胃痛、腹痛、慢性肠炎等。

2. 暖胃，散寒，止痛，消食，治胃寒吐泻、胃中冷逆、腹痛。

【用量及用法】内服一日量 3～9g，作煎剂、散剂或浸酒剂。

【附方】高良姜 300g，五灵脂 300g，共研细末，拌匀，每回 1～3g，

一日二三回，温开水送服。（治胃寒腹痛、心腹冷痛。编者经验方）

拳　参

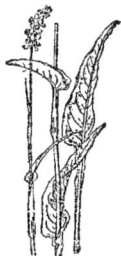

【学名】Polygonum bistortaL.

【科属及形态】蓼科，多年生草本植物。地上茎高达三尺许，叶披针状。夏日枝头抽长花轴，簇生数小花，成穗状花序，色白或淡红。其地下茎名拳参，色黑褐，副根如须。根供药用。

【产地】我国大部分省区。

【性味】性微寒、味苦涩，有小毒。

【成分】根含没食子酸、并没食子酸、D－儿茶酚、L－表儿茶酚等。

【效用】1. 为消炎、收敛、止痢药，治赤痢，作口腔炎之含漱剂。外用治痔疮等。

2. 主久泻失血、淋病、白带。

【用量及用法】内服一日量 6～12g，作煎剂或散剂。

【附方】拳参12g，野蔷薇根12g，水600mL，煎至400mL，过滤去渣，一日4～5回含漱口中。（治口腔炎、口腔溃疡。编者经验方）

狼　毒

【学名】Aconitum lycoctonum L.

【科属及形态】瑞香科，宿根植物。叶自根生，茎叶多毛，八九月开花黄色，叶如商陆之叶。其根皮黄、肉白，为有毒植物。根供药用。

【产地】我国陕西、甘肃、山东、山西、湖北等省区。

【性味】性平、味辛，有毒。

【成分】根含二萜醇类化合物、大戟醇、皂苷、强心苷、酚类等。

【效用】1. 为消炎、杀虫、止痒药，能杀各种寄生虫。外涂治皮肤虫疥及干癣。

2. 主咳逆、上气、恶疮、鼠瘘、虫毒，杀飞鸟、虫兽。

【用量及用法】内服一日量 1～3g，作煎剂。外用适量，煎水洗或研末敷患部。本品有毒性，务必在医师严格指导下使用。

蚕　附：白僵蚕、蚕蜕、蚕蛹、蚕连、

蚕故纸、蚕茧、原蚕沙、雄蚕蛾

（异名：天虫）

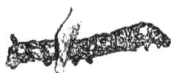

【学名】Bombyx mori L.

【科属及形态】昆虫类之鳞翅类，蚕蛾科。其幼虫成熟期吐丝作为纺织工业之主要原料。蚕之全身供药用。

【产地】我国大部分省区。

【性味】白僵蚕：性微温、味咸辛，无毒。蚕蜕：性平、味甘，无毒。原蚕沙：性温、味甘辛，无毒。蚕蛾：性温、味咸，无毒。

【成分】白僵蚕：含蛋白质、酶类、草酸铵、有机酸、微量元素等。

蚕蜕：纤维状蛋白质－丝纤蛋白、蛋白质－丝胶蛋白等。

原蚕沙：含桑叶的若干固有成分及蚕之分泌酵素等。

蚕蛹：含多量之蛋白质及脂肪等。

【效用】白僵蚕：1. 内服治小儿之痉挛、夜啼，以及支气管炎、老人脑血管意外、口眼㖞斜；又治失音及风疹瘙痒。2. 祛风化痰，治惊痫，疗喉痹、咽痛、中风失音。

蚕蜕：1. 蚕连又名蚕故纸，即种子孵化后之故纸，日本汉方医界用老蚕眠后之蜕皮制成黑烧作止血剂，治胃出血、泌尿道出血、妇人子宫出血等；又治痈疽疔肿、乳腺炎等。2. 治吐血、肠风泻血、崩中带下、赤白痢，敷疔肿疮、虫毒、药毒、痧证腹胀痛等。

原蚕沙：1. 有镇静、镇痛之功，用于风湿性关节炎及麻痹不仁、半身不遂等；又治头痛、子宫出血。2. 祛风湿，疗顽痹，治瘀血、妇人血崩、头风、肠鸣、热中消渴。

蚕蛾：1. 用作神经兴奋剂，治阳痿。2. 益精气，强阴道，壮阳事。

【用量及用法】白僵蚕：内服一日量 6～9g，作煎剂或散剂。

蚕蜕：内服黑烧 3～6g，作散剂或丸剂。外用不拘分量。

原蚕沙：内服一日量 9～30g，作煎剂或丸剂。

蚕蛾：内服一日量 3～6g，作散剂。

【附方】原蚕沙（即夏蚕或秋蚕之粪）24g，威灵仙 12g，桑枝 15g，水 600mL，煎至 400mL，一日二三回分服，临服时，和入热黄酒一匙同服。（治风湿性关节炎。编者经验方）

蚕　豆

（异名：胡豆）

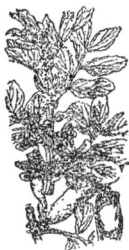

【学名】Vicia faba L.

【科属及形态】豆科，越年生草本植物。茎方形，高二三尺，叶呈长椭圆形。3 月、4 月间叶腋开花，白色或带紫色。果实为荚果，内含种子三四粒。荚壳（系荚果之皮壳）与花均供药用。

【产地】我国南方大部分省区。

【性味】荚壳及花：性平、味甘微辛，无毒。

【成分】荚壳及花含鞣质。

【效用】1. 荚壳：为利尿药，治水肿、小便不通。荚壳及花：为止血药，治各种出血。

2. 荚壳：治小便不利。蚕豆花：治吐血、咯血。

【用量及用法】荚壳或花：内服一日量 6～12g，作煎剂。

【附方】蚕豆花 12g，侧柏叶 9g，水 500mL，煎至 300mL，去渣，溶化冰糖适量，一日二三回分服。（治咳血。编者经验方）

铁落　附：针砂

（异名：铁屑）

【基本】铁落为煅铁时在砧上打落之屑，针砂乃磨砺钢针时所得之细末，两者均供药用。

【性味】性凉、味辛，无毒。

【成分】铁落含四氧化三铁，或名磁性氧化铁。

【效用】1. 铁落：为镇静补血、消炎安眠药，用于神经性心悸亢进、睡眠不安及狂妄惊痫，同时呈面红目赤者，煎服有效。又研细末油调涂敷患部，治丹毒、疖肿。

针砂：利尿，能消水肿。

2. 铁落：降火，潜阳，治风热、疮疡。

针砂：消积聚、肿痛、黄疸、水臌。

【用量及用法】铁落内服一日量15~30g，作煎剂，外用不拘。针砂内服一日量0.3~0.9g，醋煅研为丸剂。

【附方】铁落30g，茯苓12g，夜交藤6g，牡蛎24g，甘草3g，水600mL，煎至400mL，一日二三回分服。（治神经性心脏病，伴有心悸亢进、睡眠不安等。编者经验方）

党　参

（异名：辽党、台党、潞党参、西潞党）

【学名】Codonopsis tangshen Oliv（四川产）

Codonopsis Pilosula Nonnf（山西产）

【科属及形态】桔梗科，多年生草本植物。苗由地下茎上端芦头处发生，多数簇生长柄。叶呈绿色，微带碧黄色。夏季枝间开梅花色豆花形之小花，秋季结荚角，根供药用。

【产地】我国大部分省区。

【性味】性平、味甘，无毒。

【成分】根含皂苷、微量生物碱及树脂等。

【效用】1. 为强壮健胃、镇咳祛痰药，用于一切衰弱症，治慢性胃肠炎及初期之糖尿病；对慢性衰弱症之咳嗽亦有效。

2. 补中益气，生津，和脾胃，清肺，治烦渴。

【用量及用法】内服一日量 9 ~ 21g，作煎剂或流膏剂。

【附方】党参 15g，麦冬 9g，甘草 3g，杏仁 12g，车前子 6g，水 600mL，煎至 400mL，一日二三回分服。（治慢性衰弱症之咳嗽。编者经验方）

桧

（异名：桧柏、刺柏）

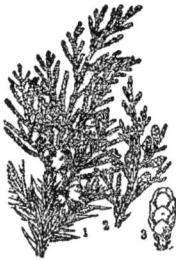

【学名】Juniperus chinensis L.

【科属及形态】松杉科，常绿乔木。茎高达数丈。叶分二种：生于幼树者尖锐而硬，生于大枝者呈鳞片状，如柏叶，往往混合生成。春日开黄色花，果实呈球形，种子呈不规则的三棱形。叶供药用。

【产地】我国大部分省区。

【性味】性微温、味苦，无毒。

【成分】叶含精油，主成分为左旋松节油萜、杜松烯等。

【效用】1. 为治泌尿道感染及淋病之药。

2. 祛风止血，止尿血，杀五脏虫。

【用量及用法】内服一日量 9 ~ 15g，作煎剂。

【附方】桧叶 15g，土茯苓 15g，水 600mL，煎至 400mL，一日二三回分服。（治泌尿道感染与梅毒等。编者经验方）

桦　木

【学名】Betula japonica Sieb.

【科属及形态】桦木科，落叶乔木。高数丈，树枝有特殊的气味。叶略呈三角形。花带黄褐色，果实如球状。树皮供药用。

【产地】我国各省区。

【性味】性平、味苦，无毒。

【成分】树皮含水杨酸甲酯（即冬青油）及葡萄糖等。

【效用】1. 为解热、利尿、止咳、平喘、祛痰药，并治黄疸。

2. 主伤寒、时行热毒豌豆疮、乳痈。

【用量及用法】内服一日量 9～15g，作煎剂。

【附方】桦皮 12g，陈皮 9g，棉花根 12g，水 600mL，煎至 400mL，一日二三回分服。（治支气管炎之咳嗽、咳痰、喘息。编者经验方）

鸭跖草

（异名：碧竹子、竹鸡草、淡竹叶、耳环草、碧蝉花、蓝姑草）

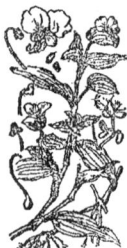

【学名】Commelina communis L.

【科属及形态】鸭跖草科，一年生草本植物。茎长二三尺，基部横卧地面，叶广披针形。夏日茎梢开花，花盖两片呈蓝色，花下有大型的叶状苞。全草供药用。

【产地】我国大部分省区。

【性味】性寒、味苦，无毒。

【成分】全草含左旋 - 黑麦草内酯、无羁萜、β - 谷甾醇等。

【效用】1. 为强心、利尿、消炎药，治恶性疟疾、扁桃体炎、肠炎下痢。外用消肿毒、丹毒、蛇虫咬伤。

2. 下水气湿痹，利小便，治寒热瘴疟、小儿丹毒发热。

【用量及用法】内服一日量 9～15g，作煎剂。外用鲜者，捣汁涂敷患部。

【附方】鸭跖草 15g，赤小豆 50g，水 500mL，煎至 300mL，一日二回分服。（治心脏性水肿及各种水肿等。编者经验方）

莼　菜

（异名：苑、水葵、露葵、马粟草）

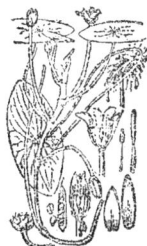

【学名】Brasenia schreberi J. F. Gmel.

【科属及形态】睡莲科，多年生水草。地下茎横生，叶呈椭圆形。茎和叶之反面有黏液，夏日开暗红色小花。全草供药用。

【产地】我国江苏、浙江、江西、湖南、云南、四川等省区。

【性味】性寒、味甘，无毒。

【成分】叶的背面分泌一种类似琼脂（洋菜）的黏液，含有胶质蛋白、多种维生素等。

【效用】1. 嫩叶带黏液，可止泻、止呕；茎叶揉碎，涂痈疔有效。

2. 下气止呕，补大小肠，治热疸，逐水，解百药毒。

【用量及用法】内服一日量 50～100g，作羹茹，或外用，适量用之。

【附方】鲜莼菜 50g，鲜扁豆 30g，作羹茹服用。（治慢性腹泻。编者经验方）

莲

（异名：莲实、藕实、小芝、泽芝）

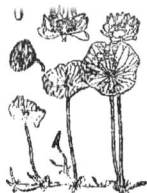

【学名】Nelumbo nucifera Gaertn.

【科属及形态】睡莲科，多年生草本植物。叶呈楯形。夏月水上抽梗，其顶开花，结实名莲。根茎名藕，花叶曰荷，荷为花叶及柄之总名，盖柄乃负叶负花，含有负荷之意。莲子、石莲子、藕、藕节、莲蕊须、荷叶、荷梗、荷叶蒂等各部均供药用。

【产地】我国大部分省区。

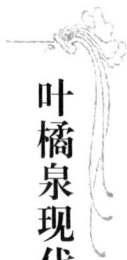

【性味】藕：性凉、味甘。莲子：性平、味甘涩。莲蕊须：性微温、味甘涩。荷叶：性平、味苦。藕节：性平、味苦涩。荷梗：味苦。（平）荷叶蒂：性平、味苦。以上均无毒。

【成分】莲子含莲碱、棉籽糖、多种维生素、蛋白质、脂肪等。

莲根（藕）含天冬酰胺、胡芦巴碱、卵磷脂、多种氨基酸等。

叶含维生素 C 及莲碱（含于叶柄花轴及胚中。）荷叶梗及藕节含鞣质。

【效用】1. 莲子及花蕊：治慢性肠炎及神经衰弱、男子遗精等。

石莲子：治慢性痢疾及慢性淋浊。

藕及藕节：解酒毒，止血。生捣汁饮之治咯血、吐血。

花：揉碎贴肿毒，促脓肿之吸收。

荷叶及荷梗：治慢性肠炎、肠出血、妇人慢性子宫颈炎、男子遗精或尿频，并治菌蕈中毒。

2. 莲子及花蕊、莲蕊须：治睡眠不安，梦遗滑精。

石莲子：治噤口痢、哕逆不止、淋浊。

藕及节：治热渴、大便下血、鼻衄，解酒毒。

花：清热、解毒、排脓。

荷叶及梗：升清散瘀，消暑化热，治血淋、崩中、泄泻。

【用量及用法】1. 莲子或叶梗：内服一日量 9～30g，作煎剂或粉剂。莲蕊须：内服一日量 6～15g，作煎剂。藕节：内服一日量 3～4个，作煎剂。

【附方】莲蕊须 12g，红莲肉（带衣）24g，怀山药 15g，金樱子 9g，土茯苓 12g，水 600mL，煎至 400mL，去渣，一日二三回分服。（治慢性淋病、男子遗精、妇人带下。编者经验方）

鸦 胆 子

（异名：苦榛子、老鸦胆、鸦蛋子）

【学名】Brucea javanica Linn.

【科属及形态】为黄楝树科，落叶乔木，高达丈余。叶呈卵形或披针形。夏日开小花，白色微绿。果实为核果，略呈卵形，内有白色或微黄色米粒状之果仁，此仁供药用。

【产地】我国山东、湖南、福建、广东、广西、云南、贵州等省区。

【性味】性寒、味苦，有小毒。

【成分】鸦胆子含苷类化合物，主成分为鸦胆子素甲、鸦胆子素乙等。

【效用】1. 主治阿米巴痢疾及疟疾。压榨其油外用治扁平疣。

2. 通肠，去积滞，化湿热，杀虫，止赤痢，捣碎涂皮肤去痣。

【用量及用法】内服，每回用鸦胆子仁 10～15 粒，装入胶囊中，饭后吞服，一日三回。小儿每岁一粒，以此推算，以 10～15 粒为度，一日三回。外用捣烂涂于患部，一日二三回。

【附方】鸦胆子、乌梅、诃子等分，共研细末，炼蜜为丸，每次 1～2g，一日三回，温开水送服。（治久痢不愈。编者经验方）

莴　苣

（异名：莴菜、千金菜、千层剥、黑苣藤子、白苣藤子）

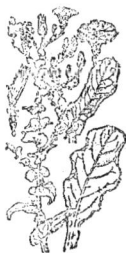

【学名】Lactuca sativa L.

【科属及形态】菊科，一年或越年生草本植物。茎高一二尺，根生叶，椭圆形，夏季枝上开黄色头状花，茎叶及种子供药用。

【产地】我国各省区。

【性味】性凉、味微苦，无毒。

【成分】茎叶及种子含乳酸、莴苣素、苹果酸、琥珀酸、天冬酰胺等。

【效用】1. 为止血消炎、通乳利尿药，治妇人产后乳汁不足、阴肿、痔漏等。

2. 开胸膈，通乳汁，利小便，杀蛇虫毒。

【用量及用法】鲜茎叶：洗净后捣汁服，或干者作煎剂，适量饮用。种子：内服一日量 12～24g，作煎剂。

【附方】鲜莴苣茎叶、鲜蒲公英全草各等量，洗净后，捣汁混合内服。每次 1 小杯，一日二回。（治妇人产后乳汁不足。编者经验方）

蚬

（异名：扁螺）

【学名】Corbicula atrata Prime.

【科属及形态】软体动物，瓣鳃类的同柱类，蚌蛤类蚬科之一种。壳形略似心脏，左右两壳同形，壳外有轮纹，壳内肉紫白色。肉供药用。

【产地】广泛分布于我国内陆水域。

【性味】性寒、味甘咸，无毒。

【成分】蚬肉含有肝糖、蛋白质、脂肪、水分、灰分等。

【效用】1. 为利尿止汗药，治黄疸、盗汗。

2. 治暴热，明目，利小便，解酒毒、目黄，治消渴。

【用量及用法】蚬肉：可煮食作羹汁，每日约 30～50 个。

【附方】新鲜蚬肉 30～50 个，韭菜适量，略加黄酒及陈醋煮羹汤，酱油适量，一日二三回喝汤。（治盗汗。编者经验方）

铅　丹

（异名：松丹、东丹、黄丹）

【学名】Red Lead

【基本】金属矿石类。为黑铅炼成之丹，黄赤色之重粉末，炽热之放出氧气，一部分变为氧化铅，置于普通溶解剂中不能溶解，逢硝酸则溶解一部分，成为硝酸铅，余则留下褐色之过氧化铅。

【产地】我国凡产铅诸地均有出产。

【性味】性微寒、味辛，无毒。

【成分】铅丹为四氧化铅，系氧化铅及过氧化铅的化合物。

【效用】1. 为镇静解痉药，治歇斯底里、眼结膜炎、呃逆等。外用消炎、治外痔等。

2. 主吐逆、反胃、惊痫癫疾，坠痰镇心。外敷拔毒生肌。

【用量及用法】内服一日量 2～3g，作散剂或丸剂。外用剂量不限。

【附方】铅丹、滑石、地榆各等分，共研细末，取适量外涂患部。（治外痔。编者经验方）

莱菔　附：莱菔子、莱菔叶、莱菔根

（异名：芦菔、萝卜）

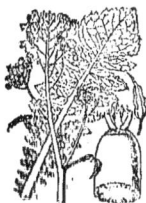

【学名】Raphanus sativus L.

【科属及形态】十字花科，一年生或越年生草本植物。根呈圆柱形。春月茎梢分枝着花，总状花序。种子（莱菔子）、叶（莱菔叶）、根（莱菔根）均供药用。

【产地】全国各省区。

【性味】种子、叶、根：性温、味辛甘，无毒。

【成分】根含糖分、氨基酸、甲硫醇及莱菔苷等。

【效用】1. 莱菔子：为健胃祛痰药，用于消化不良、慢性胃炎、慢性支气管炎、胸闷气逆、呕吐、痰涎等症。

莱菔叶：煎汤作消肿药，治下肢浮肿。

鲜莱菔根：有清凉止渴及利尿、助消化作用。干莱菔根：作利尿退肿药。

2. 莱菔子：下气定喘，除痰消食，治胀。

莱菔叶：利水退肿药。

莱菔根：破气，化痰，清热，消食。生捣汁止消渴。

【用量及用法】干子：一日量 9～12g，作煎剂。

干根：一日量 12～15g，作煎剂。鲜根不拘分量。

干叶：一日量 9～15g，作煎剂。

【附方】干莱菔根（老干萝卜根）：15g，大腹皮 9g，橘皮 6g，茯苓 12g，枳壳 6g，水 800mL，煎至 500mL，一日二三回分服。（治水肿、腹水、喘满。编者经验方）

都 捻 子

（异名：倒捻子、海漆、莽吉柿）

【学名】Garcinia mangostana L.

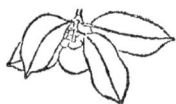

【科属及形态】金丝桃科，常绿小乔木。茎高丈许，叶呈长椭圆形。花暗红色，果实紫褐色，质坚。果实与叶均供药用。

【产地】我国南方大部分省区。

【性味】性温、味甘，无毒。

【成分】果实含都捻子素、糖分、树脂、维生素 C_1。

【效用】1. 果实：为补血、止痛、止泻药，并有镇咳祛痰作用。叶：为收敛药，用以止下痢。

2. 治痰嗽，暖脏腑，益肌肉。

【用量及用法】内服一日量 9～15g，作煎剂。

【附方】都捻子 15g，金毛狗脊 12g，水 600mL，煎至 400mL，一日二三回分服。（治风湿痛、腰痛、泻痢。编者经验方）

莨 菪

（异名：狼蓍、虎茄、牙疼子、天仙子）

【学名】Hyoscyamus agrestia Kifaibel.

【科属及形态】属茄科，多年生草本植物，茎高尺余。叶呈长椭圆形。春日叶腋生带紫黄色之钟状花，果实为蒴果，内藏茶褐色之种子。根、茎、叶及种子均供药用。

【产地】我国北方大部分省区。

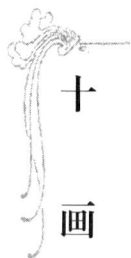

【性味】性寒、味苦，有毒。

【成分】全草与根含莨菪碱、阿托品、东莨菪碱、脂肪油等。

【效用】1. 为镇痉、镇痛药，内服治剧烈之咳嗽、百日咳、支气管喘息、胃痉挛痛、三叉神经痛、坐骨神经痛等。外用可治痔疾。

2. 杀疥癣，疗虫牙，洗阴汗，治癫痫。

【用量及用法】根、茎、叶及种子：内服一回量0.1~0.5g，一日三回，作浸酒剂或散剂。本品有毒性，务必在医师严格指导下使用。

莪　术

（异名：蓬莪术、蒁药）

【学名】Kaempferia pandurataRoxb.

【科属及形态】姜科，多年生宿根草本蓬莪术之根。春季自宿根抽茎，其叶稍狭，有紫色斑点。夏季于茎旁开红色花。芋头状之根茎供药用。

【产地】我国广西、四川等省区。

【性味】性温、味苦辛，无毒。

【成分】根茎含挥发油，主成分为莪术呋喃酮、表莪术呋喃酮等。

【效用】1. 为健胃镇痛、祛痰通经药，治消化不良、胸腹诸痛、妇人非怀孕之停经等。

2. 破瘀血，散气结，治癥瘕，疗奔豚，通月经。

【用量及用法】内服一日量3~6g，作煎剂或散剂、丸剂等。

【附方】莪术（醋煮晒干）60g，木香（煨）30g，共研细末，每回用淡醋汤送服2~3g，一日二回。（治一切冷气逆上、攻痛。编者经验方）

通　草

（异名：通脱木、方通、活菟、离南）

【学名】Tetrapanax papyrifera C. Koch.

【科属及形态】五加科，通脱木之木髓。此木高丈余，茎质不坚，含有白色之木髓。叶为掌状分裂。花与土当归相似。木髓供药用。

【产地】我国湖北、湖南、福建、台湾、广西、云南、贵州、四川等省区。

【性味】性平、味甘淡，无毒。

【成分】通草含脂肪、蛋白质、粗纤维、戊聚糖、糖醛酸等。

【效用】1. 为利尿、解热、镇静药，用于热病之烦渴、肺热咳嗽、小便不利等症，又有催乳作用。

2. 利尿道，清湿热，泻肺，催生，下乳，治五淋、妇人产后乳汁不足，除水肿。

【用量及用法】内服一日量 6～12g，作煎剂。

【附方】通草 9g，蒲公英根 12g，黄芪 12g，水 600mL，煎至 400mL，去渣，一日二三回分服。（治妇人产后乳汁不下。编者经验方）

十 一 画

商 陆

(异名：章柳、白昌、当陆、夜呼)

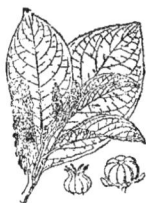

【学名】Phytolacca esculenta Van Houtt.

【科属及形态】商陆科，多年生草本植物。根呈淡褐色。茎高三五尺，叶呈长卵形或长圆形。夏日生小形白色五瓣花。果实为紫黑色之浆果。根供药用。

【产地】我国大部分省区。

【性味】性寒、味苦，有毒。

【成分】根含三萜皂苷及甾醇类化合物、加利果酸、商陆皂苷元等。

【效用】1. 为利尿消炎药，治慢性肾炎、胸膜炎、心包积水、腹水等。外用于无名肿毒等。

2. 疗水肿、胀满、痕疝、痈肿、喉痹不通。

【用量及用法】内服一日量，1.5～3g，作煎剂。本品有毒性，务必在医师严格指导下使用。

【附方】商陆3g，桑白皮6g，车前子12g，甘草3g，水600mL，煎至400 mL，一日二三回分服。(治胸膜炎、腹水等。编者经验方)

密 陀 僧

(异名：没多僧、金炉底、银炉底)

【基本】为银铅脚，精炼银矿之际，热矿石末，加入铁屑，除去硫黄，加铅融合，再使铅酸化令吸收于木炭中，依精炼之吹灰法，而造出副产物，是为密陀僧。磨细粉，水煮一日，晒干，供药用。

【产地】我国湖北、湖南、广东、福建等省区。

【性味】性平、味辛咸，有毒。

【成分】密陀僧含氧化铅、砂石、金属铅等。

【效用】1. 为收敛止血药，通常作外用剂，适用于皮肤溃疡、湿疮、痔漏、刀伤、腋下狐臭等。

2. 祛痰，镇惊，治久痢、五痔、金疮。

【用量及用法】外用作散剂，视病状而定剂量。本品有毒性，务必在医师严格指导下使用。

【附方】密陀僧100g，白芷60g，共研细末，混和研匀，瓷瓶密贮，临用时取适量以麻油调涂患部。（治下腿溃疡、腋下狐臭。编者经验方）

密 蒙 花

（异名：水锦花、寒不凋。）

【学名】Buddlea officinalia Maxim

【科属及形态】马钱科，常绿乔木。树高丈余，叶经冬不凋。花色微紫。该花供药用。

【产地】我国陕西、湖北、湖南等省区。

【性味】性微寒、味甘，无毒。

【成分】花含密蒙花黄碱体。

【效用】1. 为消炎药，治眼角膜软化、眼结膜干燥及羞明怕光等。

2. 治青盲、翳障、赤肿、多眵泪，消目中赤脉。

【用量及用法】内服一日量3～6g，作煎剂、丸剂或酒浸剂。

【附方】密蒙花200g，谷精草、潼蒺藜、甘菊花各100g，枸杞子、生地黄各150g，共研细末，炼蜜为丸，如梧桐子大，每回2～3g，一日二回，决明子20g煎浓汤送服。（治眼角膜软化、眼结膜干燥。编者经验方）

常　山

（异名：鸡骨常山、鸭尿草、鸡尿草）

【学名】Dichroa febrifuga Lour.

【科属及形态】虎耳草科，落叶灌木。茎高四五尺。叶呈椭圆形、长圆形。花呈蓝色或青紫色。浆果蓝色，有多数种子。叶及根供药用。

【产地】我国江西、湖北、湖南、陕西、四川、贵州、云南、广东、广西、福建等省区。

【性味】性寒、味苦辛，有毒。

【成分】黄常山叶及根均含黄常山碱、黄常山定、4－喹唑酮等。

【效用】1. 治疟疾之要药，并有解热作用。

2. 为截疟之要药，令人吐逆，故不可多进。

【用量及用法】内服一日量6～12g，作煎剂。本品有毒性，务必在医师严格指导下使用。

【附方】常山（叶）9g，青蒿6g，甘草3g，水500mL，煎至300mL，一日二三回分服。（治热性病、疟疾。编者经验方）

常　春　藤

（异名：土鼓藤、龙鳞、薜荔、爬山虎、木莴）

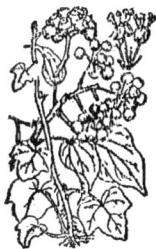

【学名】Hedera helix L. var colchica C. Koch.

【科属及形态】五加科，常绿灌木。茎高三十余尺，叶呈卵圆形。秋末开小花，淡黄色，果实成熟时色黑。茎叶均供药用。

【产地】我国大部分省区。

【性味】性温、味苦辛，无毒。

【成分】茎叶含常春藤苷、肌糖、绿原酸、胡萝卜素、角皮糖等。

【效用】1. 为止血消炎药，治衄血。外用涂敷肿毒及痈疽。

2. 主痈疽肿毒。

【用量及用法】内服一日量 5～12g，作煎剂或酒浸剂。

【附方】常春藤 12g，马兰根 12g，水 500mL，煎至 300mL，一日二回分服。（治衄血不止、疔疮痈肿。编者经验方）

望 江 南

（异名：羊角豆、大吴风草、饭匙倩草）

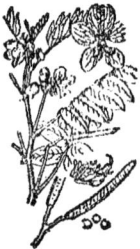

【学名】Cassia occidentalis L.

【科属及形态】豆科，一年生草本植物。高达三尺许，叶呈披针形。夏季生花，黄色花冠五瓣，荚果长三寸余。种子及叶均供药用。

【产地】我国南方各省区。

【性味】性平、味苦，无毒。

【成分】种子含大黄素、黏液、蛋白质、鞣质及精油等。

【效用】1. 为健胃整肠、镇痛通便药，治下痢腹痛、慢性便秘、头胀头痛。种子捣烂外敷治蛇虫之螫伤及各种外科炎症。

2. 治腹痛下痢、食伤。

【用量及用法】内服一日量 12～24g，作煎剂。

【附方】望江南种子 24g，白蔹 12g，水 500mL，煎至 300mL，一日二回分服。同时以鲜望江南种子适量捣烂外敷患部。（治乳腺炎、蜂窝织炎等。编者经验方）

接骨草　附：接骨木（扦扦活）

（异名：蒴藋、陆英、堇草）

【学名】接骨草 Sambucus nigra L.

接骨木 Sambucus racemosa DC.

【科属及形态】忍冬科，多年生草本植物。茎高三五尺，叶呈广披针形。夏日开攒簇白色小花，果实为小球状之浆果，叶及根茎均供药用。接骨木亦为忍冬

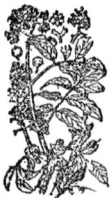

科，落叶灌木。叶与茎均供药用。

【产地】我国南方各省区。

【性味】性寒、味苦，无毒。

【成分】接骨草茎叶含槲皮素、槲皮苷、异槲皮苷、金丝桃苷及芸香苷等。

【效用】1. 接骨草为镇痛、活血、止痒药，治全身关节疼痛，又治跌打损伤、风疹、汗疹等。接骨木与接骨草功效相近。

2. 续断骨，疗折伤。

【用量及用法】内服一日量9～15g，作煎剂或酒浸剂。外用剂量不限。

【附方】鲜接骨草1握（约60g），捣烂涂敷患部。（治关节疼痛、跌打损伤等。编者经验方）

旋　覆　花

（异名：金沸草、金钱花、滴滴金、夏菊）

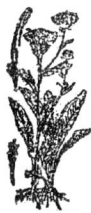

【学名】Inula britannica L.

【科属及形态】菊科，多年生草本植物。叶呈披针形。夏末茎上分枝开花，花黄色，供药用。

【产地】我国南方各省区。

【性味】性温、味苦辛，无毒。

【成分】花含蒲公英甾醇、槲皮素、异槲皮素、氯原酸等。

【效用】1. 为健胃祛痰药，治胸中痞闷、胃部膨胀、嗳气、咳嗽、呕逆等。

2. 下气，消痰，治胸闷、胃胀、噫嗳，去五脏间寒热。

【用量及用法】内服一日量6～12g，作煎剂。

【附方】旋覆花6g，半夏6g，苏子12g，海浮石12g，生姜3g，水600mL，煎至400mL，一日二三回分服。（治胃下垂、胃部膨胀、消化不良、痞闷嗳气。编者经验方）

曼陀罗华

（异名：风茄儿、耆婆草、山茄子）

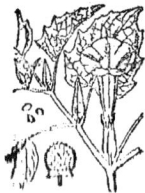

【学名】Datura alba Nees.

【科属及形态】茄科，一年生草本植物。茎高至三尺，叶呈卵圆形。夏日叶腋或顶生白色漏斗状五裂花，果实为球形蒴果，外面有多刺。种子白色，稍扁平。花、叶及种子均供药用。

【产地】我国华南、华东各省区。

【性味】性温、味苦辛，有毒。

【成分】花、叶及种子均含莨菪碱、东莨菪碱、阿托品等。

【效用】1. 为镇咳镇痛药。干叶可制喘息烟草。叶之浸剂对痉挛性咳嗽、喘息、慢性支气管炎咳嗽有效，对风湿性关节炎之疼痛亦有效。

2. 主惊疯及脱肛，又治诸风及寒湿脚气。

【用量及用法】叶及花：内服一回量 0.1～0.2g，一日 0.6g 为极量，过量则有中毒之危险，需注意。（种子用量同）

【附方】曼陀罗花 0.2g，桔梗 6g，生甘草 3g，款冬花 6g，放入容器中，用 100°开水 500mL 泡渍半小时，去渣，一日三回分服。（治哮喘、剧烈咳嗽。若痰多而咳不松者勿用。编者经验方）

梓　实

（异名：木王、木角豆）

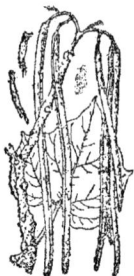

【学名】Catalpa ovata G. Don.

【科属及形态】紫葳科，落叶乔木。树高二三丈，叶略呈掌状。夏日枝梢开花，淡黄色，果实很长，达尺余。种子与根皮均供药用。

【产地】我国辽宁、河北、湖北、湖南、四川、贵州等省区。

【性味】种子：性平、味甘，无毒。根皮：性凉、味苦，无毒。

【成分】种子含对-羟基苯甲酸、β-谷甾醇和脂肪酸等。

【效用】1. 种子：为利尿药，治浮肿。根皮：煎汤洗疥疮。

2. 根皮：治热毒，去三虫，疗一切疮疥。

【用量及用法】种子：内服一日量6～12g，作煎剂。根皮与种子用量用法相同。

【附方】梓实（种子）12g，玉蜀黍蕊9g，白茅根9g，以水600mL，煎取400mL，一日二三回分服。（治肾炎、浮肿。编者经验方）

梫　木

（异名：马醉木）

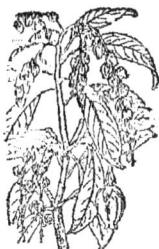

【学名】Pieris japonica D. Don.

【科属及形态】石南科，常绿灌木。茎高三四尺，叶呈长卵形。早春开小花，白色，其叶有剧毒，煮汁供杀虫之用。牛马食此叶即醉倒，故名马醉木。叶供药用。

【产地】我国江苏、安徽、浙江等省区。

【性味】性平、味苦，有毒。

【成分】叶含马醉木苦味毒素、马醉木苷、马醉木紫色素等。

【效用】叶之煎汁洗涤患部，治疮癣，并能杀虫虱。

【用量及用法】本品专供外用，因有毒性，务必在医师严格指导下使用。

淡 竹 叶

（异名：根名碎骨子）

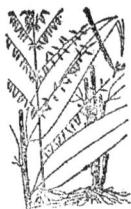

【学名】Lophatherum gracile Brongn.

【科属及形态】禾本科，多年生草本植物。春月从宿根生苗，高二三尺。叶广披针形。夏秋间梢上抽疏大之穗，分为数枝，疏生长形之小花，花作绿色。根为纤维状，附生如麦门冬之坚球根。全草供药用。

【产地】我国南方各省区。

【性味】性寒、味甘淡微苦，无毒。

【成分】全草含有黄酮类化合物及生物活性多糖等。

【效用】1. 为解热利尿药，用于热病口渴、小便涩痛、烦热不寐等症，又可用于牙龈肿痛、口腔炎等。

2. 渗湿，清热，去烦，利小便，清心解毒。

【用量及用法】内服一日量 9 ~ 18g，作煎剂。

【附方】淡竹叶 15g，车前草 12g，生甘草 3g，栝楼根 6g，川柏 6g，水 600mL，煎至 400mL，一日二三回分服。（治泌尿道感染、小便涩痛。编者经验方）

淡 菜

【学名】1. Mytilus coruscus Gould ［Mytilus crassitesta Lischke］

2. Mytilus edulis Linnaeus

3. Perna uiridis（Linnaeus）

【科属及形态】属软体动物，瓣腮类壳，菜科，一名贻贝。壳呈三角形，内面有齿，壳外黑色，内珍珠色，肉如蚶子肉，供食用，也供药用。

【产地】我国黄海、渤海及东海等区域，以浙江及福建等省为多。

【性味】性温、味甘咸，无毒。

【成分】干淡菜含蛋白质、脂肪、碳水化合物及钙、磷、铁等。

【效用】1. 为性功能增强药，治阳痿早泄；又能强壮安神，用于头晕、目眩、盗汗；并治肠出血、子宫出血等。

2. 益阳事，理腰脚，补虚劳，治吐血、久痢、崩中带下。

【用量及用法】取新鲜淡菜煮食，或用盐制干淡菜，洗去盐味，焙燥研细粉，作丸剂或散剂。内服一日量9～24g，或煎成流膏剂亦可。

【附方】淡菜500g，陈皮400g，焙燥共研细末，拌匀，炼蜜为丸，每服2～3g，一日三回，温开水送服。（治头晕、目眩、盗汗。编者经验方）

淫 羊 藿

（异名：仙灵脾、弃杖草、放杖草、千两金）

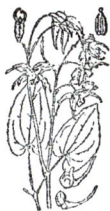

【学名】Fpimedium macranthum Morr.

【科属及形态】小檗科，多年生草本植物。茎高至尺余，叶呈卵形。初夏疏生淡绿色四瓣长距花，花形如碇状。茎叶供药用。

【产地】我国大部分省区。

【性味】性温、味甘辛，无毒。

【成分】茎叶含淫羊藿苷、挥发油、卅一烷、植物甾醇等。

【效用】1. 为性神经强壮药，治阳痿、神经衰弱及健忘症等。

2. 强心力，坚筋骨，益精气，主阳痿、健忘、四肢不仁。

【用量及用法】内服一日量6～15g，作煎剂或酒浸剂。

【附方】淫羊藿12g，韭菜子12g，生姜3g，甘草3g，水600mL，煎至400mL，一日二三回分服。（治阳痿。编者经验方）

羚 羊 角

(异名：九尾羊角、灵羊角)

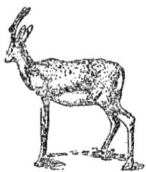

【学名】Nemorhaedus crispus Temm.

【科属及形态】有蹄类、龆草类，羚羊之角。羚羊体长四尺余，高二尺余，类山羊。毛呈黄褐色，腹部则为白色。角长如钩，供药用。

【产地】我国西北、西南各省区。

【性味】性寒、味微咸，无毒。

【成分】羚羊角含角蛋磷酸钙、磷脂类，以及磷酸钙、角蛋白等。

【效用】1. 为镇静降压、解热止痛药，治高血压、震颤麻痹、高热头疼、精神不安、昏谵痉挛等，可防治中风。

2. 平肝，息风，清热，安神，除邪气惊梦、狂妄。

【用量及用法】内服一日量 1.5～3g，作煎剂、散剂或丸剂。

【附方】羚羊角 100g，犀角 30g，黄芪、钩藤、羌活、独活、防风、薏苡仁、秦艽各 100g，共研细末，炼蜜丸如黄豆大，每回 1 丸，一日三回，温开水送服。(治中风后之手足震颤、言语蹇涩。编者经验方)

蚱 蜢

(异名：螽螽、负蠜)

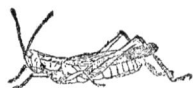

【学名】Oxya verox Fab.

【科属及形态】节肢动物，昆虫类，直翅类，飞蝗科。体圆长形，呈绿色。后肢物长大，善跳跃。体长雌约一寸余，雄者较短约八九分，捕之可供药用。

【产地】我国各省区。

【性味】性温、味辛，有小毒。

【成分】蚱蜢含蛋白质、昆虫激素，并含多种维生素和微量元素等。

【效用】1. 为镇咳平喘药，对小儿百日咳、痉挛性剧咳、支气管哮喘等有效。

2. 治鹚鹢瘟、咳嗽不已、破伤风、小儿惊风。

【用量及用法】内服一日量 10 ~ 30 只，作煎剂，或焙燥研细末为散剂，每日 3 ~ 6g，小儿酌减。

【附方】蚱蜢 10 只，生甘草 3g，麻黄 6g，杏仁 6g，水 600mL，煎至 400mL，一日二三回分服。（治支气管哮喘及痉挛性咳嗽。编者经验方）

蛇

（异名：白花蛇、乌梢蛇、蝮蛇）

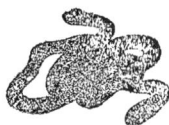

【学名】Ophidia.

【科属形态及品类】爬虫类，白花蛇头为粗镶状，鼻反钩，头如龙头，口如虎口，黑质白花，胁有二十四个方胜纹，腹有念珠斑。乌梢蛇生芦丛中，尾细能穿线孔。蝮蛇颈细，鼻反钩，头顶黑褐，栖于丛草湿地。蛇之蜕皮名蛇蜕。以上蛇及蛇蜕均供药用。

【产地】我国大部分省区。

【性味】白花蛇：性温、味甘咸，有毒。乌梢蛇：性温、味甘辛，有小毒。蝮蛇：性温、味甘，有毒。

【成分】蛇胆含胆脂固醇、棕榈酸、硬脂酸及牛胆素等。

【效用】1. 蛇肉：有强壮神经与抗毒作用。

白花蛇：治梅毒风湿、半身不遂、关节痛、神经痛等。

乌梢蛇：治癫疾及疥癣。

蝮蛇：为强壮去风药。

蛇蜕：治小儿之痉挛、成人之咳嗽、眼角膜混浊等症。

蝮蛇炭：即反鼻霜，用蝮蛇制成黑烧（烧存性），为止血剂；又治遗尿症及脱肛肿痛。

2. 白花蛇：理痹通络，主风湿、瘫痪、半身不遂。

乌梢蛇：宣风，祛湿，治四肢顽麻、腰脚痹痛。

蝮蛇：干蝮蛇研成粉末或用50°白酒浸为蝮蛇酒，强壮祛风。焙研粉末治脱肛。黑烧粉末胡麻油调敷止血。一年以上之陈蝮蛇酒治胃痉挛、恶疮有效。

蛇蜕：祛风，杀虫，治惊痫，洗皮肤诸痒，解疮毒。

【用量及用法】蛇：内服一日量4.5~9g，作煎剂、散剂、浸酒剂或黑烧，外用不拘剂量。蛇蜕：内服一日量3~6g，作煎剂或黑烧。

【附方】白花蛇肉500g，泡入50°白酒2000mL中，七日后过滤去渣，食后饮服，每回5~10mL，一日二回。（治慢性关节炎、慢性风湿性关节炎、慢性化脓性疾病。编者经验方）

蛇 床 子

（异名：思益、蛇米、蛇粟、虺床、蔷蘼）

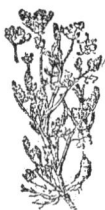

【学名】Selinum japonicum Miq.（Cnidium ja. Onieum Miq.）

【科属及形态】伞形科，越年生草本植物。叶呈长椭圆形。夏日顶生成或腋生白色小花。果实呈椭圆形，供药用。

【产地】我国南方大部分省区。

【性味】性温、味苦辛，有小毒。

【成分】果实含精油，主成分有左旋性二环萜、左旋性樟脑等。

【效用】1. 为强壮消炎药，治阳痿、阴囊湿痒。外用于妇人阴部瘙痒、阴道滴虫病等有效。

2. 补肾，祛风，燥湿，治男子阳痿、阴囊湿痒、妇人阴中肿痛。

【用量及用法】内服一日量6~12g，作煎剂或散剂。外用煎汤作洗涤剂，剂量不拘。

【附方】蛇床子30g，地肤子30g，水400mL，煎浓汤滤过，趁温

作洗剂。（治男子阴囊湿痒、妇女阴部湿疹瘙痒。编者经验方）

蛇 含 草

（异名：蛇衔、威蛇、小龙牙、紫背龙牙）

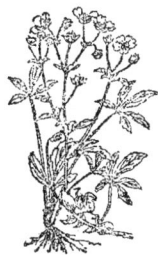

【学名】Potentillakleiniana Wight et Arn.

【科属及形态】蔷薇科，多年生草本植物。茎细而软，卧伏在地，叶呈披针形。春夏间生黄色小花。根与叶均供药用。

【产地】我国各省区。

【性味】性微寒、味苦，无毒。

【成分】根与叶含仙鹤草素、蛇含鞣质、长梗马铃素等。

【效用】1. 为消炎、解毒、止血药，治蛇虫咬伤、刀伤出血。

2. 主惊痫寒热、邪气，除热，疗金疮。

【用量及用法】根与叶：内服一日量 15～30g，作煎剂或捣烂外敷患部。

【附方】鲜蛇含草 30g，鲜七叶一枝花根 30g，捣烂外敷患部，并用同样剂量煎汤内服。（治蛇虫咬伤。编者经验方）

鹿 角

（异名：鹿茸、鹿角胶、鹿角霜）

【学名】Cervus sika Temm.

【基本】鹿科，单蹄类。鹿体长三四尺，牝牡均呈黄褐色，牡鹿脊有白色斑点。初生嫩角内含血液而柔软，未成骨质时名鹿茸，鹿角与鹿茸均供药用。

【产地】我国大部分省区。

【性味】鹿角：性温、味咸，无毒。鹿茸：性温、味甘，无毒。

【成分】鹿角含胶质、磷酸钙、碳酸钙、氮化物及软骨质等。鹿茸含碳酸铵、胶质、软骨质、蛋白质及鹿茸精等。

【效用】1. 鹿角为滋养强壮药，对体力虚弱、神经衰弱者有效，能使慢性脓疡症早溃早敛。鹿茸为性功能强壮剂，治性神经衰弱、早漏、阳痿等。

2. 鹿角：散热，行血，消肿。鹿茸：补阳，治遗精、阳痿等。

【用量及用法】鹿角：内服一日量 6～15g，作煎剂、散剂或丸剂。鹿茸：内服一日量 3～6g，作散剂或丸剂。

【附方】鹿角300g，菟丝子100g，韭菜子100g，杜仲50g，补骨脂50g，共研细末，水泛为丸，每回3g，一日二回，食后盐汤送服。（治中高年者之体虚畏寒、腰背倦重。编者经验方）

鹿衔草　原名鹿蹄草

（异名：麋衔草，日本名：一药草）

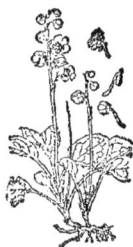

【学名】Prrola japonica Sieb

【科属及形态】鹿蹄草科，多年生常绿草本植物。叶呈椭圆形，叶布地丛生。夏季自叶丛中央抽出长花梗，上部开花，白色，全草供药用。

【产地】我国大部分省区。

【性味】性平、味苦，无毒。

【成分】全草含鹿蹄草苷、高熊果酚苷、熊果酚苷等。

【效用】1. 为强壮收敛、镇痛止血药，治神经肌肉痛、风湿性关节炎及足膝无力，以及各种出血等。

2. 金疮出血，捣涂即止。强筋健骨，补腰肾，治风痹历节。

【用量及用法】内服一日量 9～15g，作煎剂。外用涂敷患部。

【附方】鹿衔草15g，虎杖9g，水 500mL，煎至300mL，一日二回分服。（治肌肉关节痛。编者经验方）

麻 黄

（异名：龙沙、卑相、中央节土、卑盐）

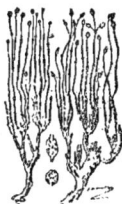

【学名】Ephedra sinicaStapf.

【科属及形态】麻黄科，多年生草本植物。雌雄异株，茎有节。叶呈小形鳞状叶，夏日茎梢开黄色细小单性花。结实如百合瓣。根作紫赤色，长者近尺。其茎细，色淡绿，内部空虚。全草及根均供药用。

【产地】我国北方大部分省区。

【性味】性温、味苦辛，无毒。

【成分】全草含麻黄碱、甲种伪异性麻黄碱等。

【效用】1. 为发汗利尿、镇咳祛痰药，对于百日咳、支气管炎、哮喘、关节疼痛等有效。麻黄根治自汗盗汗、产后虚汗等。

2. 麻黄：开毛孔皮肤，发汗，去寒邪，入肺治咳喘，散赤目肿痛。麻黄根：止汗。

【用量及用法】内服一日量 6~9g，作煎剂。

【附方】麻黄 6g，细辛 3g，半夏 6g，五味子 6g，款冬花 6g，水600mL，煎至 400mL，一日二三回分服。（治哮喘、慢性支气管炎。编者经验方）

牻牛儿苗

（异名：老鹳草、风露草、神与草、门牛儿）

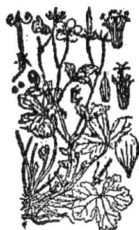

【学名】Geranium nepalense Sweet.

【科属及形态】牻牛儿科，多年生草本植物。茎横卧地上或略直立，长一二尺。叶呈掌状分裂。夏日开白色或红紫色花。结角状蒴果，茎叶均供药用。

【产地】我国大部分省区。

【性味】性平、味苦微辛，无毒。

【成分】全草含挥发油，主成分为牻牛儿醇、槲皮素等。

【效用】1. 为肠收敛剂，有止泻之效。

2. 止久痢，厚肠胃，调中健脾。

【用量及用法】内服一日量9～24g，作煎剂。

【附方】牻牛儿苗15g，大腹皮9g，大青叶6g，红枣3枚，水600mL，煎至400mL，一日二三回分服。（治急慢性肠炎。编者经验方）

续 随 子

（异名：千金子、菩萨豆、白随子）

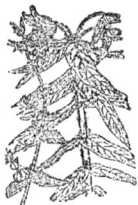

【学名】Euphorbia lathyris L.

【科属及形态】大戟科，一年生草本植物。秋季抽圆茎，高达三四尺。叶初狭长，后变阔大，每节对生，作十字形。夏季于叶腋开四瓣黄紫色花，后结黑褐色扁圆形果实，供药用。

【产地】我国大部分省区。

【性味】性温、味辛，有毒。

【成分】种子含脂肪油、大戟乳脂及马栗树皮素等。

【效用】1. 为利尿及峻下药，治水肿及腹水等；又治瘀血型之月经闭止等。

2. 下水，破血，攻积聚，散痰饮，解蛊毒、鬼疰。

【用量及用法】内服一日量1～3g，作煎剂、丸剂或散剂。本品有毒性，务必在医师严格指导下使用。

【附方】续随子200g，车前子150g，共研细末，水泛为丸，如绿豆大，每回1～2g，一日二回，温开水送服。（治水肿及腹水等。编者经验方）

续　断

（异名：接骨、川断）

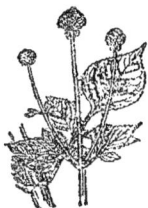

【学名】Dipsacus chinensis Bat.

【科属及形态】山萝卜科，多年生草本植物。春季自宿根抽出方茎，高一二尺。叶呈心脏形，花白色或紫色。根为赤黄色，细而长，供药用。

【产地】我国大部分省区。

【性味】性微温、味苦辛，无毒。

【成分】根含续断碱、精油及有色物质等。

【效用】1. 为强壮镇痛、止血排脓药，用于腰背酸痛、跌打损伤、金疮痈疡及妇人产后乳汁不足等。

2. 补肝肾，续筋骨，通血脉，利关节，续金损跌伤，治妇人乳难。

【用量及用法】内服一日量 9~18g，作煎剂或酒剂。

【附方】续断 15g，杜仲叶 12g，白术 9g，大枣 6g，水 600mL，煎至 400mL，一日二三回分服。（治孕妇之腰痛，预防流产也有效。编者经验方）

悬　钩　子

（异名：沿钩子、山莓、木莓、树莓）

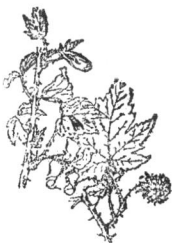

【学名】Rubus palmatus Th.

【科属及形态】蔷薇科，落叶小乔木。茎高五六尺，全体生刺，叶呈掌状分裂。5 月间叶腋开花，白色。果实为肉果，由多数小核果合成，供药用。

【产地】我国大部分省区。

【性味】性平、味酸，无毒。

【成分】果实含蔗糖、果糖、苹果酸、柠檬酸、酒石酸等。

【效用】1. 为解渴、祛痰、醒酒药，治痛风、酒醉。外用涂丹毒。

2. 去酒毒，止渴，解酒醉，除痰。

【用量及用法】内服一日量 9～15g，作煎剂。

【附方】悬钩子 12g，防风 9g，参三七 12g，地肤子 15g，水 800mL，煎至 600mL，一日三四回分服。（治痛风。编者经验方）

猕 猴 桃

（异名：猕猴梨、藤梨、阳桃、木子）

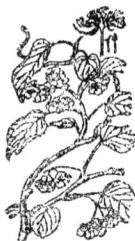

【学名】Actinidia arguta Planch.

【科属及形态】猕猴桃科，蔓性落叶灌木。叶呈广圆形。5 月、6 月间开花，带绿白色。果实呈椭圆形。果实及茎叶汁供药用。

【产地】我国陕西、湖南、浙江、福建、广东、广西、四川等省区。

【性味】性寒、味酸甘，无毒。

【成分】果实富含维生素 C、精氨酸、血清促进素及抗氧化物质等。

【效用】1. 果实及茎叶汁均能治痛风，并可增强人体免疫力，对于肺癌患者手术及放疗后，有预防其复发之作用。

2. 止渴，解烦热，下石淋，化热壅。

【用量及用法】果实及叶：内服一日量 12～24g，作煎剂，或取其生汁饮用。

【附方】猕猴桃果实每天 2～3 个，当水果服用。（对于肺癌患者手术及放疗后，有预防其复发之作用。编者经验方）

萝 藦

（异名：芄兰、白环藤、羊婆奶、婆婆针线包）

【学名】Metaplexis japonica（Thunb.）Makino

【科属及形态】萝藦科，多年生蔓性草本植物。地下茎蔓延繁殖。

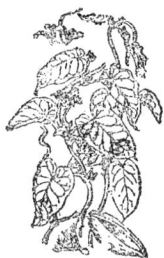

叶呈长心脏形，茎叶都含白汁。夏日密生有短柄淡紫色小花。果实呈兽角状，表面突起，内生绒毛。果实、绒毛及茎叶供药用。

【产地】我国大部分省区。

【性味】性温、味甘辛，无毒。

【成分】果实含酯型苷等。茎叶含妊烯类苷、肉珊瑚苷元等。

【效用】1. 果实：为强壮药。绒毛：为止血药。

2. 捣果实敷金疮，止血，生肤，捣叶敷肿毒。取果汁涂丹毒赤肿及蛇虫毒。茎叶：内服治虚劳，补益精气。

【用量及用法】茎叶：内服一日量9～15g，作煎剂。果实与绒毛外用。

【附方】萝藦15g，仙茅9g，仙灵脾9g，杜仲12g，水600mL，煎至400mL，一日二三回分服。（治性功能减退。编者经验方）

营　实

（异名：蔷薇实、英实、野蔷薇实。花名野蔷薇花）

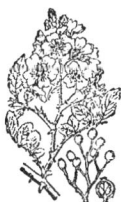

【学名】Posa multiflora Thunb.

【科属及形态】属蔷薇科，落叶灌木。高二三尺，枝干多尖刺。叶呈椭圆或倒卵圆形。花色白或带红色，秋结核果，圆如球形。花及果实均供药用。

【产地】我国大部分省区。

【性味】性微寒、味酸，无毒。

【成分】果实含有蔷薇苷、山柰酚、鼠李糖、槲皮素等。

【效用】1. 果实：为利尿泻下药，治肾炎浮肿、月经不调、小便不爽；又治大小便不通、心腹胀闷者。花：为泻下药，用其小量作芳香健胃药，又治口疮及消渴。

2. 泻下，利水，除风湿。疗痈疽及百般水肿属实者。

【用量及用法】内服一日量 6~15g，作煎剂。

【附方】营实 15g，白术 6g，玉米须 15g，水 500mL，煎至 300mL，一日二回分服。（治肾炎、水肿。编者经验方）

硇　砂

（异名：狄砂、北庭砂、透骨将军）

【基本】非金属盐类，为等轴系面体之矿物。白色结晶性粉粒或纤维状坚硬结晶块，供药用。本品性毒，服其中毒量令人硇乱，故名。

【产地】我国广东、青海、甘肃、新疆等省区。

【性味】性温、味咸，有毒。

【成分】硇砂含氯化铵等。

【效用】1. 为镇咳、祛痰、消炎药，用于支气管炎、痰黏不易咳出，以及急性咽喉炎之痰涎壅滞；亦为溃疡腐肉之腐蚀药。

2. 消癥瘕癖积，去目翳胬肉，疗咳嗽，去恶肉，生新肌。

【用量及用法】内服一日量 0.1~0.3g，作散剂及水溶液剂。本品有毒性，务必在医师严格指导下使用。

【附方】硇砂、马牙硝、冰片等分研细，局部撒布用。（治急性咽喉炎之肿痛，为吹药，能令吐出痰液。编者经验方）

猪　苓

（异名：豭猪屎、豕橐、地乌桃）

【学名】Polyporus umbellatus（Pers.）Fries

【科属及形态】寄生于枫树根间之一种菌块，外皮色黑褐，供药用。

【产地】我国大部分省区。

【性味】性平、味淡，无毒。

【成分】猪苓含游离及结合型生物素、2–羟基–二十四烷酸等。

【效用】1. 为利尿、解渴药，治水肿、淋疾、糖尿病患者之口渴等。

2. 解伤寒大热，治水肿脚气、白浊带下、胎肿、小便不利。

【用量及用法】内服一日量 6 ~ 12g，作煎剂。

【附方】猪苓 12g，连钱草 9g，泽泻 6g，小蓟 6g，水 1000mL，煎至 700mL，一日三四回分服。（治急性膀胱炎、尿道结石在 8mm 以下者。编者经验方）

猪胆　附：牛胆

【英名】Gall of Pig

【基本】为家畜猪之胆囊，收集其胆汁干燥后供药用。牛胆为牛之胆囊，亦供药用。

【产地】我国各省区。

【性味】性寒、味苦，无毒。

【成分】猪胆与牛胆含胆酸、胆色素、胆脂、无机盐类等。

【效用】1. 为健胃整肠、消肿解毒药，治慢性胃炎、肝功能障碍、胆囊炎、胆结石、慢性便秘等。外用治痔疮、痈疽等。

2. 通大便，敷恶疮，杀疳螶，治目赤目翳，明目，清心，凉肝。

【用量及用法】干燥胆汁膏：内服一日量 3 ~ 9g，作丸剂。

【附方】猪胆或牛胆汁 300g，，制成干燥粉木，水泛为丸如绿豆大，每回 2 ~ 3g，一日三回，温开水送服。（治肝胆疾患所致的黄疸、胆囊炎、胆结石及慢性便秘等。编者经验方）

绿　矾

（异名：皂矾、青矾、绛矾、硫酸亚铁）

【科属及形态】铁矿类之粗制硫酸亚铁，为淡绿色棱柱状之结晶体，放置空气中则氧化，于表面生黄褐色之锈，入水善溶，入酒精不溶，热之则分解而生铁丹。

【产地】我国甘肃、新疆、陕西、河南、安徽、浙江等省区。

【性味】性寒、味酸，无毒。

【成分】绿矾含硫酸亚铁、镁、锰、铜等。

【效用】1. 小剂量能补血，并治胃肠出血，配合他药为丸剂用之。多服有碍胃肠，生用大量作催吐剂，但易引起胃肠炎，宜慎用。外用：火煅透，色变红，名绛矾，治白癣、脓疱疹、腋臭等，系用本品之稀薄液。

2. 燥湿、疗肠风、泻血、除胀满、黄肿、恶疮、疥癣。

【用量及用法】内服作补血用：一回量 0.1～0.25g。

内服作催吐用：一回量 1～2g，如不吐的话，隔 20 分钟再服一回，以快吐为度。外用作 1%～2% 溶液，涂敷患部。

【附方】净绛矾 50g，净芦荟 50g，肉桂 10g，丹参 30g，共研细末，水泛为丸，每丸重 0.25g，饭后服一丸，每日三回，温开水送服。禁忌与茶同服。（治贫血、月经闭止、体弱心悸。编者经验方）

菊　花

（异名：杭菊、甘菊、黄菊、滁菊）

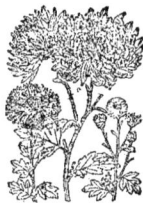

【学名】甘菊 Chrysanthemum sinense Sab.

野菊 Chrysanthemum indicum L.

【科属及形态】菊科，多年生草本植物。正月采根，3 月采叶，5 月采茎，9 月采花，全草供药用。

【产地】我国大部分省区。

【性味】甘白菊：性寒、味微苦带甘，无毒。野菊花：性寒、味苦，无毒。

【成分】甘白菊含腺嘌呤、胆碱等。野菊含黄酮类化合物、三萜类化合物等。

【效用】1. 甘白菊：为镇静药，治头痛、眩晕、血压偏高等有效。野菊花及叶：有消炎杀菌作用，治痈疔等化脓性炎症。

2. 甘白菊：疏风热、清头目，主诸风头眩、肿痛、目欲脱。

野菊：治痈肿、疔毒、瘰疬、眼疾、热痛等。

【用量及用法】甘白菊（滁菊）：一日量 9～15g，作煎剂。

野菊：治化脓性炎症，鲜野菊花及叶一日量 24～60g，浓煎频服，或同时用鲜者捣汁外涂，或作洗剂。

【附方】鲜野菊花 50g，煎浓汤一大杯，消毒纱布浸湿，敷于患部。（治各种外科化脓性疾患。编者经验方）

菖　蒲

（异名：石菖、石菖蒲、尧韭、水剑草、昌阳）

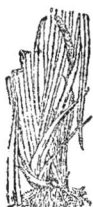

【学名】Acorus graminens Soland.

【科属及形态】天南星科，多年生草本植物。叶丛生，狭而长。至初夏生黄色小花。叶及根供药用。

【产地】我国大部分省区。

【性味】性温、味苦辛，无毒。

【成分】根中含精油，名细辛醚，并含软脂酸及酚类化合物等。

【效用】1. 为健胃、祛风、镇痛、镇静药，治妇人腰冷、腹痛等；也可用根磨细粉涂擦治齿痛、齿龈出血等。

2. 开心孔，补五脏，通九窍，出音声，温肠胃。

【用量及用法】内服一日量 3～9g，作煎剂、散剂或丸剂。

【附方】菖蒲根（切碎）6g，蒲公英根 6g，枳壳 3g，白蔻仁 3g，水 500mL，煎至 300mL，一日二回分服。（治慢性胃炎、消化不良。编者经验方）

菸　草

（异名：烟草、相思草、贪报草、淡巴菰、延命草）

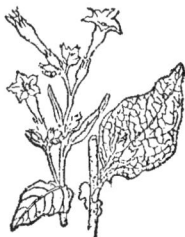

【学名】Nicotiana tabacum L.

【科属及形态】茄科，一年生草本植物。茎高五六尺，叶大呈椭圆形。夏日茎梢开花，淡红色。果实为蒴果。叶供药用。

【产地】我国大部分省区。

【性味】性温、味辛，有毒。

【成分】叶含尼古丁（烟碱）、烟酰亚胺、芦丁、硝酸钾等。

【效用】1. 叶：煎汁外洗治疥疮等皮肤病。

2. 宣阳气，行经络，祛山岚瘴气，辟秽，杀虫。

【用法】专供外用。本品有毒性，务必在医师严格指导下使用。

菠　薐

（异名：菠菜、菠斯草、赤根菜、鹦鹉菜、鼠根菜）

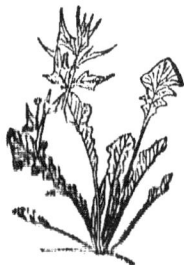

【学名】Spinacia oleracea Mill.

【科属及形态】藜科，一年生草本植物。根带红色，茎直立，叶呈三角形。夏日开黄绿色小花。叶与根供药用。

【产地】我国大部分省区。

【性味】性凉、味甘，无毒。

【成分】根含植物皂苷，叶含蛋白质、脂肪、碳水化合物等。

【效用】1. 为缓下药，治痔漏患者或久病所致的便秘，又能降血糖。

2. 通血脉，开胸膈，下气，调中，止渴，润燥，菜根尤良。

【用量及用法】煮食或捣汁服，一日量，鲜菜根或叶 30～100g。

【附方】菠菜根 50g，楤木 20g，水 600mL，煎至 400mL，一日二三回分服。（治糖尿病患者的血糖偏高。编者经验方）

菴　闾

（异名：覆闾、庵芦、庵闾草、臭蒿）

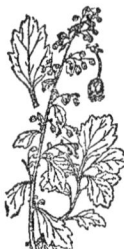

【学名】Artemisia keiskeana Mig.

【科属及形态】菊科，多年生草本植物。茎细长，高约二尺许，叶形小，常有三尖。夏末秋初，茎端生细梗，花色淡褐。种子供药用。

【产地】我国东北三省、江苏、安徽、广东等省区。

【性味】性微寒、味苦，无毒。

【效用】1. 为强壮药，治阳痿，通经，并治风湿。

2. 治周痹、腰脚重痛，益气。

【用量及用法】内服一日量 6～12g，作煎剂。

【附方】菴闾 12g，菝葜 12g，虎杖 9g，水 600mL，煎至 400mL，一日二三回分服。(治风湿性关节痛。编者经验方)

菴 摩 勒

(异名：余甘子、迦果、菴摩落)

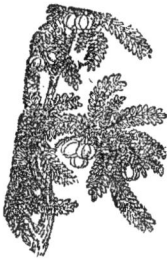

【学名】Phyllanthus emblica L.

【科属及形态】大戟科，常绿乔木。羽状复叶。开黄绿色花，丛生枝的腋部，果实呈球形，可供药用。

【产地】我国广东、广西、四川等省区。

【性味】性寒、味甘，无毒。

【成分】果实含蛋白质、树脂胶及鞣质等。

【效用】1. 为滋养强壮药。

2. 治风虚热气。

【用量及用法】内服一日量 6～12g，作煎剂。

【附方】菴摩勒 9g，刺五加 12g，何首乌 9g，巴戟天 6g，水 600mL，煎至 400mL，一日二三回分服。(治中高年者之体虚自汗、嗜睡乏力。编者经验方)

黄蜡　附：白蜡

(异名：蜂蜡、蜜蜡)

【基本】系蜜蜂腹部轮节状处所分泌之物，触空气后凝结而成，用以造成蜂巢和蜜槽者。采蜜后所残留的蜂巢，加热汤压榨，溶出的粗制品为黄蜡。黄蜡放入锅中，于火上烊之，投水搅拌，就成碎片，将水换洗数次，漉取，摊布巾上，晒成白蜡。黄、白蜡都供药用，入药以黄蜡为佳。

【产地】湖北、江苏、浙江、广东、广西、云南、四川等省区。

【性味】性微温、味甘淡，无毒。

【成分】黄蜡及白蜡含蜡酸、脂酸及蜂蜡脂等。

【效用】1. 黄蜡：内服治细菌性痢疾，外用治刀伤及跌打损伤等。

2. 主下利脓血，补中，续绝伤、金创。

【用量及用法】内服一次量6~9g，作煎剂或丸剂。

【附方】黄蜡9g，铁苋6g，地锦草6g，陈仓米半杯，水两杯，约600mL，先煮米至400mL，去米入上药三种，再煎至200mL，去药渣，一日二回分服。（治急性细菌性痢疾。编者经验方）

黄 芩

（异名：子芩、条芩、钝尾芩、鼠尾芩）

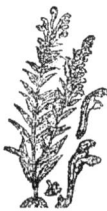

【学名】Scutellaira baikalensis Georgi.

【科属及形态】唇形科，多年生草本植物。茎高至二尺内外。叶呈披针形。夏日叶腋出淡紫色唇形穗状花。根供药用。

【产地】我国北方大部分省区。

【性味】性平、味苦，无毒。

【成分】黄芩根含黄酮类化合物，其中有黄芩素、黄芩新素等。

【效用】1. 为解热、消炎、抗病毒药，治胃肠炎、黄疸、肺炎、肝炎，并能降低血压，治动脉血管硬化症及高血压病，缓解头疼失眠、胸部苦闷等症状。

2. 泻火，除湿，去黄，止热痢，疗痰热、胃中热。

【用量及用法】内服一日量6~15g，作煎剂。

【附方】黄芩15g，青蒿9g，四川大金钱草12g，甘草3g，大枣

3g，水 600mL，煎至 400mL，一日二三回分服。（治各种发热、肝炎、胆囊炎。编者经验方）

黄　柏

（异名：黄檗、川柏、柏皮、山屠）

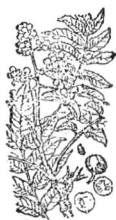

【学名】Phellodendron amurense Ruyr.

【科属及形态】芸香科，落叶乔木，高丈余。树干外皮碎裂，现灰黄色。叶呈椭圆形。夏日顶生淡黄色之小花。果实为球形核果。树皮供药用。

【产地】我国辽宁、山西、河北、广西、四川等省区。

【性味】性寒、味苦，无毒。

【成分】树皮含小檗碱、木兰花碱、黄柏碱、掌叶防己碱等。

【效用】1. 为健胃、止泻、解热、强壮药，治腹痛、消化不良、细菌性肠疾患、热性黄疸及跌打损伤等。

2. 疗胃中结热、黄疸、肠痔。

【用量及用法】内服一日量 6～9g，作煎剂或散剂；也可研细末调涂患部。

【附方】黄柏末、山栀子末、参三七末各等分，以上混和拌匀，取适量用蛋白调贴患部。（治跌打损伤、局部肿痛。编者经验方）

黄　连

（异名：川连、王连、雅连、宣连）

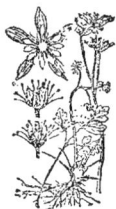

【学名】Coptie chinensis Franch.

【科属及形态】毛茛科，多年生草本植物。叶呈卵形。早春顶生白花。果实为蓇葖。根供药用。

【产地】我国陕西、湖北、广西、云南、贵州、四川等省区。

【性味】性寒、味苦，无毒。

【成分】根含小檗碱、黄连碱、非洲防己碱及黄柏酮等。

【效用】1. 为苦味健胃药，治消化不良、肠炎下痢、呕吐腹痛等有效。

2. 止消渴，除水，调胃，厚肠，益胆，疗口疮。

【用量及用法】健胃用：内服一日量 3 ~ 6g。胃肠炎用：内服一日量 6 ~ 12g，均作煎剂或浸剂。

【附方】黄连 9g，黄柏 6g，地锦草 6g，甘草 3g，水 600mL，煎至 400mL，一日二三回分服。（治急性肠炎。编者经验方）

黄　芪

（异名：大有芪、西芪、王孙）

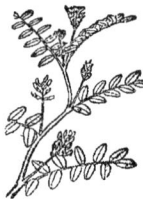

【学名】Astragalusmembranaceus（Fisch.）Bunge

【科属及形态】豆科，多年生草本植物。叶呈卵形。秋日开淡黄色小蝶形花。果实为荚果。根供药用。

【产地】我国东北、华北、西北等省区。

【性味】性温、味甘，无毒。

【成分】根含黄芪多糖、皂苷类成分、黄酮类成分等。

【效用】1. 为滋养强壮药，有止汗、保肝、降压、降糖、改善心功能等作用，并能改善高血压与糖尿病患者之症状。

2. 生用：固表，补气，泻阴火，解肌热。炙用：补中益气。

【用量及用法】内服一日量 6 ~ 15g，作煎剂。

【附方】黄芪 15g，刺五加 12g，太子参 9g，当归 6g，水 600mL，煎至 400mL，一日二三回分服。（治癌症患者放化疗后的免疫功能低下。编者经验方）

黄　精

（异名：黄衣、黄芝、仙人余粮、救穷草）

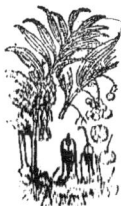

【学名】Polygonatum sibiricum Red.

【科属及形态】百合科，多年生草本植物。茎高至尺余。叶呈披针形，初夏叶腋生淡绿色之小钟形花。果实呈球形之浆果。根茎供药用。

【产地】我国大部分省区。

【性味】性平、味微甘，无毒。

【成分】根茎含烟酸、黏液质、醌类、黄精多糖、黄精低聚糖等。

【效用】1. 为滋养强壮药，对病后诸虚弱症有效；又为解热剂，用于间歇热、痛风等；对高血压亦有效。

2. 补中益气，安五脏，益脾胃，润心肺，填精髓，助筋骨。

【用量及用法】内服一日量 6～15g，作煎剂或流膏剂。

【附方】黄精 15g，黄芪 12g，沙参 9g，麦门冬 9g，鱼腥草 6g，水 600mL，煎至 400mL，一日二三回分服。（治老年性肺炎。编者经验方）

黄　瓜

（异名：胡瓜）

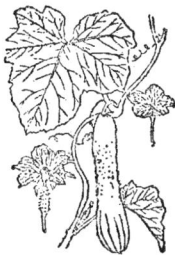

【学名】Cucumis sativus L.

【科属及形态】葫芦科，一年生草本植物。攀缘卷须茎，叶互生，掌状浅裂。夏日开花，色黄。果实为长形浆果。果肉与种子供药用。

【产地】我国各省区。

【性味】性寒、味甘，有小毒。

【成分】果肉含戊聚糖及维生素 C 等。种子含脂肪油及维生素 A 等。

【效用】1. 为解热利尿、解渴降糖药，治浮肿、血糖偏高。

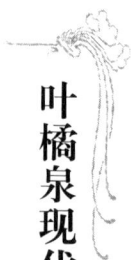

2. 清热，解渴，利水道。

【用量及用法】生食，每日 1~2 根，也可捣汁服。

【附方】每顿饭之前吃鲜黄瓜 1~2 根。（防止体内胰岛素急剧上升，达到预防糖尿病之目的。编者经验方）

黄 花 蒿

（异名：臭蒿、草蒿、邪蒿）

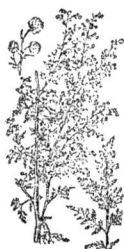

【学名】Artemisia annua L.

【科属及形态】菊科，二年生草本植物。茎高三尺许，叶互生，分裂很细。秋日生小形绿色的头状花。全草供药用。

【产地】我国辽宁、河北、甘肃、湖北、江苏、浙江、福建等省区。

【性味】性凉、味苦辛，无毒。

【成分】叶含精油，主成分为蒿酮、异蒿酮、杜松烯等。

【效用】1. 为健胃药。鲜叶汁为涂恶疮及蛇虫咬伤之用。

2. 治小儿风寒、惊热。

【用量及用法】内服一日量 3~9g，作煎剂。外用捣烂涂敷患部。

【附方】鲜黄花蒿适量，捣烂取汁，外涂患部。（治蛇虫咬伤。编者经验方）

黄 麻

（异名：牛泥茨、三珠草、天紫苏）

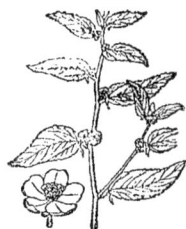

【学名】Corchorus capsularis L.

【科属及形态】田麻科，一年生草本植物。茎高三尺许，叶呈卵形。夏秋间开黄花，果实为球形蒴果。根与叶供药用。

【产地】我国南方大部分省区。

【性味】性温、味苦，无毒。

【成分】根、叶含色素、纤维质及脂肪等。

【效用】叶：治子宫出血。根：治泌尿道结石等。

【用量及用法】内服一日量6～15g，作煎剂。

【附方】黄麻根15g，海金沙12g，连钱草12g，水1000mL，煎至700mL，一日二三回分服。（治泌尿道结石，结石直径在8mm以下者。编者经验方）

黄 蜀 葵

（异名：蜀葵、杖葵、红药）

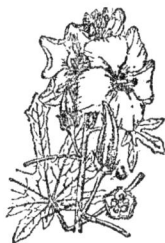

【学名】Hibiscus manihot L.

【科属及形态】锦葵科，一年生草本植物。茎高三尺余，叶呈掌状。夏日开黄色花，果实为蒴果。花及根均供药用。

【产地】全国大部分省区。

【性味】性寒、味微甘，无毒。

【成分】根含阿拉伯树胶、鼠李聚糖等。

【效用】1. 为消炎药，治胃肠炎。油浸外涂患部治烫火伤。

2. 治淋病，催生，消痈肿及诸恶疮。

【用量及用法】内服一日量6～12g，作煎剂或油浸外涂患部。

【附方】黄蜀葵花适量，油浸外涂患部。（治烫火伤、局部疼痛等。编者经验方）

黄 药 子

（异名：木药子、大苦、赤药、红药子）

【学名】Rhizoma dioscoreae Bulbiferae

【科属及形态】毛茛科，蔓状植物。茎高二三尺，叶呈掌状，花细而色白。其根长尺许，供药用。

【产地】我国大部分省区。

【性味】性平、味苦，无毒。

【成分】根含黄独萜酯A、皂苷、鞣质和淀粉等。

【效用】1. 为止血药，治吐血、咯血，并治甲状腺肿大。

2. 凉血降火，消瘿解毒。

【用量及用法】内服一日量6~9g，作煎剂或酒浸剂。

【附方】黄药子（未经炮制）200g，研粗末，浸入50°白酒2000mL中，密封两星期，酌饮其酒，每回5~10mL，一日三回，食后饮用。（治甲状腺肿大。编者经验方）

婴　奥

（异名：野葡萄、山葡萄、燕薁、婴舌）

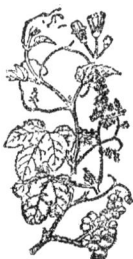

【学名】Vitis labrusa L.（V. thunbergii S. et Z）

【科属及形态】葡萄科，蔓性小灌木。叶呈心脏形。9月间开淡黄绿色小花。果实为黑色球形浆果。叶、根、果实均供药用。

【产地】我国河北、山东、湖北、江苏、江西、福建等省区。

【性味】性平、味甘酸，无毒。

【成分】果实含糖分、维生素、水杨酸、邻位氨基苯甲酸等。

【效用】1. 叶与根：外用治一切肿毒。内服治尿道炎等。

2. 消肿毒，治下焦热痛、淋闭。

【用量及用法】茎、叶、果实：内服一日量6~12g，作煎剂。

【附方】婴奥根12g，白茅根12g，水600mL，煎至400mL，一日二三回分服。（治尿道感染、小便淋痛。编者经验方）

十 二 画

紫 菀

（异名：青菀、返魂草、紫倩、夜牛旁）

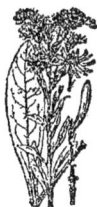

【学名】Aster tataricus L.

【科属及形态】菊科，多年生草本植物。茎直立。叶呈长椭圆形。秋末开花，头状花序。其根色紫，供药用。

【产地】我国大部分省区。

【性味】性微温、味苦辛，无毒。

【成分】根含紫菀酮、槲皮素、无羁萜、表无羁萜、紫菀皂苷等。

【效用】1. 为消炎、止咳、利尿药，治慢性支气管炎、咽喉部之炎症。

2. 温肺下气，化痰止嗽，疗咳逆上气、咳唾脓血。

【用量及用法】内服一日量 6～15g，作煎剂。

【附方】紫菀 12g，款冬花 9g，贝母 6g，棉花根 12g，水 600mL，煎至 400mL，一日二三回分服。（治慢性支气管炎。编者经验方）

紫 草 根

（异名：紫草、紫丹、紫芙、地血、鸦衔草）

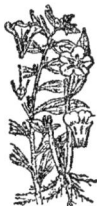

【学名】Lithospermum erythrorhizon. Sieb. et Zucc.

【科属及形态】紫草科，多年生草本植物。茎高一二尺。叶呈披针形。夏日叶腋或顶生白色五裂小漏斗状花。果实为小粒状坚果。根供药用。

【产地】我国大部分省区。

【性味】性寒、味微甘酸，无毒。

【成分】根含两种结晶性紫色素、乙酰紫草素及紫草素等。

【效用】1. 为通便、解热、消炎药，治湿疹、疝气等有效。外用治烫火伤、冻疮溃烂及下腿溃疡等。

2. 治斑疹、痘毒，活血，利大肠，合膏疗小儿疮及面皶。

【用量及用法】内服一日量 6~12g，作煎剂。外用作散剂或油膏剂。

【附方】紫草根 24g，当归 24g，胡麻油 200mL，放入瓷锅中，用文火熬至药枯焦为度，滤去渣，再加入黄蜡 30~40g（软硬适度为止），待冷而成软膏，取适量涂敷患部。（治烫火伤、冻疮溃烂及下腿溃疡等。此原为日本名医华冈青洲创方，经编者临床使用有效）

紫 河 车

（异名：人胞、胞衣、混沌衣、佛袈裟）

【基本】即胎儿娩出后之胎盘，大如猪肚，状亦相似，其色有红、白、紫三者（血液多少的关系），药用红紫色者为佳。其干者形圆或椭圆，质较坚硬而色亦变为赤褐。

【产地】我国各地之产科医院都能收集到。

【性味】性温、味甘咸，无毒。

【成分】人胎盘含干扰素、多种激素、氨基多糖体等。

【效用】1. 为镇静、强壮、补血药，用于神经衰弱、阳痿、不孕及慢性消耗性疾患。

2. 补气血，治气血虚弱、羸弱、妇人劳损。

【用量及用法】内服一日量 6~15g，作散剂或丸剂。

【附方】紫河车 100g，怀山药 60g，共研细末，拌匀，每回 3~6g，一日三回，食后温开水送服。（治慢性消耗性疾患、神经衰弱、产后衰弱不复。编者经验方）

紫 苏

（异名：赤苏、香苏、桂荏）

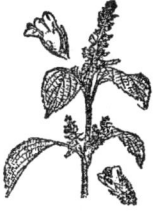

【学名】Perillafrutescens L

【科属及形态】唇形科，一年生草本植物。茎高至三尺，叶呈广卵形，夏秋间开淡紫色小花。茎叶及种子均供药用。

【产地】我国南方各省区。

【性味】性温、味辛，无毒。

【成分】茎叶含挥发性精油，主要含紫苏醛等。

【效用】1. 茎叶：为发汗、镇咳、镇痛、解毒、健胃药，治感冒及因鱼蟹中毒之呕吐腹痛有效。种子：镇咳、祛痰、平喘，发散精神之沉闷。

2. 茎叶：发汗，利气，和血，开胃，下食，安胎。种子：润肺，下气，定喘，镇咳。

【用量及用法】茎或叶：内服一日量 3～12g。种子：内服一日量 6～15g，作煎剂。

【附方】紫苏叶 12g，生姜 9g，黄连 6g，生甘草 3g，水 600mL，煎至 400mL，一日二三回分服。（治因鱼蟹中毒而致之急性胃肠炎。编者经验方）

紫 花 地 丁

（异名：箭头草、独行虎、羊角子）

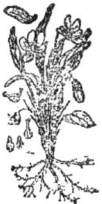

【学名】Viola chinensis G. Don.

【科属及形态】堇菜科，多年生草本植物。叶呈长卵形，茎高至数寸，夏日开紫色花，结角状蒴果。全草供药用。

【产地】我国南方各省区。

【性味】性寒、味甘苦，无毒。

【成分】花含虫蜡酸、不饱和酸、醇类、碳化氢等。

【效用】1. 为解毒消炎药，用于各种化脓性炎症，内服并外用。将生根捣碎，涂敷患部，能吸出脓液。将根煎服，能止泻痢。

2. 治一切痈疽发背、疔肿、瘰疬、无名肿毒、恶疮。

【用量及用法】内服一日量 9~24g，作煎剂。

【附方】紫花地丁 15g，金银花 9g，蒲公英 12g，野菊花 6g，生甘草 3g，水 600mL，煎至 400mL，一日二三回分服。（治蜂窝组织炎、乳腺炎等。编者经验方）

紫　参

（异名：牡蒙、童肠、马行、众戎、五鸟花）

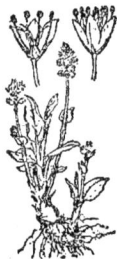

【学名】Polygonum tenuicaule Biss et S. Moore

【科属及形态】蓼科，多年生草本植物。根茎有节，蔓延于地，叶呈卵形。开白色小花。根供药用。

【产地】我国东北三省、河北、山东、甘肃等省区。

【性味】性平、味苦辛，无毒。

【成分】全草含甾醇、三萜类、原儿茶醛等。根含水苏糖等。

【效用】1. 为利尿、止血、解毒药，治吐血、衄血、感染性疾患等。

2. 主心腹积聚，寒热邪气，利大小便，疗吐衄、痈肿诸疮。

【用量及用法】内服一日量 6~9g，作煎剂。

【附方】紫参 9g，野菊花 9g，乌蔹莓 6g，水 600mL，煎至 400mL，一日二三回分服。（治面部痤疮感染等。编者经验方）

紫　荆

（异名：紫珠）

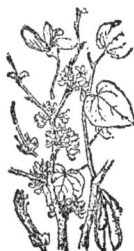

【学名】Cercis chinensis Bge.

【科属及形态】豆科，落叶灌木。茎高十余尺，叶呈圆形，4 月间于新叶展开前，节节簇生小蝶形花，红紫色，结荚果。树木及树皮供药用。

【产地】我国大部分省区。

【性味】性平、味苦，无毒。

【效用】1. 为解毒、消肿、通经药，治痈疽疔肿、咽炎、蛇虫咬伤等。

2. 破宿血，下五淋，解诸毒物，治痈疽、喉痹、蛇虫毒。

【用量及用法】内服一日量 6～12g，作煎剂。外用煎汤外涂患部。

【附方】紫荆树皮 12g，桉叶 9g，水 600mL，煎至 400mL，一日二三回分服，同时用药液外涂患部。（治痈疽疔肿。编者经验方）

斑蝥　附：芫青、樗鸡、葛上亭长、地胆

（异名：斑蚝、斑猫）

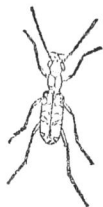

【学名】南方大斑蝥（大斑芫菁）Mylabris phalerata Pallas 或黄黑小斑蝥（眼斑芫菁）M. cichorii Linnaeus

【基本】节肢动物，昆虫类，鞘翅类，地胆属。生长于大豆叶上之甲虫，约长五六分，背有黄斑纹，其体有一种臭气，八九月间就豆叶上捕取，阴干供药用。

【产地】我国大部分省区。

【性味】性寒、味辛，有毒。

【成分】斑蝥含斑蝥素，惟其含量因种类产地而稍异。

【效用】1. 斑蝥、芫青、樗鸡、葛上亭长、地胆等均为强峻之刺激利尿剂，过量服用有引起尿血之流弊，故孕妇及泌尿道炎症者忌用。

斑蝥与白糖、淀粉、树胶末等混和撒布治皮肤溃疡。斑蝥浸酒，可搽擦头部治圆形秃发。

2. 治疥癣，消瘰病，通利水道，发泡生毛。

【用量及用法】内服一日量 0.03~0.06g，作散剂或丸剂，也可制成药酒外用。本品有毒性，务必在医师严格指导下使用。

【附方】斑蝥 100g，浸入 50°白酒 500mL 中，10 天后，每天用棉签搽擦患部，一日 3~5 回。（治圆形秃发。编者经验方）

款 冬

（异名：蒐冬、颗冬、氐冬、钻冻）

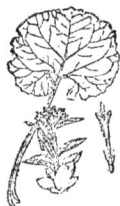

【学名】Tussilago farfara Linn.

【科属及形态】菊科，多年生草本植物。叶呈心脏形。初春顶生草性头状花，鲜黄色，花与叶供药用。

【产地】我国大部分省区。

【性味】性温、味微辛，无毒。

【成分】花含款冬二醇等甾醇类、芸香苷、金丝桃苷、三萜皂苷等。

【效用】1. 花：为镇咳祛痰药，又有健胃之效。叶：为解毒药，解河豚毒，为煎剂内服。又外用治湿疹化脓。

2. 消痰，泻热，止嗽，治咳逆上气、喉痹、诸惊痫等。

【用量及用法】花：内服一日量 6~9g，作煎剂或浸酒剂。叶：内服一日量 6~15g，作煎剂。

【附方】款冬花 9g，杏仁 12g，桑白皮 9g，车前子 15g，水 600mL，煎至 400mL，去渣滤过，加入冰糖适量溶化之，一日二三回分服。（治支气管炎咳嗽。编者经验方）

猴　枣

（异名：猴子枣、羊肠枣）

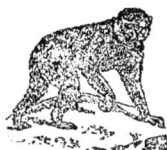

【基本】猴枣是猴科动物猕猴等胆囊中的结石，犹如牛之生牛黄，马之生马宝，以及人类之生胆石、肾石等。猴枣大都为椭圆形，如枣状，大小不一，似石而坚脆，击之易碎，色青黯黄或微白，层层裹叠而成，内有核心，质极坚硬，供药用。

【产地】我国西藏等南方省区。

【性味】性寒、味微咸带苦，无毒。

【效用】1. 为清凉镇痉化痰药，用于小儿急性热病之发惊痫、痰热喘嗽，对神经性狂癫亦有效。外用醋磨涂痈疽、痰核，能消炎、散肿。

2. 平虚喘，镇肝魂，定痉厥，止疟疾，开痰闭，清痰热。

【用量及用法】内服一日量 0.2~0.6g，作散剂。

【附方】猴枣适量，研细末，每回 0.1~0.2g，一日二三回，温开水送服。（治痰热喘嗽、小儿惊痫。编者经验方）

番　木　瓜

（异名：广西木瓜、万寿果、番瓜树、香瓜树）

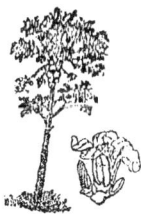

【学名】Carica papaya L.

【科属及形态】番瓜树科，落叶乔木。树高丈余，茎直立。叶生于茎顶，掌状分裂。花呈复总状花序。果实形如甜瓜而较大，呈倒卵形，有五棱，供药用。

【产地】我国广东、广西、福建、台湾、云南等省区。

【性味】性平、味甘，无毒。

【成分】果实含番木瓜碱、木瓜蛋白酶、凝乳酶等。

【效用】为消化、止痢、通乳药，治消化不良、产后乳汁不足及红白痢疾。

【用量及用法】内服一日量 9~15g，作煎剂，或鲜品适量生食。外用研末涂敷患部。

【附方】番木瓜 15g，蒲公英根 15g，通草 6g，水 600mL，煎至 400mL，一日二三回分服。（治产后乳汁不足。编者经验方）

番 木 鳖

（异名：马钱子）

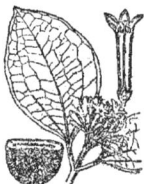

【学名】Strychnos nuxvomica L.

【科属及形态】马钱科植物。种子呈圆板状，内面有灰白色胚乳，呈角质性。种子供药用。

【产地】我国西藏等省区。

【性味】性寒、味苦，有大毒。

【成分】种子含番木鳖碱等，有猛烈之毒性。

【效用】1. 为兴奋脊髓药，治手足麻痹、半身不遂及咽喉炎症等。

2. 主伤寒热病、咽喉痹痛、缠喉风肿等，磨汁含咽或磨粉吹入。

【用量及用法】一次量 0.3~0.6g，炮制后入丸剂或散剂用。本品有毒性，务必在医师严格指导下使用。

【附方】番木鳖去皮磨细末 2g，甘草细末 2g，炼蜜为丸 40 粒。每回 1~2 粒，一日三回，食后温水送服之，连服七日，停七日再服。（治手足麻痹、半身不遂、小便失禁等。编者经验方）

番 泻 叶

（异名：洋泻叶、泻叶、辛拿叶、旃那叶）

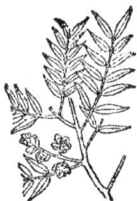

【学名】Cassia acutifolia Del.

【科属及形态】豆科，灌木状之植物，树干高约二三尺。叶呈长卵形而锐尖。花嫩黄色，果实如荚。叶供药用。

【产地】我国南部各省区。

【性味】性寒、味甘苦，无毒。

【成分】叶含番泻苷、大黄酚、大黄素、大黄素甲醚等。

【效用】1. 少量用为苦味健胃药，能促进消化，服适量能起缓下作用，用于食物积滞、腹胀便秘等症。

2. 治心腹胀满、便秘、积滞膨胀、水肿。

【用量及用法】内服一日量 1～6g，作浸剂。

注意：体虚者及孕妇忌服。

【附方】番泻叶 3g，生大黄 3g，橘皮 3g，黄连 1.5g，生姜 3g，沸开水 200mL，温浸 2 小时，去渣滤过，一日二三回分服。（治消化不良、便秘、腹部膨胀等。编者经验方）

琥　珀

（异名：蜡珀、江珠、红松脂）

【学名】Amber（St.）

【科属及形态】松杉科植物之树脂，埋没土中经久化石，为扁平或不正圆形之块，色淡黄或淡白，质透明，有类似松脂之光泽，但颇脆弱，破碎而作贝壳状，摩擦之则发电气，燃以火则膨胀而发白烟，气芳香，干馏之则可得琥珀油。

【产地】我国广西、云南等省区。

【性味】性平、味甘，无毒。

【成分】琥珀含树脂、精油、琥珀酸及硫黄等。

【效用】1. 为镇静、止血、通经、利尿药，用于血尿、淋痛、急性尿道或膀胱炎等，又用于风湿性关节炎及痉挛、惊搐、痫症等。

2. 利尿，散瘀，通淋，安五脏，定魂魄，杀精魅邪鬼。

【用量及用法】内服一日量 1.5～3g，作散剂。

【附方】琥珀 100g，滑石 100g，猪苓 100g，生甘草 50g，共研细末，拌匀，每回 1～3g，一日二回，温开水送服。（治膀胱炎等尿道感染、小便淋痛。编者经验方）

硫　黄

（异名：黄牙、黄硇砂）

【基本】为金属元素之一，火山地方之天然产品，为黄色或黄绿色透明结晶块，摩擦之则发电气，热至140℃即融化，遇火则燃烧而发青焰，并发出臭气（亚硫酸气）。此物供药用。

【产地】我国山西、江苏、湖南、广东、四川等省区。

【性味】性温、味酸，有毒。

【成分】天然产者，除含单体元素硫外，夹杂砷、铁、石灰等。

【效用】1. 内服有缓下作用，用于慢性便秘及痔疮等。外用涂擦治皮肤疥癣、秃疮、阴部湿痒及溃疡等。

2. 补命门真火，消沉寒痼冷，杀虫，疗疥癣、便秘、痔疮等。

【用量及用法】内服一日量1～3g，作散剂或丸剂。外用涂敷患部。本品有毒性，务必在医师严格指导下使用。

【附方】硫黄加焰硝少许，用醋溶化，自边缘次第涂之。（治顽癣。编者经验方）

童　便

（异名：轮回酒、还元汤、人尿）

【基本】取12岁以下无病童男之小便，取时弃其最初与最终所排出而取中间放出的一段清澄新鲜者，让患者立刻饮服之。

【性味】性寒、味咸，无毒。

【成分】童便含尿素、维生素、激素、微量元素等。

【效用】1. 为滋养强壮、止血健脑药，内服治呼吸道疾患之咳血，老人或病后衰弱及脑神经衰弱者用之有效。

2. 滋阴降火，治久嗽、肺痿、跌打损伤所致之瘀血。

【用量及用法】内服一次量30～60mL，一日数次，取新鲜排出者乘温饮服，或拌入汤药内服。

【附方】健康男童之小便（鲜尿），每日乘温服二三杯。（治呼吸道疾患之咳血、体温偏低者。编者经验方）

菟 葵

（异名：天葵、莃、雷丸草）

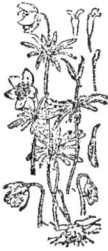

【学名】Eranthis pinnatifida Maxium.

【科属及形态】毛茛科，多年生草本植物。地下有球状块茎，地上茎高三寸余。花呈白色，花瓣隐在花中，变成两歧的蜜槽。茎叶供药用。

【产地】我国华东、华南等省区。

【性味】性寒、味甘，无毒。

【效用】1. 治泌尿道结石药。外用治各种恶疮及蛇虫咬伤。

2. 主下诸石、五淋，涂蛇咬诸疮，解毒。

【用量及用法】内服一日量3～6g，作煎剂。外用将药液涂敷患部。

【附方】鲜茎叶捣烂，外用作罨包剂。（治疗疮疖痈。编者经验方）

菟 丝 子

（异名：菟缕、天碧草、金丝草、野狐丝、火焰草）

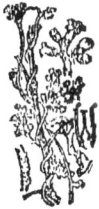

【学名】Cuscuta japonica Chois.

【科属及形态】旋花科，一年生寄生草本植物。茎黄褐色，有肉质吸盘，吸附寄生于他植物上，尤叶。夏日开黄白色筒状五裂花，果实为蒴果，供药用。

【产地】我国辽宁、山东、河南、安徽、湖北等省区。

【性味】性平、味辛甘，无毒。

【成分】果实含生物碱、蒽醌、香豆素、黄酮、苷类、甾醇等。

【效用】1. 为滋养强壮药，治阳痿、遗精等。鲜草之茎榨汁，涂颜面，能除去黑斑。

2. 添精益髓，去腰疼膝冷，久服去颜面黑斑。

【用量及用法】内服一日量 6~12g，作煎剂。

【附方】菟丝子9g，覆盆子6g，韭菜子9g，金樱子6g，水300mL，煎至200mL，临睡前顿服。（治夜尿、频尿、遗精。编者经验方）

萆　薢

（异名：竹木、芭薢、赤节、白拔英、川萆薢、粉萆薢）

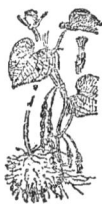

【学名】Dioscorea sativa L.

【科属及形态】薯蓣科，多年生蔓草。缠绕茎，叶呈心脏形。初夏由叶腋抽出花茎，花呈黄绿或紫色。其根粗大，供药用。

【产地】我国陕西、河南、湖北、四川等省区。

【性味】性平、味苦，无毒。

【成分】根含皂苷，主成分为薯蓣皂苷及薯蓣毒素等。

【效用】1. 为利尿消炎药，用于疮毒、梅毒、风湿性关节炎等。

2. 泻湿热，疗淋浊，治水泻、阴茎中痛、痔瘘。

【用量及用法】内服一日量 9~24g，作煎剂。

【附方】萆薢15g，石菖蒲12g，益智仁12g，茯苓9g，生甘草6g，戎盐1g，水600mL，煎至400mL，一日二三回分服。（治慢性淋浊。编者经验方）

蛞　蝓

（异名：鼻涕虫、无壳蜗蠃、石夹子、蜒蚰螺）

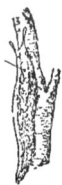

【学名】Agriolimaxagrestis Linnaeus

【基本】属腹足类，为有肺之软体动物，生于阴湿之垣下砂石间。形如蜗牛而不负壳，头上有触角一对，背面有黑网状纹，右侧有呼吸孔。一般区别是负壳者为蜗牛，无壳者为蛞蝓，均供药用。

【产地】我国大部分省区。

【性味】性寒、味咸，无毒。

【效用】1. 为消炎解痉药，治颜面痉挛等。外用治脱肛、痔肿及蛇虫咬伤。

2. 治贼风㖞僻、脱肛、惊痫、挛缩，解蜈蚣蝎毒。

【用量及用法】内服一日量3~5条，焙干研细末作散剂或作黑烧。外用涂敷患部。

【附方】大蛞蝓1~2条，用70%酒精浸洗消毒后，用消毒乳杯研烂，加入梅花冰片少许，涂敷患部。（治痔疮肿痛、蛇虫咬伤。编者经验方）

蛤 蟆

（异名：虾蟆、土蛙）

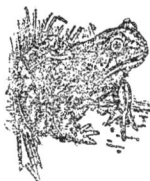

【学名】Rana rugosa Schleg.

【科属及形态】赤蛙科。略似青蛙，背面灰黑色，杂有黑点，皮面有小疣。幼时称蝌蚪。蛤蟆皮与肉及蝌蚪均供药用。

【产地】我国大部分省区。

【性味】性凉、味辛，有毒。

【效用】1. 为解热消炎药，治热疖、疮毒、痢疾。其皮外贴治恶疮。

2. 治热狂，解烦热，贴恶疮，涂热结肿毒。

【用量及用法】解热消炎时，用酱油浸煮服，一日用蛤蟆肉1~2只。治痢疾时，将蛤蟆肉作黑烧，一回1~3g，一日三次，温开水送服。蝌蚪一日量约一小杯，洗净后吞服。蛤蟆皮外贴治外科感染性疾患，一日一回。本品有毒性，务必在医师严格指导下使用。

【附方】刚孵化出的蝌蚪，约一小杯，先用冷开水冲洗三次，再用煮开之盐汤冲洗后，分数次吞服。（防治夏季皮肤热疖等。编者经验方）

蛤 壳

（异名：海蛤壳）

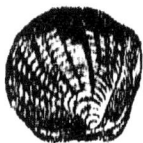

【学名】Meretrix meretrix Linnaeus

【科属及形态】海蛤壳为蚌壳类海蛤之贝壳。种类甚多。其壳经海水磨砺或漂至海边，多集于沙土中。海蛤壳研粉供药用。

【产地】我国各沿海地区。

【性味】海蛤壳：性平、味苦咸，无毒。

【成分】蛤肉含肝糖、蛋白质、脂肪及多种维生素等。

【效用】1. 海蛤壳（研细粉末）：能补肺止酸，用于喘息、胃酸过多等。

2. 海蛤粉：主治咳逆上气、喘息、烦满、胸痛、发热。

【用量及用法】海蛤：内服一日量 6～9g，作散剂或丸剂。

【附方】海蛤壳 300g，橘皮 150g，各自焙燥研细末，混和拌匀。每回 1～3g，一日三回，食前温开水送服。（治慢性胃炎、胃溃疡、胃酸过多。编者经验方）

蛤 蚧

（异名：仙蟾、蛤蟹）

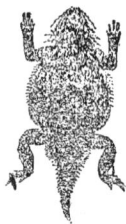

【学名】Gekko gecko L

【科属及形态】脊椎动物，爬虫类，蜥蝎类。头似蛤蟆，土黄色，皮糙。体长三四寸。雄者为蛤，雌者为蚧。用其尾入药。

【产地】我国广东、广西、福建、云南、台湾等省区。

【性味】性温、味咸，有小毒。

【效用】1. 为强壮利尿、止咳平喘药，治老人衰弱性喘咳、肺气肿、小便频数、足膝痿弱、浮肿等。

2. 治肺痨传尸、久咳嗽，杀鬼物邪气，下淋沥，通水道。

【用量及用法】雌雄成对合用，尾：内服每日约 1～3g，作散剂，或用其身部 3～6g，作煎剂或散剂，但效力以尾为胜。

【附方】蛤蚧尾 12 对，沉香 50g，东北人参 80g，共研细粉，混和拌匀，每服 1～3g，一日二回，温开水送服。（治心脏衰弱、喘咳气逆、面浮肢肿。编者经验方）

雄　黄

（异名：石黄、雄精、熏黄、黄金石）

【基本】属砷矿斜方晶系之小斜状结晶矿石，半透明之固体，产于火山喷火口之附近，供药用。

【产地】我国甘肃、湖北、湖南、贵州、云南、四川等省区。

【性味】性温、味微苦辛，微毒。

【成分】雄黄主要含硫化砷及少量其他重金属盐。

【效用】1. 常为外用药，疗疥癣恶疮，又为蛇虫螫伤之解毒药。

2. 外用燥湿杀虫，疗疥癣。内服劫痰，解毒，治惊痫。

【用量及用法】内服一日量 1.5～3g，作散剂或丸剂。外用研细末涂患部。

【附方】透明雄黄如豆大者 7 粒，每粒用红枣去核包裹之，炭火上煅存性，研细末，取适量涂患部。（治坏疽性齿龈炎。编者经验方）

博　落　回

（异名：落回、勃勒回、号筒草）

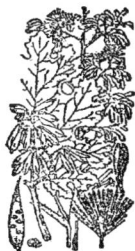

【学名】Macleya cordata R. Br.

【科属及形态】罂粟科，多年生草本植物。茎高可达三尺，叶圆心脏形。夏日开白色小花，有时带红色，果实为长椭圆形扁蒴果。全草与果实供药用。

【产地】我国江苏、安徽、江西、浙江、福建、湖南等省区。

【性味】性寒、味苦，有大毒。

【成分】果实含原鸦片碱、白屈菜红碱及 β – 类白屈菜碱等。

【效用】1. 为杀虫药，外用治一切恶疮及皮肤病。

2. 杀精魅，治蛊毒，消瘿瘤、疮瘘、癞风恶疮。

【用量及用法】本品只供外用，不可内服。因有毒性，务必在医师严格指导下使用。

【附方】博落回全草适量，烧存性，研细末，用豆油调涂患部。（治慢性下肢溃疡。编者经验方）

酢 浆 草

（异名：酢浆、三叶酸、三角酸、小酸茅）

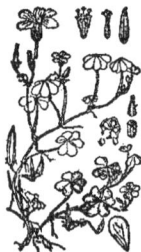

【学名】Oxalis corniculata L.

【科属及形态】酢浆草科，多年生草本植物。茎细而柔弱，匍匐在地，叶呈倒心脏形。自春至秋，叶腋出花梗，开黄色小形花。果实圆柱形。全草供药用。

【产地】我国各省区。

【性味】性寒、味酸，无毒。

【成分】全草含草酸盐、柠檬酸、酒石酸、苹果酸等。

【效用】1. 为消炎利尿药，内服治泌尿道感染等，茎叶捣汁涂敷治疥癣诸疮。

2. 杀诸小虫，疗疥癣恶疮，解热渴，主小便诸淋、赤白带下。

【用量及用法】内服一日量 9～42g，作煎剂。外用捣汁涂患部，或煎汤涂敷患部。

【附方】酢浆草 30g，车前草 30g，甘草梢 6g，水 800mL，煎至 600mL，一日二三回分服。（治泌尿道感染。编者经验方）

鹅不食草

（异名：天胡荽、野园荽、鸡肠草）

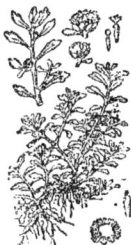

【学名】Myriogyne minima Less.

【科属及形态】菊科，一年生草本植物。茎高二三寸，匍匐地面，叶呈篦形。夏秋间于叶腋着生圆球状的绿色头状花。全草供药用。

【产地】我国南方各省区。

【性味】性寒、味辛，无毒。

【成分】全草含精油、石胡荽酸、苦味质、维生素 A 等。

【效用】1. 为抗黏膜炎症、抗过敏药，用于慢性鼻炎、鼻息肉等所致的鼻塞等，并治头痛、喘息、疟疾等，均以搐鼻方法而奏效。

2. 通鼻气，利九窍，吐风痰。疗痔，解毒，明目，散目赤虚翳、耳聋头痛、鼻塞，并散疮肿。

【用量及用法】内服一日量 6～9g。外用捣汁涂患部。

【用法与疗效】取新鲜鹅不食草适量，捻成团，填鼻内，初感喷嚏，宜稍忍耐，塞入过一夜，能止慢性间日疟及三日疟。编者曾试过，确实有效。或用干者研细粉，搐鼻内，治鼻塞也有效。

翘　摇

（异名：紫云英、野蚕豆、花草子、荷花郎）

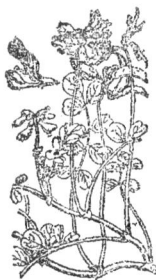

【学名】Astragalus sinicus L.

【科属及形态】豆科，多年生草本植物。茎匍匐横卧地面，叶为羽状复叶，开紫红色蝶形花，间或白色。果实为荚果。全草供药用。

【产地】我国江苏、浙江、江西、四川等省区。

【性味】性平、味辛，无毒。

【成分】全草含大巢菜子苷酶、尿囊素酶及大量维生素 C 等。

【效用】1. 因含大量维生素 C，可治坏血病。

2. 利五脏，明耳目，去热风。捣汁服，治五种黄病。

【用量及用法】内服一日量，鲜品 9～30g，捣汁服用，或作菜蔬煮食之；也可用干品作煎剂，内服一日量 6～15g。

【附方】鲜翘摇全草每回 9～30g，洗净，切细，捣汁服，一日数回，凉开水送服。（治齿龈出血。编者经验方）

棕　桐

（异名：棕枏）

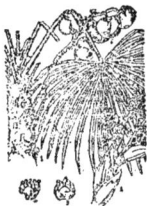

【学名】Trachycarpus fortunei（Hook.）H. Wendl.

【科属及形态】棕桐科，常绿乔木。茎高至一二丈。叶呈掌状分裂。花小，淡黄色。其纤维状皮在于叶之基部而包茎者，称为棕毛。叶、花及棕毛均供药用。

【产地】我国中部及南部之大部分省区。

【性味】性平、味苦涩，无毒。

【成分】叶、花及棕毛均富含鞣质。

【效用】1. 为收敛止血药，用于子宫出血、肠出血等。外用可治金疮、疥癣。叶及花亦有预防脑溢血之功。

2. 涩肠，固脱，泻热止血，破癥，治肠风、赤白痢、崩中。

【用量及用法】叶或花：内服一日量 9～30g，作茶剂，也可烧存性（黑烧）使用。棕毛：内服一日量 6～12g，作煎剂。

【附方】棕桐叶 15g，槐花 9g，决明子（炒）12g，作一日量，煎汤代茶。（治高血压，预防脑血管意外。编者经验方）

楮　实

（异名：谷实、谷桑、楮桃、斑谷）

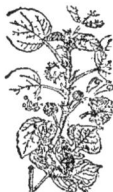

【学名】Broussonetia papyrifera（L.）Vent.

【科属及形态】桑科，落叶乔木。叶似桑叶无毛，花单性，结实呈球状。根皮及果实均供药用。

【产地】我国大部分省区。

【性味】性寒、味甘，无毒。

【成分】根皮及果实含碳酸钙、蜡酸、脂肪酶、蛋白酶及酵素等。

【效用】1. 根皮：为利尿药，治水肿等。果实：为强壮、利尿、健胃药，治阳痿、尿频、下肢浮肿等。

2. 根皮：逐水，消水肿。果实：益气、壮阳，治阳痿、水肿。

【用量及用法】根皮或果实：内服一日量6～15g，作煎剂。

【附方】楮实12g，茯苓12g，杜仲9g，小茴香3g，白术9g，水600mL，煎至400mL，一日二三回分服。（治中高龄者之小便不利、下肢浮肿等。编者经验方）

萱　花

（异名：忘忧、宜男、黄花菜、金针菜）

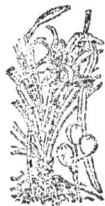

【学名】Hemreocallis fulva L.

【科属及形态】百合科，多年生草本植物。夏月茎梢着以数花，朝开夕萎。农圃栽植，花供药用。

【产地】我国大部分省区。

【性味】性凉、味甘，无毒。

【成分】花含天冬酰胺及秋水仙碱等。

【效用】1. 为消炎、利尿、健胃药，治乳腺炎、浮肿等。

2. 去湿热，利胸膈，安五脏。

【用量及用法】内服一日量9～15g，作煎剂。外用捣烂涂敷患部。

【附方】萱花 12g，蒲公英 12g，乌蔹莓 9g，水 600mL，煎至 400mL，一日二三回分服；也可同时用鲜萱草花适量，捣烂涂敷患部。（治乳腺炎、局部肿痛。编者经验方）

萹 蓄

（异名：扁辨、扁蔓、道生草、扁竹）

【学名】Polygonum aviculare L.

【科属及形态】蓼科，一年生草本植物。叶呈长椭圆形。夏月自各叶腋间开淡红或带青白色之小花。全草供药用。

【产地】我国各省区。

【性味】性平、味苦，无毒。

【成分】全草含氧化蒽醌、鞣质、树脂、蜡、精油、黄酮等。

【效用】1 为利尿消炎、镇痛止痒药，治黄疸、女子阴癣，并用于膀胱炎及淋病所致的排尿异常、尿道刺痛，以及痔疮肿痛等。

2. 治蚘杀虫，通淋，利小便，治黄疸，疗淋病。

【用量及用法】内服一日量 6～15g，作煎剂。

【附方】萹蓄 15g，飞滑石 12g，木通 6g，土茯苓 9g，海金沙 12g，水 600mL，煎至 400mL，一日二三回分服。（治膀胱炎、淋病。编者经验方）

葛 根

（异名：鸡齐、鹿藿、黄斤）

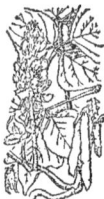

【学名】Pueraria lobata（Willd.）Ohwi

【科属及形态】豆科植物，多年生蔓草。叶合三片小叶而成小形复叶，秋日排列赤紫色蝶形花，果实为长而扁平之荚果。根供药用。

【产地】我国河北、山东、湖北、江西、江苏、浙江等省区。

【性味】性平、味甘淡，无毒。

【成分】根含多种黄酮类成分，主成分为大豆素、大豆苷等。

【效用】1. 为发汗解热之要药，治热性病、头痛、项强、肩凝等。

2. 解肌，退热，止渴，发汗，主消渴、身大热、呕吐、诸痹。

【用量及用法】内服一日量 9 ~ 15g，作煎剂，也可研细末涂敷患部。

【附方】葛根 100g，天花粉 50g，滑石 100g，共研细末，拌匀，取适量撒在患部。（治汗疹、湿疹。编者经验方）

葱　白

（异名：菜伯、和事草、鹿胎）

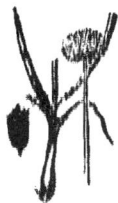

【学名】Allium fistulosum L.

【科属及形态】百合科，多年生草本植物。叶中空成管状，高至尺许。花自叶上抽出，顶端生如囊之苞，初现绿色，旋成无数之小花，带白色。根部白茎供药用。

【产地】我国各省区。

【性味】性平、味辛，无毒。

【成分】根部白茎含水溶性果胶、硫胺素、尼克酸及大蒜素等。

【效用】1. 为发汗止痛、健胃驱虫药，促进消化液之分泌，预防肠道寄生虫；又治关节痛、感冒初期、头痛鼻塞。

2. 发表，和里，通阳，治寒热、浮肿，安胎，杀百药毒。

【用量及用法】内服每次 30 ~ 60g，煎汤，或捣烂热水冲服之，也可乘热熏鼻。外用不拘分量。

【附方】葱白 30g，防风 9g，生姜 6g，茶叶 3g，水 400mL，煎沸后用文火再煎 5 分钟，去渣，乘热顿服，被覆卧取汗。（治初期之感冒，伴有头痛、乏力、鼻塞等。编者经验方）

葶 苈 子

（异名：丁苈、狗荠、箪蒿、大适）

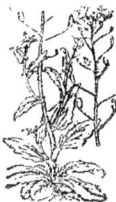

【学名】Lepidium apetalum Willd.

【科属及形态】十字花科，越年生草本植物。茎及叶有细毛，叶呈长卵形或椭圆形。春月开花呈黄色。果实为荚角，呈椭圆形。种子供药用。

【产地】我国大部分省区。

【性味】性寒、味辛，无毒。

【成分】种子含脂肪油、芥子苷、蛋白质、糖类等。

【效用】1. 为泻下利尿药，能治各种水肿及渗出性胸膜炎，也用于慢性支气管炎之咳嗽、喘息等。患者多属壮实体格。

2. 通利水道，逐皮间邪水、肺痈、咳逆、胸中痰饮等。

【用量及用法】内服一日量 4.5 ~ 12g，作煎剂、散剂或丸剂。

【附方】葶苈子（炒）200g，牵牛子200g，杏仁200g，椒目（炒）50g，共研细末，拌匀，水泛为丸，每回 2 ~ 3g，一日三回，温开水送服。（治水肿、喘满。编者经验方）

落 花 生

（异名：长生果、及地果、番果、唐人豆）

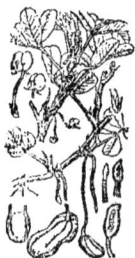

【学名】Arachis hypogaea L.

【科属及形态】豆科，一年生草本植物。茎匍匐在地，叶为羽状复叶，有小叶四片。夏秋间开黄色小花。果肉供药用。

【产地】我国大部分省区。

【性味】性平、味甘，无毒。

【成分】果肉含蛋白质、脂肪油、卵磷脂、甜菜碱、胆碱等。

【效用】1. 炒熟果肉：治脚气及产妇乳汁缺乏。生花生米（带衣用）治贫血、血小板减少。

2. 甘温养胃，调气耐饥，润肺，补脾。

【用量及用法】生花生果肉，内服一日量 30～120g，作煎剂。

【附方】生花生米（带衣用）60g，赤小豆 45g，红枣 30g，鸡血藤 12g，骨碎补 12g，水 1000mL，煎至 600mL，一日三四回分服。（治贫血、血小板减少等。编者经验方）

葡　萄

（异名：莆萄、草龙珠）

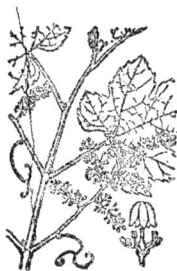

【学名】Vitis vinifera L.

【科属及形态】葡萄科，蔓性灌木。叶浅，掌状分裂。初夏新枝上与叶对生花穗，簇生细花，黄绿色。至秋日果实成熟，呈紫褐色、黑色，或黄绿色。根、藤叶、果实均供药用。

【产地】我国大部分省区均产，以新疆为最多。

【性味】性平、味酸甘，无毒。

【成分】果汁含糖类、多种维生素、蛋白质及白藜芦醇等。

【效用】1. 根及藤叶为止呕安胎、利尿消肿药，治妊娠恶阻、孕妇胎动不安、浮肿。果实治消化系统与泌尿系统之炎症。

2. 滋阴补血，强健筋骨，通利小便。

【用量及用法】根及藤叶：内服干者一日量 6～15g，作煎剂，或制成鲜汁饮用。鲜葡萄：内服一日量 30～90g，作煎剂。

【附方】鲜葡萄果实、鲜车前草各 50g，水 800mL，煎至 600mL，一日三四回分服。（治急性泌尿道感染。编者经验方）

葫　芦

（异名：瓠瓜、匏瓜、壶芦、蒲芦）

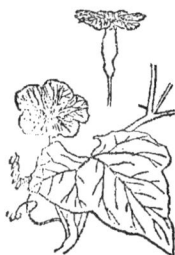

【学名】Lagenaria siceraria（Molina）Standl.

【科属及形态】葫芦科，一年生攀缘草本。叶呈圆心脏形。夏日开白色花，浆果中间有腰束，果实（葫芦）供药用。

【产地】我国各省区。

【性味】性平、味甘，无毒。

【成分】果实含糖分、脂肪、维生素 C_1、植物皂苷等。

【效用】1. 为利尿药，治颜面浮肿。

2. 治消渴、恶疮，利小肠，治石淋，润心肺。

【用量及用法】陈葫芦壳：一日量 15～30g，作煎剂，也可将鲜葫芦捣烂制成鲜汁饮用。

【附方】鲜葫芦 1 个，捣烂，绞取汁液。每回取 1 小杯，加入少量麦芽糖调服。（治疲倦体重、颜面浮肿、小便量少、肺燥咳嗽等。编者经验方）

十 三 画

椿 根 白 皮

椿（异名：香椿）

樗（异名：臭椿）

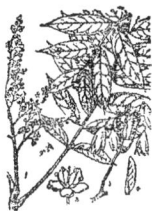

【学名】椿：Toona sinensis（A. Juss.）Roem.

樗：Ailanthus altissima（Mill.）Swingle.

【科属及形态】香椿树与臭椿树均为楝科，落叶乔木，高数丈。叶为羽状复叶，夏季开小白花，后结黄褐色钟状果实。椿根白皮系香椿树之根皮，皮色赤而香，樗根白皮系臭椿树之根皮，皮色白而臭，均供药用。

【性味】椿根白皮：性寒、味苦涩，无毒。樗根白皮：性温、味苦，无毒。

【成分】椿根白皮含苦味质、棕榈醇、植物甾醇等。

【效用】1. 为苦味健胃、收敛、消炎、止血药，内服治妇人子宫出血及产后出血、肠炎、赤痢、肠出血、泌尿道炎症等，煎汤洗皮肤疾患。

2. 燥湿，清热，涩肠，治赤白久痢、女子血崩、赤白带。

【用量及用法】内服一日量 6～15g，作煎剂。

【附方】椿根白皮研细粉，秤取净末 100g，水飞滑石粉 50g，银花（焙）研粉 50g，混和拌匀，水泛为丸，每回 3～6g，一日三回，温开水送服。（治慢性赤痢、便血。编者经验方）

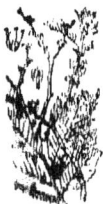

榆 白 皮

（异名：零榆）

【学名】Uimus japonica Sarg.

【科属及形态】榆科，落叶乔木。叶呈椭圆形或倒卵形。花细小攒簇。果实扁圆，有似膜之翅，中藏扁平形之种子，名榆荚仁。根皮供药用。

【产地】我国大部分省区。

【性味】性平、味甘，无毒。

【成分】根皮含谷甾醇等。

【效用】1. 榆白皮为利尿、止咳、祛痰药，治尿道感染、哮喘、咳嗽、痰黏不易咳出。煎汤外用治疥癣、顽癣等皮肤疾患。

2. 利大小便，治水肿、嗣喘，捣涎敷癣疮。

【用量及用法】内服一日量 12 ~ 30g，作煎剂。

【附方】榆根白皮 15g，莱菔子 12g，水 500mL，煎至 300mL，一日二回分服。（治哮喘、咳嗽、痰黏不易咳出。编者经验方）

滑 石

（异名：原滑石、飞滑石、滑石粉）

【科属及形态】为单斜形之矿石。多数为纤维状、块状、粒状或叶状，间有斜方柱状结晶休者。无色者少，多为青、白、黄、灰绿或银灰诸色。滑石供药用。

【产地】我国辽宁、江西、山东、广西、青海等省区。

【性味】性寒、味甘，无毒。

【成分】滑石含水硅酸镁，并夹有黏土、石灰及铁等。

【效用】1. 多用作撒布剂，助皮肤滑泽，保持干燥，又为利尿消炎药，用于尿道感染、膀胱结石导致的疼痛、出血等，以及肠炎腹泻等。

2. 滑利窍，逐湿热，治泻痢，通淋闭，利小便，止渴。

【用量及用法】内服一日量 12～18g，作煎剂。或作散剂冲服，一日量 3～6g。

【附方】滑石 200g，黄柏 200g，生甘草 100g，共研细末拌匀，每回 3～6g，一日三回，食前温开水送服。（治肠炎、水泻、口渴、小便不利。编者经验方）

硼　砂

（异名：蓬砂、鹏砂、盆砂）

【学名】Borax

【基本】硼砂为产于矿中之无色透明棱柱状小晶块，于空气中能风化，能溶于水，热之则失却结晶水，成为白色海绵状物质，再加热则熔化成为透明玻璃状块，入药以白如明矾者良。

【产地】我国青海、辽宁、山东、河南等省区。

【性味】性凉、味苦辛，无毒。

【成分】硼砂主要含四硼酸钠。

【效用】1. 为防腐消毒药，作撒布料（吹药）或丸剂，用于口内炎、齿龈炎、咽喉炎等。

2. 生津液，去口气，治恶疮及口齿诸病，消障翳，疗喉痹。

【用量及用法】药量视情形而定，作散剂、液剂、丸剂，需参考处方而定其分量。

【附方】硼砂、乌梅等分，捣为丸如芡实大，每用时含口中，嚼化一丸。（治咽喉炎、扁桃体炎、咽部肿痛。编者经验方）

瑞　香

（异名：睡香、紫丁香、蓬莱紫）

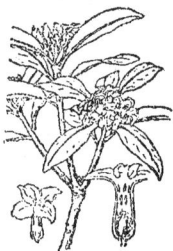

【学名】Daphne odora Th.

【科属及形态】瑞香科，常绿灌木。茎高三尺余，叶呈披针形，冬日叶间簇生花蕾，至春分时开放，花萼内白色，外紫赤色。根皮供药用。

【产地】我国长江流域以南各省区。

【性味】性寒、味甘，无毒。

【成分】根皮含瑞香苷、白瑞香酸及伞形花内酯等。

【效用】1. 为消炎止痛药，治风湿性关节炎及皮肤疮疡。外用将根皮研成粉末，敷于疮疡患部。

2. 治骨痛，疗喉痹，治梅毒。

【用量及用法】内服一日量 3～12g，作煎剂。

【附方】瑞香根皮 12g，虎杖 9g，威灵仙 6g，水 600mL，煎至 400mL，一日二三回分服。（治风湿性关节炎。编者经验方）

蜂　蜜

（异名：石蜜、蜜糖、百花精、灵雀蜜）

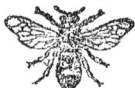

【学名】Apis cerana Fabricius

【基本】蜂蜜是蜜蜂将采集的植物花蜜或分泌物经过充分酿造而贮存在蜂巢内的甜性物质。它是一种甜而有黏性的、透明或半透明的液体。蜂蜜供药用。

【产地】我国大部分省区。

【性味】性平、味甘，无毒。

【成分】蜂蜜含葡萄糖、蚁酸、蛋白质、酶及多种维生素等。

【效用】1. 为镇咳、缓下、镇痛、强心药，也用于消化性溃疡。

2. 补中益气，润燥滑肠，除心烦，疗口疮，止痛，解毒。

【用量及用法】内服一日量 30～60g，温水溶为液剂或作丸剂。

【附方】蜂蜜 60g，生甘草 12g，陈皮 6g，水 400mL，先煎甘草、陈皮至 300mL，去渣，冲入蜂蜜，一日三四回分服。（治胃及十二指肠溃疡。编者经验方）

蜈　蚣

（异名：百足、天龙）

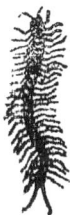

【学名】Scolopendra subspinipes mutilans L. Koch

【科属及形态】蜈蚣科。体长而扁，由多数同形环节而成，背面暗绿色，腹面黄褐。虫之全身供药用。

【产地】我国河南、湖北、湖南、江苏、浙江、安徽等省区。

【性味】性温、味辛，有毒。

【成分】蜈蚣含组胺样物质、溶血性蛋白质及蚁酸等。

【效用】1. 为镇静、解痉、消炎药，治小儿惊风，并治风湿性关节炎等。

2. 主小儿惊痫风、搐搦、脐风口噤、丹毒、痔瘘。

【用量及用法】内服一日量 0.3 ~ 1.2g，作散剂、黑烧剂。本品有毒性，务必在医师严格指导下使用。

【附方】蜈蚣不拘多少，去头足，焙燥研细末，生甘草粉等分，水泛为丸，每回 1g，一日二回，食后温开水送服。（治颜面神经麻痹、风湿性关节炎、小儿痉挛惊抽等。编者经验方）

路　路　通

（异名：九空子、枫果、枫实）

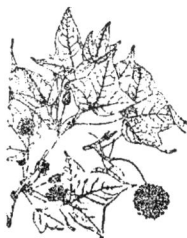

【学名】Liquidambar formosana Hance.

【科属及形态】金缕梅科，落叶乔木。果实外面有刺，如栗球，多孔穴如蜂巢。树脂名枫香脂，又名白胶香。果实与树脂均供药用。

【产地】我国大部分省区。

【性味】性平、味苦涩，无毒。

【成分】果实含苏合香素、环氧苏合香素、氧化丁香烯等。

【效用】1. 果实：为镇痛、收敛、消炎药，用于遍身痹痛、拘挛等。烧存性（黑烧）外用于皮肤湿癣、痔漏等。树脂：为镇痛、消炎、排脓药，治腰腿疼痛及各种感染性疾患。

2. 果实：辟瘴，祛瘟，明目，除湿、手足痛、腰痛等。树脂：止痛，解毒，生肌，主金疮、吐衄、咯血。

【用量及用法】果实：内服一日量 9～12g，作煎剂或酒剂。树脂：内服一日量 3～6g，作散剂或丸剂。

【附方】路路通 12g，独活 9g，桑寄生 6g，杜仲叶 6g，水 600mL，煎至 400mL，一日二三回分服。（治腰腿疼痛、肌肉拘挛。编者经验方）

雷　丸

（异名：雷实、雷天）

【学名】Omphalia lapidescens Schroet.

【科属及形态】寄生菌蕈类。概生于竹林土中，系寄生于竹根，其状如猪苓而小。干燥之市售品如指头大之不整形块状物，质坚硬，外皮黑褐色，内部白色，供药用。

【产地】我国大部分省区。

【性味】性寒、味苦，有小毒。

【成分】雷丸含蛋白水解酶，亦称雷丸素。

【效用】1. 为驱除肠寄生虫药。

2. 杀三虫，逐毒气，治小儿百病、结积、蛊毒、寸白虫自出。

【用量及用法】内服一日量 15～21g，作散剂或丸剂。（雷丸不可加热，一般研粉服，驱虫之作用力著）

【附方】雷丸 200g，焙干研成细末，每次 3～6g，用温开水加蜂蜜少许调服。一日三回，连服三日。第四天服硫酸镁 15～20g。（驱绦虫病。编者经验方）

蓬 蒿

（异名：茼蒿、春菊）

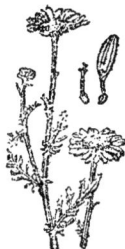

【学名】Chrysanthemum coronarium L.

【科属及形态】菊科，二年生草本植物。茎高约二三寸，叶呈羽状深裂。夏日开头状花，色黄，间或色白。茎叶供药用。

【产地】我国大部分省区。

【性味】性平、味辛甘，无毒。

【成分】茎叶含天门冬素、多种维生素及丰富的钙、铁等。

【效用】1. 为祛痰健胃药，治感冒咳嗽痰多、慢性胃肠炎、便秘等。

2. 安心气，养脾胃，消痰饮，利肠胃。

【用量及用法】煮作菜蔬食，分量不拘。

【附方】鲜蓬蒿适量，煮作菜蔬食。（治感冒咳嗽、痰多、便秘等。编者经验方）

槐 花

（异名：槐。花名槐米。果实名槐角）

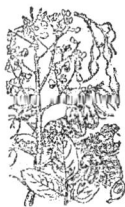

【学名】Sophora japonica L.

【科属及形态】槐树为豆科，落叶乔木。高二三丈。叶呈羽状复叶。初夏梢头开花成穗，蝶形花冠，果实为长荚果。花、果实（槐角）均供药用。

【产地】我国山东、湖北、安徽、浙江等省区。

【性味】花及果实：性平、味苦，无毒。

【成分】花及果实含芸香苷，加水分解则成槲皮素与葡萄糖。

【效用】1. 槐花：为收敛止血药，用于痔疮、胃肠、膀胱、子宫等出血，并可预防中风。

槐角（果实）：功效与花相同，用于痔疾出血，也治高血压、妇人子宫颈炎。

2. 槐花：泻热，凉血，治五痔、目赤、肠风下血、赤白痢疾。

槐角：祛风解热，治肠风便血，疗内外五痔、妇女乳瘕。

【用量及用法】花与果实：内服一日量 9～15g，作煎剂、丸剂或散剂。

【附方】槐角 500g，黄连 500g，共研细末，炼蜜为丸，每回 3～5g，一日三回，食后温开水送服。(治脑部充血、血压偏高。编者经验方)

福 寿 草

（异名：侧金盏花、元日草）

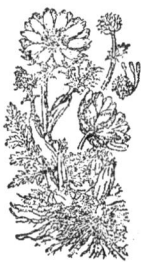

【学名】Adonis amurensis Reget et Radd.

【科属及形态】毛茛科，多年生草本植物。叶呈线状披针形。花呈黄色，结短小的绿色瘦果。全草供药用。

【产地】我国东北等省区。

【性味】性平、味苦，有小毒。

【成分】全草含无色无晶形阿多宁等。

【效用】1. 强心，利尿，治心悸症、充血性心力衰竭、心脏机能不全引起的水肿。

2. 镇静安神，宽胸安眠，主心悸、胸闷、水肿。

【用量及用法】内服一日量 2～3g，作煎剂。

蒲 公 英

（异名：黄花地丁、奶汁草）

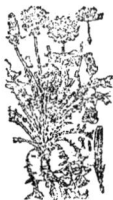

【学名】Taraxacum mongolicum Hand – Mzt.

【科属及形态】菊科，多年生草本植物。叶呈倒披针形。春月叶丛之间生花茎，顶上着一头状花序，果实为瘦果。茎叶及根均供药用。

【产地】我国大部分省区。

【性味】性平、味苦，无毒。

【成分】全草含蒲公英甾醇、胆碱、菊糖和果胶等。

【效用】1. 茎叶及根为健胃、解热、消炎、止痛、催乳药。小剂量用于消化不良、胃炎、胃痛等。大剂量治疗疔疮肿毒、乳腺炎等。鲜草捣汁外用解蛇虫咬毒。

2. 解热毒滞气，消乳痈、结核、乳房肿痛，解食毒，散恶疮。

【用量及用法】内服一日量，健胃用 1.5 ~ 4.5g，消炎解毒用 6 ~ 30g，作煎剂。

【附方】蒲公英（全草或根）30g，忍冬花 12g，水 600mL，煎至 400mL，一日二三回分服。（治乳汁郁滞、乳腺肿痛。编者经验方）

蒲 黄

（异名：香蒲、甘蒲、中央粉、金簪草、醮石）

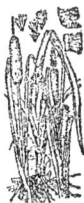

【学名】Typha orientalis Preel

【科属及形态】香蒲科，多年生草本植物。茎高至三五尺。叶呈广线形。夏日顶生雌雄花，呈肉穗状花序。花粉供药用。

【产地】我国大部分省区。

【性味】性凉、味甘辛，无毒。

【成分】花粉含 n – 二十五烷、硬脂酸、黄酮类等。

【效用】1. 为止血、消炎、利尿药，用于吐血、衄血、尿血、妇人子宫出血、痔出血等。外用治创伤、湿疹等。

2. 生蒲黄：行血消瘀，通经利水，祛膀胱之热，疗跌打损伤、疮疖诸肿。炒黑：止血，治一切血病、崩带泄精等。

【用量及用法】内服一日量 6 ~ 12g，作煎剂或散剂。外用涂敷患部。

【附方】蒲黄 9g，阿胶 6g，甘草 3g，水 600mL，煎至 400mL，一日二三回分服。（治各种出血。编者经验方）

蒺 藜

（异名：旁通、屈人、止行、休羽茨）

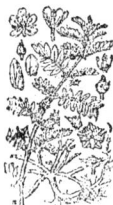

【学名】Tribulus terrestris L.

【科属及形态】蒺藜科，一年生草本植物。茎偃卧布地如蔓状。叶呈长椭圆形。夏日叶腋抽花梗，着黄色之小堇花。果实如菱。药市以刺蒺藜为白蒺藜，沙苑蒺藜为潼蒺藜，均供药用。

【产地】我国大部分省区。

【性味】刺蒺藜：性温、味苦辛，无毒。

潼蒺藜：性温、味苦甘，无毒。

【成分】果实含山柰酚、刺蒺藜苷、木犀草素和芦丁等。

【效用】1. 刺蒺藜：为强壮、通乳、通经药，治诸疡。

潼蒺藜：为滋养强壮、固精缩尿药，治遗精尿频、头晕眼花、神经衰弱，并有收缩子宫等作用。

2. 刺蒺藜：平肝息风，泻肺胜湿，破恶血、癥积、喉痹。

潼蒺藜：强阴固精，功专补肾。

【用量及用法】内服一日量 6～12g，作煎剂或散剂。

【附方】刺蒺藜 12g，当归 9g，水 500mL，煎至 300mL，一日二回分服，服时冲入热黄酒半小杯，以助药力。（治月经困难、痛经。编者经验方）

蓖 麻 子

（异名：茈麻、草麻子）

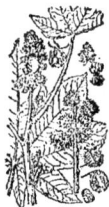

【学名】Ricinus communis L.

【科属及形态】大戟科，一年生草本植物。茎高六七尺至丈余，茎圆而中空如竹。叶状如楯。梢端或叶腋抽出花梗，雌花之花柱在上，雄花在下。种子为有刺之蒴果，供药用。

【产地】我国大部分省区。

【性味】性平、味甘辛，有小毒。

【成分】种子含蓖麻子酸、蓖麻子油酸、蛋白水解酶、植物酶等。

【效用】1. 蓖麻子油为泻下药。对于小儿消化不良、肠内有积滞时，或老人、妇女及病后衰弱之体均有效。外治捣敷恶疮肿毒。

2. 通窍道，泻积滞，消肿，拔毒。外敷治体虚者之便秘。

【用量及用法】蓖麻油：内服每日 30～60mL，小儿递减。生蓖麻子：因有毒性，不作内服用，外用分量不拘。

【附方】蓖麻子 30～50 粒，石蒜球根大者 1 个，同捣烂如泥，用纱布包两足底心。（治肾炎、水肿、腹水等。大约包 10 小时后，小便显著增多，12 小时换药一次，以尿多肿退为度。本方若与灸法同用，其效更佳。编者经验方）

十 四 画

榛 子

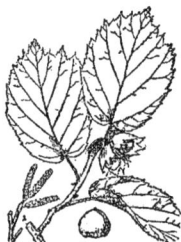

【学名】Corylus heterophylla Fisch.

【科属及形态】桦木科，落叶灌木或小乔木。茎高二丈许，小叶有腺毛，叶呈倒卵形。花呈黄褐色。果仁供药用。

【产地】我国大部分省区。

【性味】性平、味甘，无毒。

【成分】果仁富含油脂、蛋白质、碳水化合物、维生素 E 等。

【效用】1. 为滋养健胃药，治病后体弱、食欲不振。

2. 实肠胃，益气力。

【用量及用法】内服一日量 30~60g。本品可煮食，或作散剂。

【附方】榛子仁细末 30g，掺入藕粉 60g 内，用开水冲入后，加蜂蜜一匙调匀食用。（治病后体弱、食欲不振。编者经验方）

漆 树

（异名：黍、续命筒，药用名干漆）

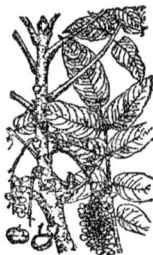

【学名】Rhus vernicifera Dc.

【科属及形态】漆树科，落叶乔木。茎高达二三丈，叶呈卵形或椭圆形。6 月间开黄绿色小花，果实为核果。其树之液汁为暗褐色浓稠液状，普通称生漆。漆液干涸后，名干漆。叶与干漆供药用。

【产地】我国陕西、河北、山东、广东、四川、云南等省区。

【性味】性温、味辛，无毒。

【成分】叶与干漆含蜡、山梗菜次碱、生茶碱及氢化漆酚等。

【效用】1. 叶与干漆为通经药，又可驱蛔虫。

2. 破血，消积，燥湿，杀虫。

【用量及用法】漆树叶：内服一日量 6 ~ 24g，作煎剂。干漆：内服一日量 3 ~ 6g，作黑烧剂或丸剂。

【附方】漆树叶 24g，水 500mL，煎至 300mL，一日二回分服。（驱蛔虫。编者经验方）

漏 芦

（异名：野兰、荚蒿、鬼油麻）

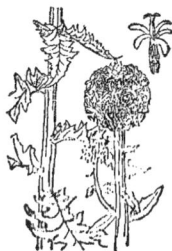

【学名】祁州漏芦 Rhaponticum uni – florum（L.）DC. 或禹州漏芦 Echinps latifolius Tausch.

【科属及形态】菊科，多年生草本植物。茎高三尺许。根生叶有柄。秋日开头状蓝紫色小花，花后结实，较罂粟子为小。根供药用。

【产地】祁州漏芦产我国北方大部分省区。禹州漏芦产我国河南、安徽、湖北等省区。

【性味】性寒、味苦咸，无毒。

【成分】祁州漏芦根含蓝刺头碱及蓝刺头宁碱等。

【效用】1. 为排脓、止血、催乳药，治疮疖诸肿、产妇乳汁不通等。

2. 主皮肤热毒、恶疮、疽痔、湿痹，下乳。

【用量及用法】内服一日量 6 ~ 18g，作煎剂或散剂。

【附方】漏芦 200g，蒲公英根 200g，焙燥，共研细粉拌匀，每回 3 ~ 6g。一日二三回，食后温开水送服。（治产妇乳汁不通。编者经验方）

熊　胆

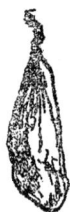

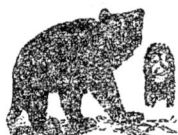

【学名】Ursus torquatus Schinz.

【基本】熊为熊科。全身黑色，喉下有白色新月形之轮，俗称"月轮"。收集此动物胆囊，干燥后供药用。

【产地】我国大部分省区。

【性味】性寒、味苦，无毒。

【成分】熊胆含熊去氧胆酸、牛磺熊去氧胆酸、牛磺鹅去氧胆酸等。

【效用】1. 为苦味健胃、镇静镇痛、镇痉解毒药，治胃痛、胆石疝痛、下痢、黄疸等。外涂痔疮肿痛。

2. 疗心胸痛、诸腹痛、诸痫、痢疾，止呕吐，治一切卒患。

【用量及用法】内服一日量0.5～3g，作散剂、丸剂或膏药。

【附方】熊胆500g，广郁金500g，姜黄500g，共研细末，茵陈蒿200g煎浓汁，制为丸剂，每回3～6g，一日三回，温开水送服。（治胆囊炎、胆石症。编者经验方）

蜘　蛛

（异名：网虫、扁蛛）

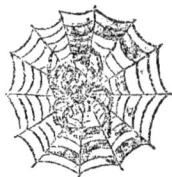

【学名】Araneus ventricosus（L. Koch）

【科属及形态】节肢动物，蜘蛛类，真蜘蛛目。体圆或椭圆或长形，全体分头、胸、腹三部，头之前端有口，背面有单眼二至八，大腮分二节，胸部有脚四对，末端为钩状，能运动，尖端开一毒腺口。蜘蛛去头足后供药用。

【产地】我国各省区。

【性味】性微寒、味苦，有小毒。

【效用】1. 为解毒、镇痉药，用于肠疝痛、睾丸炎。取汁用涂蛇伤，并治恶疮。

2. 治蛇虫咬伤，小儿大腹丁奚、阴狐疝气等。

【用量及用法】内服一次量 1～3g，焙燥研细末，作散剂或丸剂。

【附方】蜘蛛14个，去头足，焙燥研细粉，肉桂粉等分，拌匀，每回 0.6～1g，一日三回，温开水送服。（治急性睾丸炎。编者经验方）

豨 莶 草

（异名：希仙、火炊草、猪膏母、母猪油、西莶、黏糊草）

【学名】Siegesbeckia pubescens Makino.

【科属及形态】菊科，一年生草本植物。春生苗，至夏高二三尺。叶呈卵圆形而尖。秋日各枝梢出小黄花。嫩苗供药用。

【产地】我国大部分省区。

【性味】性寒、味苦辛，无毒。

【成分】嫩苗含豨莶四醇、生物碱、苦味质等。

【效用】1. 为解毒、镇痛、镇痉药，用丁风湿疼痛或半身不遂等症。鲜叶捣烂涂敷蛇虫咬伤。

2. 散风，燥湿，活血，止痛，利筋骨，治麻痹，疗疮疡。

【用量及用法】内服一日量 6～15g，作煎剂、丸剂或流膏剂。

【附方】豨莶草嫩苗 1000g，微焙为末，炼蜜为丸，每回 3～6g，一日三回，食后温开水送服。（治脑血管意外后半身不遂、口眼㖞斜等。编者经验方）

酸 枣 仁

（异名：山枣仁、酸枣、酸枣子、棘仁）

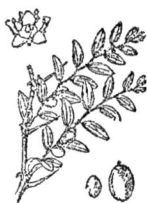

【学名】Zizyphus juuebra Mill.

【科属及形态】鼠李科，落叶灌木。叶呈卵形或卵状披针形。夏日叶腋生淡黄绿色小花。果实为椭圆形核果。核仁供药用。

【产地】我国大部分省区。

【性味】性平、味微甘，无毒。

【成分】核仁含当药素、白桦脂酸、酸枣仁皂苷、阿魏酸等。

【效用】1. 为滋养、强壮、镇静药，治不眠、烦躁等。

2. 补中益气，调营卫，缓阴血，生津液，悦颜色。

【用量及用法】内服一日量 6～15g，作煎剂。

【附方】酸枣仁 12g，夜交藤 9g，茯神 6g，水 600mL，煎至 400mL，一日二三回分服。（治神经衰弱、不眠症。编者经验方）

酸 浆

（异名：王母珠、洛神珠、灯笼草、挂金灯）

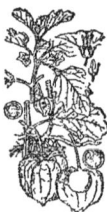

【学名】Physalis alkekengi L

【科属及形态】茄科，多年生草本植物。茎高二三尺。叶呈卵形。初夏开带黄白色小花，花后萼片膨大，内生肉质球形之浆果。全草、果实、根均供药用。

【产地】我国大部分省区。

【性味】性寒、味苦，无毒。

【成分】全草含酸浆苦素等。果实中含植物碱、枸橼酸等。

【效用】1. 全草与根：为利尿、镇咳、解热药，惟有堕胎之弊。果实：利尿、通便，治痛风等。

2. 解热，除烦，利尿。

【用量及用法】全草、果实、根：内服一日量 3～12g，作煎剂。

【附方】酸浆果实 9g，生甘草 3g，安南子 6g，玄参 6g，水 600mL，煎至 400mL，一日二三回分服。（治急性支气管炎、剧咳、喉痛、声嘎等。编者经验方）

罂　粟

（异名：莺粟、御米、罂子粟、米囊子、象谷）

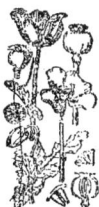

【学名】Papaver somniferum L.

【科属及形态】罂粟科，为壶状浆果。在未熟时之果上，刺破皮部，采取其乳状之渗出物，使自然干燥成团块，现暗棕色，是名鸦片。已被割取浆汁之果壳，名罂粟壳，均供药用。

【产地】我国北京、四川、陕西、贵州、河北、广东、福建、广西、海南等省区的药物研究单位有人工栽培，作研究用。

【性味】鸦片：苦、温，有毒。罂粟壳：性平、味酸涩，有毒。

【成分】鸦片含生物碱共 25 种，除吗啡外，在医药上较常用者为可卡因等。罂粟壳含吗啡、可待因、罂粟碱等生物碱。

【效用】1. 罂粟壳：为镇痛、镇静、止咳、止泻药，用于慢性下痢、肠出血、脱肛、腹痛、妇人白带、咳血及哮喘等症。

2. 敛肺，涩肠，固精，止泻，固脱肛，疗心腹筋骨诸痛。

【用量及用法】罂粟壳：内服一日量 3～6g，作煎剂或散剂。鸦片：内服一日量 0.02～0.1g，一日极量 0.5g，作丸或散剂。本品有毒性，务必在医师严格指导下使用。

【附方】罂粟壳 1 枚（去蒂膜），乌梅肉、大枣肉各 10 个，水 600mL，煎至 400mL，一日二三回分服。（治泄泻不止。编者经验方）

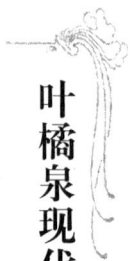

槟　榔

（异名：宾门、仁频、仁榔、洗瘴丹）

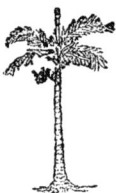

【学名】Areca catechu L.

【科属及形态】为棕榈科，常绿乔木。高达数丈，叶为羽状复叶，花为肉穗花序，结椭圆形之坚果，外包纤维性之皮，名大腹皮，果实有纹理名槟榔子。皮与果实均供药用。

【产地】我国云南、广东、海南、广西、福建、台湾等省区。

【性味】果实：性温、味苦辛，无毒。皮：性微温、味辛，无毒。

【成分】果实含槟榔碱、鞣质、红色素及无色矢车菊素等。

【效用】1. 槟榔子（果实）：为驱虫、健胃、收敛、止泻药。大腹皮（皮）：有利尿之效，治腹水。

2. 槟榔子：消食行痰，下水，杀虫，醒酒。大腹皮：下气行水。

【用量及用法】槟榔子：作驱虫时，成人内服一日量80～100g，儿童5～7岁内服一日量20～30g，作煎剂或散剂。大腹皮：内服一日量6～12g，作煎剂，或入丸剂或散剂。外用取适量煎水洗，或研细末涂敷患部。

注意：气虚体弱者慎服。

【附方】槟榔成人用80～100g，儿童5～7岁用20～30 g。水煎早晨空腹一回服用，3天后再服一回。（驱肠道寄生虫。编者经验方）

蝉　蜕

（异名：蝉退、蝉衣、蝉壳、蜩甲）

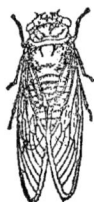

【学名】Cryptotympana pustulata Faba.

【基本】蝉蜕为昆虫类鸣蝉所蜕之壳。蝉之种类极多，大抵头部稍方，有一只复眼与单眼，触角小，口作吻状，便于吸收液汁，胸部如管，腹略作三角式。胸部有翅二对，足三对，翅有黑色之网眼与斑点。蝉产卵水石间，孵化为幼虫，后自地下爬升树上一二尺，名木蝉，自背部绽裂蜕皮粘有泥土，入药为下品。又经数日，更上树三五尺，蜕皮如前，较前所蜕者软而轻浮，药用为上品。

【产地】我国大部分省区。

【性味】性寒、味咸，无毒。

【成分】蝉蜕含多种游离氨基酸、水解氨基酸及多种微量元素等。

【效用】1. 为解热、镇痉、消炎药，用于感冒发热、头痛、小儿因热而致之惊痫、妇人产褥热及咽喉炎、风疹等。

2. 散风热，宣肺气，疗失音，发疹瘄，治惊痫及久痢。

【用量及用法】内服一日量 1～3g，作煎剂或散剂。

【附方】蝉衣 3g，牛蒡子 12g，甘草 3g，桔梗 6g，水 600mL，煎至 400mL，一日三四回分服。（治急性支气管炎、咳嗽失音。编者经验方）

磁　石

（异名：慈石、灵磁石、活磁石、吸铁石）

【基本】属矿石类。为磁铁矿之石块，其成晶形者，黑铁色，质致密而脆，具吸铁之特性，可供药用。

【产地】我国大部分省区。

【性味】性寒、味辛，无毒。

【成分】磁石含四氧化三铁、硅、铅、钛、磷及一定量的砷，使用时需注意。

【效用】1. 为补血、止痛药，治关节痛、贫血性头晕、耳鸣有效。

2. 补肾，潜阳，纳冲气，平喘气。

【用量及用法】内服一日量 12～24g，打碎先煎，或入丸剂与散剂。外用研细末敷患部。

【附方】磁石 200g，火煅醋淬七次为末，黄芪末 200g，拌匀。空

腹米汤送服 3～6g，一日二回。［治大肠脱垂（脱肛）。编者经验方］

箬　竹

（异名：箬叶、山白竹、箬、辽叶）

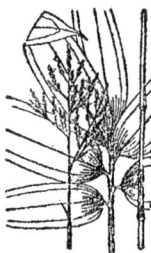

【学名】Sasa albomarginata. Mak et shib.

【科属及形态】禾本科，常绿苞木。地上茎高三尺余。叶阔大，广一二寸，长六七寸。花不常见。叶供药用。

【产地】我国长江中下游以南的省区。

【性味】性寒、味甘，无毒。

【效用】1. 为止血、利尿药，治吐血、咳血、下血、水肿等。

2. 通小便，利肺气，清痈疽，治男女吐衄。

【用量及用法】箬叶烧存性（黑烧），研作散剂，内服一回 0.6～1.2g，一日三回。若作煎剂，内服一日量，12～30g。

【附方】箬叶 24g，车前子 12g，小蓟 12g，水 800mL，煎至600mL，一日三四回分服。（治小便不畅、尿道刺痛感、血尿。编者经验方）

薄　菜

（异名：辣米菜、野油菜、塘葛菜、干油菜）

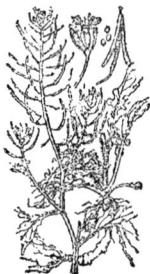

【学名】Rorippa indica（Linn）Hiern

【科属及形态】十字花科，多年生草本植物。茎直立高至尺余，或卧伏地面。叶呈长椭圆形。春夏间开小黄色花，果实为线形的角，长寸许。全草供药用。

【产地】我国南方各省区。

【性味】性温、味辛，无毒。

【成分】全草含薄菜素、薄菜酰胺等。

【效用】1. 为健胃消化、镇咳祛痰药，治消化不良、咳嗽及哮喘等。

2. 利胸膈，豁冷痰，治心腹痛。

【用量及用法】内服一日量 12～24g，作煎剂。

【附方】蒪菜18g，款冬花12g，水600mL，煎至400mL，一日二三回分服。（治风寒咳嗽、支气管哮喘。编者经验方）

蔓 荆 子

（异名：黄荆、大荆子）

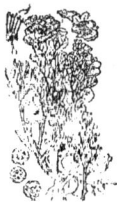

【学名】Vitex trifolia Linn. var. trifolia

【科属及形态】蔓荆子为马鞭草科植物蔓荆的干燥成熟果实。蔓荆枝有蔓，着地即能生须根，叶呈椭圆形。夏月梢头抽穗，缀花，花后结小圆实。叶和果实均供药用。

【产地】我国山东、江西、浙江、福建、广东、广西等省区。

【性味】性微寒、味苦辛，无毒。

【成分】叶和果实含挥发油，主成分为茨烯、蒎烯及牡荆子黄酮等。

【效用】1. 为强壮、镇静、镇痛药，用于头痛、肌肉神经痛等。煎汤外敷治睾丸炎。

2. 散风热，治头痛、湿痹拘挛、筋骨节寒热，利九窍。

【用量及用法】内服一日量 6～15g，作煎剂；或一日量 3～6g，作散剂。

【附方】蔓荆子12g，川芎6g，白芷6g，甘草3g，水600mL，煎至400mL，一日三四回分服。（治偏头痛。编者经验方）

十　五　画

樟

（异名：香樟）

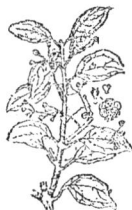

【学名】Cinnamomum camphora（L.）Presl

【科属及形态】樟科，常绿乔木。叶呈椭圆形。初夏叶腋出绿色小花。果实呈球形浆果。根、木材、树皮、叶及果实等均供药用。

【产地】我国浙江、江西、福建、广东、台湾、贵州、四川等省区。

【性味】性微温、味辛，无毒。

【成分】枝叶及根均含樟脑油，主成分为松油二环烃、樟脑烯等。

【效用】1. 根、木材：治感冒头痛、风湿骨痛、跌打损伤、克山病。皮、叶：外用治慢性下肢溃疡、皮肤瘙痒。熏烟可驱杀蚊子。主果：胃腹冷痛、食滞、腹胀、胃肠炎。

2. 祛风散寒，理气活血，止痛止痒。

【用量及用法】根、木材：内服一日量 15～30g，作煎剂；或根、木材 3～6g，作散剂。皮、叶、果实作外用时剂量不限。

【附方】樟之木材 20g，威灵仙 10g，杜仲叶 15g，水 600mL，煎至 400mL，一日二三回分服。（治风湿疼痛、跌打损伤等。编者经验方）

榧　子

（异名：赤果、玉榧、香榧、玉山果）

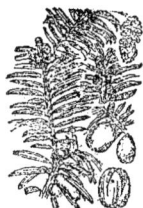

【学名】Torreya grandis Fortune.

【科属及形态】榧树为红豆杉科，常绿乔木。叶呈线形而扁平，其前端甚尖锐，硬如针，春夏间开花。果实为核果，榧子果仁供药用。

【产地】我国湖北、湖南、安徽、江西、江苏、浙江、福建等省区。

【性味】性微温、味甘涩，无毒。

【成分】果实含脂肪油、草酸、多糖、挥发油、鞣质等。

【效用】1. 为驱虫药，能驱除十二指肠钩虫，并治胃肠炎等。

2. 杀虫，消谷，滑肠，助筋骨，治五痔。

【用量及用法】内服一日量 9～30g，作煎剂，或一日量 3～9g，作散剂。

【附方】榧子仁（榧之果仁）切碎 30g，使君子仁切细 30g，大蒜一球切细，水 600mL，煎至 400mL，一日二三回，空腹时服。（驱蛔虫、蛲虫等。编者经验方）

槲

（异名：青冈树、槲楸、大叶栎、栎檀子、桴、朴樕）

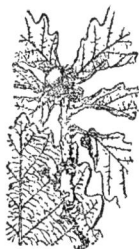

【学名】Quercus dentata Thunb.

【科属及形态】山毛榉科，落叶乔木。茎高三四丈，叶呈倒卵形。四五月间开黄褐色单性花，果实呈卵圆形。叶及果实均供药用。

【产地】我国大部分省区。

【性味】性平、味苦涩，无毒。

【效用】1. 果实：能改善腺病患者及佝偻病小儿之症状。叶：治淋病、血尿，又驱绦虫。

2. 果实：涩肠止痢，功同橡斗实。叶：疗痔，止血痢。

【用量及用法】槲实（槲之果实）：蒸煮作粉剂内服，一日量 9～30g。叶：内服一日量 9～15g，均作煎剂。

【附方】槲实 6～24g，焙燥研细末，加入少量砂糖，开水调和，供食用，一日一回。（改善小儿腺病质及小儿佝偻病之症状。编者经验方）

醋

（异名：醯、酢、苦酒）

【基本】醋是用大米、高粱等淀粉类原料，加醋母使之发酵发酸而酿成。入药须用米醋，二三年陈久者良。

【产地】原产地为我国江苏省镇江市，其他各省区均有产。

【性味】性温、味酸苦，无毒。

【成分】醋含醋酸、醋酸醚、糖分、胶质、色素及灰分等。

【效用】1. 为消化、收敛、止血、消炎药。外用涂敷消痈肿。以醋之沸腾蒸气熏之，可令失血昏晕之患者回苏。

2. 消积块，解鱼肉毒，散瘀血，消痈肿，并治产后血晕。

【用量及用法】内服一日量 10～30mL，开水冲服。外用涂敷或洗漱患部。

【附方】威灵仙 30g，放 400mL 醋中，煮开后再用文火煮 20 分钟，以此煎剂频频洗漱咽喉部。（治鱼刺不慎卡在咽喉部位。编者经验方）

鲤　鱼

【学名】Cyprinus carpio L.

【科属及形态】鲤科。体呈纺锤形而侧扁，口部有触须两对。背部苍黑，腹部黄白色，鳍黄带紫色，亦有全身金黄色者。供药用。

【产地】我国大部分省区。

【性味】性平、味甘，无毒。

【成分】鱼肉含叶黄素及红色色素。红色鲤含叶黄素酯、虾黄质等。

【效用】1. 为利尿药，治浮肿、黄疸、咳嗽，并能催乳汁分泌。

2. 治咳逆上气、黄疸、水肿、怀妊水肿及胎气不安。

【用量及用法】内服一日量，小者一尾，大者半尾，煮汁饮用，或黑烧作散剂，每回 1～2g，一日三回，温开水送服。

【附方】大鲤鱼一尾，不去鳞，剖去肠杂，置大陶罐中，再加赤小豆 1 杯，加水煮饮其汁（不加盐）。（治肾炎水肿等。编者经验方）

蕺　菜

（异名：蒩叶、十药、鱼腥草、重药）

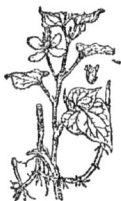

【学名】Houttuynia cordata Thunb.

【科属及形态】三白草科，多年生草本植物。茎赤紫色，叶呈心脏形。初夏生淡黄色无花被之小花。全草供药用。

【产地】我国大部分省区。

【性味】性凉、味辛，无毒。

【成分】全草含挥发油，主成分为甲基壬酮、鱼腥草素、桂叶烯等。

【效用】1. 为利尿及解毒药，治水肿、尿道炎、子宫颈炎、肺脓疡。将生叶烘热外贴可治湿疹、腰痛。生嚼其根防治心绞痛发作。

2. 散热毒、痈肿、痔疮、脱肛。

【用量及用法】内服一日量 6～30g，作煎剂。

【附方】鱼腥草 30g，红枣 10 个，水 600mL，煎至 400mL，一日二三回分服。（治蜂窝织炎、肺脓疡、乳腺炎等。编者经验方）

蝼蛄

(异名：蟪蛄、蝼蝈、土狗)

【学名】Gryllotalpa unispinalpa Sauss

【科属及形态】蟋蟀科的昆虫。体圆长，背褐色，腹面灰黄色，有短触角。胸背有翅两对，腹面有脚三对，第一对颇壮大。全虫供药用。

【产地】我国大部分省区。

【性味】性寒、味咸，无毒。

【成分】蝼蛄含多种氨基酸等。前肠中含牛磺酸，中肠中含淀粉酶等。

【效用】1. 为利尿药，治水肿及尿闭不通，并能通大便。

2. 逐水邪，通二便，治痈脓、噎哽、口疮，出肉中刺。

【用量及用法】内服一日量3~6g，去翅足作煎剂；或制成黑烧用。

【附方】用干蝼蛄20~30只，去翅足，蟋蟀去翅足20~30只，生甘草24g，共研细粉，拌匀。每回1~2g，一日三回，温开水送服。(治小便不利或尿闭。编者经验方)

蕃椒

(异名：赤椒、辣椒、辣茄、番椒)

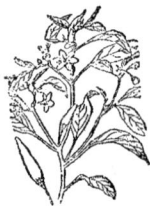

【学名】Capsicum annuum L.

【科属及形态】为茄科，一年生草本植物。高至二三尺，叶呈长卵形，夏季于叶腋开小白色合瓣花，后结圆锥形之浆果，供药用。

【产地】我国大部分省区。

【性味】性热、味辛，无毒。

【成分】蕃椒含多种维生素、辣椒素及辣椒红素等。

【效用】1. 有驱虫、发汗、增进食欲之功，外用作皮肤发赤剂、生发水等。制成软膏外涂患部治腰痛、神经痛等。

2. 温中，下气，散寒，开郁，消食，杀虫。外用洗冻疮。

【用量及用法】内服一日量 0.3～1g，作煎剂、散剂、丸剂。外用作油膏或酒浸剂。

【附方】蕃椒细末 3g，丁香末 15g，蟾酥细末 3g，精制樟脑 9g，薄荷油 9g，50°白酒 200mL。白酒中先浸入番椒、丁香、蟾酥七天，去渣滤过，再溶解入樟脑、薄荷油等，振荡之。每服 5～10 滴，一日数回，温开水化服。(治腹痛、呕吐、下利等。编者经验方)

十 六 画

橘

（异名：陈皮、柑皮、青皮、新会皮）

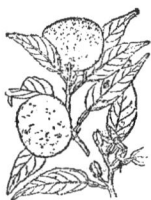

【学名】Citrus nobilis Lour.

【科属及形态】芸香科，常绿乔木。枝有刺，花白色，果实为浆果，种类颇多。果皮、果核、瓤外筋膜、树叶等均供药用。

【产地】我国南方大部分省区。

【性味】性温、味苦，无毒。

【成分】橘皮含右旋性柠檬莠及橙皮苷等。果实含柠檬酸及多种维生素等。

【效用】1. 橘皮：治消化不良、咳嗽咯痰、呕吐呃逆。橘络（瓤筋膜）：治口渴、呕吐、便秘。橘核：治小肠疝气及睪丸肿痛。橘叶：治胁痛，消肿毒、乳痈及肺痈等。

2. 疗胸中瘕热，降逆气，消痰。

【用量及用法】皮、核、叶：内服一日量6～15g。橘络：内服3～5g，均作煎剂。

【附方】陈皮（橘皮）100g，黄连60g，人参100g，甘草60g，以上共研细末拌匀，每回1～2g，一日二三回，温开水送服。（治慢性胃炎。编者经验方）

橡　斗

（异名：橡实、皂斗、栎梂、柞子）

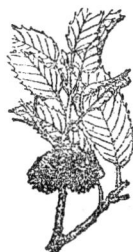

【学名】Quercus bungeana Forbes.

【科属及形态】橡树为山毛榉科，落叶乔木。干高达四丈五尺许。叶呈长椭圆形，披针状，春日开花，呈黄褐色。果实为球形坚果，果实及壳供药用。

【产地】我国大部分省区。

【性味】性温、味涩，无毒。

【效用】1. 橡实：为健胃药。壳：为收敛药，治下痢脱肛、痔疮出血。

2. 橡实：止下痢，厚肠胃。壳：治崩中、带下、冷热痢。

【用量及用法】橡实：内服一日量 5～10 个，作煎剂或散剂。壳：内服一日量 3～6g，作黑烧剂。

燕　窝

（异名：燕菜）

【学名】Callocalia brevirostris L.

【科属及形态】燕窝为雨燕科动物金丝燕及多种同属燕类用唾液与绒羽等混合凝结所筑成的巢窝，形如兜状，供药用。

【产地】我国福建、广东沿海一带及南海诸岛。

【性味】性平、味甘，无毒。

【成分】燕窝含水溶性蛋白质、碳水化合物、微量元素、氨基酸等。

【效用】1. 为滋养强壮、化痰止咳药，用于慢性消耗性疾患之患者，咳嗽、咳痰及慢性疟疾等。

2. 养肺阴，理虚损，止嗽，化痰，补而能清，治老疟等。

【用量及用法】内服一次量 9～30g，用冰糖或食盐煎服。

【附方】燕窝15～30g，拣去毛，清水炖烂，加入适量冰糖溶解后，一日二回分服。（治慢性疟疾久不愈、胃溃疡。编者经验方）

鹧鸪菜

（异名：海人草、海仁草、鹧菜）

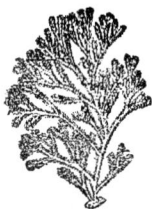

【学名】Digenia simplex walf.

【科属及形态】藤松藻科，红藻类，丛生于海底岩石间。体为圆柱状，细长而坚韧，分歧无规则，或呈复叉枝，各枝之全部以无数之短小毛细枝被之，状类狐尾，全长三四寸至六七寸，紫黑色，干燥则变为青黄褐色，供药用。

【产地】我国长江口以南的浙江、福建、广东及台湾等省沿岸。

【性味】性平、味咸，无毒。

【成分】鹧鸪菜含海人草酸和少量的别海人草酸及琼脂多糖等。

【效用】1. 为驱蛔药。

2. 治一切胎毒、虫癣或寒热。

【用量及用法】内服一回量6～15g，作煎剂，顿服。

【附方】鹧鸪菜9g，大黄3～6g，甘草3g，水300mL，煎至200mL，顿服。（驱蛔虫。编者经验方）

薄 荷 叶

（异名：香荷、番荷叶、金叶薄荷、龙脑薄荷）

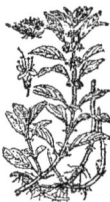

【学名】Mentha arvensis L.

【科属及形态】唇形科，芳香性多年生草本植物。茎高至二尺余。叶呈长椭圆形。夏秋叶腋开淡紫色花，果实为卵形之瘦果。嫩叶供药用。

【产地】我国大部分省区。

【性味】性凉、味辛，无毒。

【成分】全草含挥发油，主成分为薄荷醇、薄荷酮、葡萄糖苷等。

【效用】1. 为发汗、解热、止痛、健胃药，治感冒所致的鼻塞头痛。

2. 治感冒、恶气、心腹胀满、宿食不消，利咽喉及齿病。

【用量及用法】内服一日量 3～9g，作浸泡剂。

【附方】薄荷叶 3g，荆芥 6g，防风 6g，白芷 3g，葱白 6g，沸水 300mL，浸泡 20 分钟，乘热顿服。（治感冒初期所致的头痛、鼻塞、乏力。编者经验方）

薏 苡 仁

（异名：玉秫、玉珠、薏珠子、米仁、回回米）

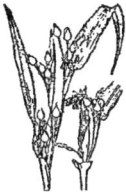

【学名】Coix lacryma‐jobi L. var. meyuan（Romen.）Stapf

【科属及形态】禾本科，一年生草本植物。茎高至三五尺，叶呈广披针形或线状。花为穗状花序。顶或叶腋生果实，为椭圆形，中含果实如米，故名米仁，供药用。

【产地】我国大部分省区。

【性味】性微寒、味甘淡，无毒。

【成分】果实含薏苡仁酯、脂肪油、氨基酸、蛋白质、糖类等。

【效用】1. 为利尿、镇痛、解痉、止咳、抗病毒药，治肢体疼痛、浮肿，对赘疣亦有效。

2. 益胃，补肺，清热，利水，治筋急拘挛、热淋等。

【用量及用法】内服一日量 9～30g，作煎剂；或一日量 3～9g，作散剂。

【附方】薏苡仁 15g，芍药 6g，丹参 6g，桂枝 3g，甘草 3g，水

600mL，煎至400mL，一日二三回分服。（治中风后肢体疼痛。编者经验方）

薤 白

（异名：野韭、乔葱、火葱）

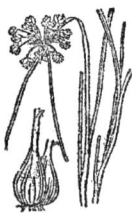

【学名】Allium hakeri Regel.

【科属及形态】百合科，多年生草本植物。高一二尺，叶细长，略为三角形。秋日叶抽花茎，花为伞形花序。鳞茎如指头大，供药用。

【产地】我国大部分省区。

【性味】性温、味苦辛，无毒。

【成分】鳞茎含蛋白质、粗纤维、钙、磷、铁及多种维生素等。

【效用】1. 薤白为健胃、整肠、祛痰药，用于胃炎、胸闷胀痛、喘息咳痰。外用治烫火伤。

2. 通阳，利窍，滑肠，开胸痹，散结气、喘息咳唾。

【用量及用法】内服一日量6～12g，作煎剂或浸酒剂。外用捣烂涂敷患部。

【附方】薤白头12g，姜半夏6g，陈皮6g，生姜3片，水500mL，煎至300mL，一日二三回分服。（治慢性胃炎。编者经验方）

螺 蛳

（异名：蜗螺、河贝子、蜷）

【学名】Melania liberlina Gould.

【科属及形态】软体动物，腹足类纲的前腮类。螺旋壳顶尖，壳面黑色，壳厚于田螺，长约寸许。其肉与壳供药用。

【产地】我国各地淡水河、湖池沼间均有产。

【性味】性寒、味甘，无毒。

【成分】肉含蛋白质、脂肪及多种维生素等。

【效用】1. 肉：为利胆利尿药，治黄疸、浮肿。壳：治胃痛及胃酸多。

2. 止渴，醒酒，解热，利大小便，消黄疸水肿，治反胃等。

【用量及用法】肉：煮汁饮，一日约10～30个，或捣烂后用黄酒冲服。壳：烧存性研细末，内服一日量6～9g。

【附方】取新鲜螺蛳肉20个，用70%酒精洗涤消毒后捣烂，一日分三回，用淡黄酒（水与黄酒等分）冲服。（治黄疸。编者经验方）

螺 厴 草

（异名：抱树莲、镜面草）

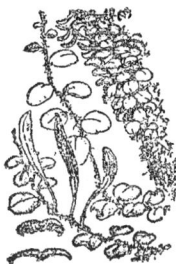

【学名】Drymoglossum microphyllum Chr

【科属及形态】水龙骨科，多年生草本植物。地下茎绿色细长，匍匐于树干上。叶有两种：一为裸叶，圆形或卵形，基部圆形或心脏形；一为实叶，狭长或楔形。全草供药用。

【产地】我国大部分省区。

【性味】性凉、味辛，无毒。

【成分】全草含三萜化合物及甾体化合物等。

【效用】1. 为止血消肿药，治尿血、衄血。外用治皮肤炎肿等。

2. 治小便出血、吐衄、痈肿、风疹、脚气肿。

【用量及用法】内服一日量9～24g，作煎剂，或鲜叶60～100g捣汁内服；也可外用捣烂涂敷患部。

【附方】鲜螺厴草叶60～100g，捣汁调入蜂蜜一匙饮用之。（治尿血。编者经验方）

十 七 画

檀 香

（异名：旃檀、真檀、紫檀）

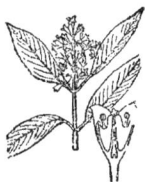

【学名】Santalum album L.

【科属及形态】檀香科，常绿乔木。叶呈长卵形。花为两性花，无花瓣，萼四裂。木质坚硬，色淡黄，燃烧之，发一种异香，甚爽适。供药用。

【产地】我国广东、台湾等省区栽培。

【性味】性温、味辛，无毒。

【成分】檀香含有紫檀酸、紫檀色素、紫檀烷类、类紫檀素等。

【效用】1. 为健胃、镇痛、止血药，用于胃痛、呕吐、下痢等。

2. 理气，止痛，温中，和胃，止心腹痛、噎膈吐食等。

【用量及用法】内服一日量 3～9g，作散剂或浸酒剂。

【附方】檀香 100g，沉香 30g，甘草 50g，菖蒲根 100g，共研细末，拌匀，密贮瓶中。每回 1～3g，一日三回，食前温开水送服。（治神经性胃炎、呕吐下痢。编者经验方）

蟋 蟀

（异名：促织、吟蛩、斗鸡、蜻蚏、将军干）

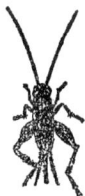

【学名】Gryllodes berthellus. Sauss. Cricket.

【科属及形态】昆虫类，蟋蟀科，色赤褐，体形圆长，头较大，前胸长方形有斑纹，善跳跃。可供药用。

【产地】全国大部分省区。

【性味】性温、味辛咸，有毒。

【成分】蟋蟀含蛋白质及钙、磷、脂肪等。

【效用】1. 为利尿、解痉、镇痛药，治老人尿闭不通、小腹胀痛症。

2. 利水通淋，治小便闭，发痘疮，并治跌打伤。

【用量及用法】内服一日量 3～6 只，煎服，或内服一日量 3～6g，作散剂。本品有毒性，务必在医师严格指导下使用。

【附方】蟋蟀 4 只，蝼蛄 4 只，生甘草 3g，水 500mL，煎至 300mL，一日二回分服。（治中高年者之尿闭。编者经验方）

藁　本

（异名：藁茇、鬼新、微茎）

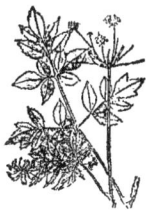

【学名】Nothosmyrnium japonicum Mig.

【科属及形态】伞形科，多年生草本植物。茎高三四尺，叶为三回羽状分裂，夏月开白色五瓣花。根供药用。

【产地】我国大部分省区。

【性味】性温、味苦辛，无毒。

【成分】根含挥发油，主成分是 3－丁基苯酞、蛇床酞内酯等。

【效用】1. 为解痉镇痛药，用于各种头痛、颈部强直、肠疝痛。

2. 散风寒湿邪，疗头痛、妇女疝瘕、阴中寒痛。

【用量及用法】内服一日量 3～9g，作煎剂或散剂。

【附方】藁本 9g，川芎 6g，防风 6g，白芷 3g，甘草 3g，水 600mL，煎至 400mL，一日二三回分服。（治头痛、偏头痛。编者经验方）

繁　缕

（异名：鹅肠菜、滋草）

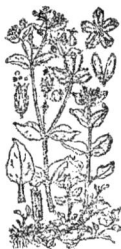

【学名】Stellaria media Cyrc.

【科属及形态】石竹科，一年或越年生草本植物。茎细长约一二尺。叶呈卵圆形。春日开白色花。全草供药用。

【产地】我国各省区。

【性味】性平、味酸，无毒。

【成分】全草含皂苷、黄酮类及酚酸等。

【效用】1. 为催乳、止痛、消炎药，治产后子宫收缩痛及阑尾炎等。

2. 去瘀，通乳，治产后腹痛，并治诸疮及积年恶痔不愈。

【用量及用法】全草：内服一日量 6～9g，作煎剂；或用鲜茎叶 60～100g，捣烂煮汁服。

【附方】鲜繁缕茎叶 60～100g，洗净切碎，捣烂加水 600mL，煎至 400mL，一日二三回分服。（治阑尾炎。编者经验方）

十 八 画

瞿 麦

（异名：巨句麦、南天竺草、大兰、石竹）

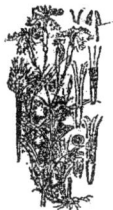

【学名】Dianthus superbus L.

【科属及形态】石竹科，多年生宿根草本植物。叶呈线状披针形，夏秋间梢抽出花轴。果实为蒴果。全草供药用。

【产地】我国大部分省区

【性味】性寒、味苦，无毒。

【成分】全草含无氮浸出物、粗纤维、粗灰分、磷酸等。

【效用】1. 为利尿、止痛、通经药，治水肿、尿痛等。

2. 利尿通淋，清热破血，治血淋、尿痛。

【用量及用法】内服一日量6～15g，作煎剂。孕妇慎用。

【附方】瞿麦15g，山栀仁9g，甘草6g，灯芯（寸许长者）30根，水600mL，煎至400mL，一日二三回分服。（治血淋、尿痛。编者经验方）

覆 盆 子

（异名：西国草、毕楞伽、木麦莓）

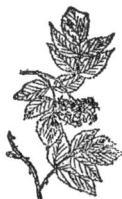

【学名】Rubus coreanus Mig.

【科属及形态】蔷薇科，木本植物。果实色乌赤，似覆盆之形，四五月成熟，该植物之果实供药用。

【产地】我国大部分省区。

【性味】性微温、味甘酸而苦，无毒。

【成分】果实含有机酸、糖类、逆没食子酸、β-谷甾醇等。

【效用】1. 为滋养强壮药,治阳痿、遗精、遗尿及女子不孕等。

2. 补肝肾,缩小便,强阳事。

【用量及用法】内服一日量6～18g,作煎剂、酒剂或流膏剂。

【附方】覆盆子200g,巴戟天100g,淡苁蓉100g,泡入50°白酒2000mL中,浸泡七日后压榨去渣,滤过,每回5～10mL,一日二回,饭后服。(治性神经衰弱。编者经验方)

翻 白 草

(异名:鸡腿根、天藕、土菜、茯苓草)

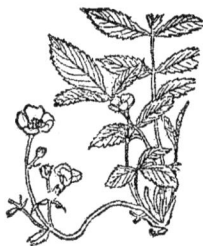

【学名】Potentilla discolor. Bunge.

【科属及形态】蔷薇科,多年生草本植物。地下块根肥大,早春自根丛生羽状复叶。春日叶间抽花茎,花呈黄色。根供药用。

【产地】我国大部分省区。

【性味】性平、味甘微苦,无毒。

【成分】根含可水解鞣质、缩合鞣质、黄酮类等。

【效用】1. 为止血及解热药,治诸出血性热病及间歇热等。

2. 治吐血、下血、崩中、疟疾、痔疮。

【用量及用法】内服一日量6～15g,作煎剂。

【附方】翻白草15g,地锦草12g,拳参9g,水600mL,煎至400mL,一日二三回分服。(治细菌性痢疾、阿米巴痢疾。编者经验方)

藿 香

(异名:兜娄婆香)

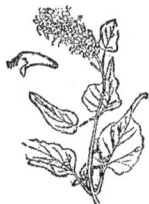

【学名】Agastache rugosa(Fisch. et Mey.)O. Ktze.

【科属及形态】唇形科,多年生草本植物。茎高三四尺,叶呈长心脏形。夏秋开淡红色小唇形花,果实为倒卵形之瘦果。叶及嫩枝均供药用。

【产地】我国江苏、浙江、湖南、广东、四川等省区。

【性味】性温、味甘辛，无毒。

【成分】叶及嫩枝含挥发油，主成分为甲基胡椒酚、柠檬烯等。

【效用】1. 为清凉解热、健胃镇呕药，用于感冒头疼、胸闷、吐泻、精神沉郁等。

2. 和中，开胃，镇呕吐，去恶气，进饮食。

【用量及用法】内服一日量 6～12g，作煎剂或茶剂。

【附方】藿香 9g，陈皮 6g，半夏 6g，厚朴 3g，白芷 6g，生姜 3g，水 600mL，煎开后再用文火煎三分钟即可，一日二三回分服。（主普通感冒、流行性感冒等初期出现的恶寒、头疼、发热、身痛、胸闷、呕吐等。编者经验方）

礞　石

【学名】Lapis Chloriti

【基本】为矿石类云母之一种。质坚而体重，击碎之，中有白星点，煅后则星色黄如麸金，其无星点者不入药。

【产地】我国大部分省区。

【性味】性平、味甘咸，无毒。

【成分】礞石含钾、镁、铁、铝的硅酸盐，尚含钛、钙、锰等杂质。

【效用】1. 为收敛镇痉、祛痰泻下药，用于急性胃炎、癫痫、小儿惊搐、喉头黏涎多、喘急、胸闷等症。

2. 泻热痰，破癥积，治食积不消留滞脏腑、积痰惊痫等。

【用量及用法】内服一日量 9～12g，煅透研细，作煎剂或散剂。小儿用量逐减。

【附方】青礞石 200g，僵蚕 200g，胆星 200g，马宝 100g，蛇床子 150g，共研细末，拌匀，水泛为丸，每回 2～3g，一日三回，温开水送

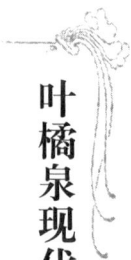

服。(治癫痫。编者经验方)

藜　芦

（异名：山葱、鹿葱、葱葵）

【学名】Verairum nigrum L.

【科属及形态】百合科，多年生草本植物。高达二三尺。叶长作细披针形，花紫黑色。根茎被有类似棕毛之细毛，其根为肥短直行之地下茎。根与根茎供药用。

【产地】我国大部分省区。

【性味】性寒、味苦辛，有毒。

【成分】根与根茎含生物碱，主成分为介芬胺、假介芬胺等。

【效用】1. 为催吐药，又能解毒。

2. 吐风痰，疗中风、癫痫，杀诸虫，治疥癣、恶疮等。

【用量及用法】本品有毒性，务必在医师严格指导下使用。因其性剧，故已不适用为吐剂，近来仅供外用，一日量 9～18g。

【附方】藜芦根 15g，白鲜皮 12g，土茯苓 12g，水 400mL，煎至300mL，一日 3～5 回涂敷患部。(治疥癣、恶疮。编者经验方)

藤　黄

（异名：海藤）

【科属及形态】金丝桃科之藤黄树，或由其同种属之植物干皮上，在开花前钻刻，取其渗出之浓稠乳状液，晒干凝固成树脂供药用。

【产地】我国云南、湖南、湖北等省区。

【性味】性凉、味酸涩，有毒。

【成分】树脂含藤黄素、藤黄酸、异藤黄酸、藤黄双黄酮等。

【效用】1. 为峻下药，治绦虫、无名肿毒及水肿等。

2. 治痈疽，敛金疮，亦能杀虫。

【用量及用法】内服一日量 0.03 ~ 0.06g，作丸剂。外用研末调敷患部。本品有毒性，务必在医师严格指导下使用。

【附方】藤黄 20g，浸入 50°白酒 200mL 中，涂敷患部。（治一切无名肿毒、热疖、痈疽等。编者经验方）

十 九 画

蟾 酥

（异名：月块、蟾宝、蟾蜍）

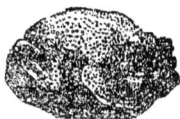

【学名】Bufo vulgaris Laur.

【基本】蟾蜍科蟾蜍之表皮腺分泌物，呈乳状的白色毒液，于额部刮取，干后成褐色饼块状胶质，称为蟾酥。又蟾蜍风干后，与蟾酥均供药用。

【产地】我国河北、山东、湖南、江苏、浙江、四川等省区。

【性味】性温、味辛，有毒。

【成分】蟾酥含蟾蜍甾二烯类、强心甾烯蟾毒类、吲哚碱类等。

【效用】1. 蟾酥为强心、镇痛、止血药，对胃痛、腹痛、咳嗽等有效。外用于痔疾、疔疮恶肿等。

干蟾蜍：治小儿疳、疔疮恶肿、软骨病有效。

2. 治腰肾冷，并助阳气；又疗虫牙，治疔肿。

【用量及用法】蟾酥：内服一日量 0.015～0.03g，作丸剂或散剂用。外用适量。本品有毒性，务必在医师严格指导下使用。

干蟾蜍：内服一日量 2～3g，砂炒后研细作散剂或丸剂。

【附方】干蟾蜍 200g，茜草根 200g，桉叶 100g，蚤休 100g，共研细末，水泛为丸，如绿豆大，每回 1～2g，一日三回，温开水送服。（治疮恶疽。编者经验方）

鳗鲡

（异名：蛇鱼、白鳝）

【学名】Anguila japonica T. et S.

【科属及形态】鱼类，鳗鲡科。体圆长，皮肤富有黏液。背面暗褐，体旁色较淡，腹面白色，全身供药用。

【产地】我国各地的江河湖泊中。

【性味】性平，味甘，无毒。

【成分】肉含蛋白质及不饱和脂肪酸 DHA/EPA 等。

【效用】1. 为滋养强壮药，用于体虚、阳痿、小儿疳劳、妇人带下等。

2. 补虚羸，治疮瘘，疗湿脚气、风痹劳损、小儿疳、虫心痛。

【用量及用法】内服一日量 3～9g，烧存性（黑烧），研细末，作散剂。

【附方】大鳗鲡 3～5 条，放黄泥罐内，盐泥封固，烧存性（黑烧），研细末，每回 1～3g，一日三回，温开水送服。（治小儿疳劳、妇人带下等。编者经验方）

二 十 画

鳖 甲

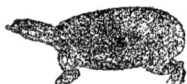

【学名】Trionyx sinensis Wiegm.

【科属及形态】龟鳖类，鳖之背甲，椭圆形。其脊甲带褐黑色，多小襞，只中部硬，边缘柔软作肉裙，俗称鳖裙，其甲供药用。鳖油为鳖肉和水煮沸，油浮于水面，分取得之。鳖甲胶系以鳖甲熬炼而成，为透明琥珀色骨牌状之块，均供药用。

【产地】我国大部分省区。

【性味】性平、味咸，无毒。

【成分】鳖甲含骨胶原、碳酸钙、磷酸钙及多种微量元素。

【效用】1. 鳖甲：为解热强壮药，用于结核病患者及疟疾之发热有效。

鳖油：为滋养强壮药。

鳖甲胶：为滋养解热止血药。

鳖血：生饮，用于结核潮热有效。

2. 鳖甲：补阴气，潜肝阳，消癥瘕，除痔核、骨节间痨热。

鳖油：滋阴润肺。

鳖甲胶：滋阴补血。

鳖血：治疳痨、潮热。

【用量及用法】鳖甲：内服一日量 9～30g，作煎剂；或内服一日量 3～9g，作散剂。

鳖油：佐餐用，分量不拘。

鳖甲胶：内服一日量 12～30g，作溶液冲服。

鳖血：内服一日量 20～100mL，宰时取生血饮之。

【附方】鳖甲 600g（炙燥），透明雄 60g，共研细末，炼蜜为丸，如绿豆大，每回 2～3g，一日三回，温开水送服。（治慢性顽固性疟疾。编者经验方）

二十一画

麝　香

（异名：射父、元寸香、脐香、当门子）

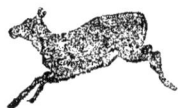

【学名】Moschus moschiferus L.

【基本】麝香为雄麝的肚脐和生殖器之间的腺囊的分泌物，有特殊的香气，有苦味，供药用。

【产地】我国青海、湖北、湖南、贵州、云南、四川、西藏等省区。

【性味】性温、味辛，无毒。

【成分】麝香含麝香酮、降麝香酮、麝香醇、麝香吡啶等。

【效用】1. 为镇痉、止痛、回苏药，用于热病、抽搐、精神不安等。孕妇禁用。

2. 通窍，辟秽，搜风，逐邪，治惊痫、中恶、心腹暴痛。

【用量及用法】内服一日量0.04～0.1g，作丸剂或散剂。外用取适量，研细末调敷或入膏药中敷贴。

注意：虚脱证禁用，本品无论内服或外用均能堕胎，故孕妇禁用。

【附方】麝香1g，参三七1g，共研细末，撒在狗皮膏药上贴患部。(药房出售的普通狗皮膏药，加热软化后使用)(治癌症所致的局部疼痛。编者经验方)

蠡 实

（异名：马兰子、荔实、马楝子、马薤子、铁扫帚）

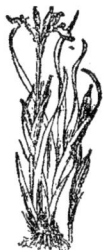

【学名】IrislactealPall. var. chinensis（Fisch.）Koidz.

【科属及形态】莺尾科，多年生草本植物。叶呈线形而无剑背，常现卷捻之状。春日自茎端的鞘苞间开花，花盖叶狭长，呈淡紫色。果实为细长的蒴果。根、子、花均供药用。

【产地】我国大部分省区。

【性味】性平、味甘，无毒。

【效用】1. 为止血、利尿、解热药，治吐血、衄血、金疮、痈肿等。

2. 主皮肤寒热、胃中热气、风寒湿痹，疗金疮、痈肿。

【用量及用法】种子、根、花：内服一日量6～12g，作煎剂。外用捣烂涂敷患部。

【附方】鲜蠡实（种子）12g，捣烂涂敷患部。（治外伤出血。编者经验方）

鳢 鱼

（异名：乌鳢、文鱼、黑鳢、玄鳢、七星鱼）

【学名】Muraenesox cinereus Forsk.

【科属及形态】脊椎动物鱼类，喉鳔类。体形圆长，色黑有斑点，鳞细，头顶有斑，作星列。肉供药用。

【产地】我国大部分省区。

【性味】性寒、味甘，无毒。

【成分】鳢鱼肉含蛋白质、脂肪、多种微量元素、氨基酸等。

【效用】1. 为利尿药，治浮肿。

2. 疗五痔，治湿痹、面目浮肿，下大水、妊娠水气。

【用量及用法】肉：煮食，淡煮不用盐，饮其汤，一日量约一尾。或作黑烧后研细末，一日量6~9g。

【附方】鳢鱼大者1尾，剖腹去肠杂，纳入大蒜1球，纸泥封固，炭火上煅存性，研细末，每回2~3g，一日三回，温开水送服。（治水肿。编者经验方）

露 蜂 房

（异名：蜂巢、蜂窠、百穿之巢）

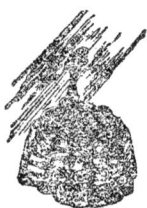

【学名】Vespaman darina Sm.

【基本】胡蜂科，革巢蜂之窠。呈茶褐色，圆球形，或如倒置之莲房，有褐色斑点，大者周围可达一二丈，此巢供药用。

【产地】我国南方各省区。

【性味】性平、味甘，有毒。

【成分】露蜂房含蜂蜡、树脂、露蜂房油、钙、铁、蛋白质等。

【效用】1. 内服为镇痉、杀虫、消炎、止痛药，用于小儿惊痫抽搐及肠寄生虫。外用于诸疮肿毒、湿癣、齿龈肿痛等症。

2. 祛风杀虫，解毒疗疮。

【用量及用法】内服一日量3~6g，作煎剂或烧存性（黑烧）后研为散剂服用。本品有毒性，务必在医师严格指导下使用。

【附方】露蜂房1枚，食盐填实孔内，焙干研细末，取适量擦牙，再以盐汤漱之。（治齿龈肿痛。编者经验方）